中医名医名家讲坛系列

杜广中　牛　茹◎著

杜广中针灸治验廿六讲

中国健康传媒集团
中国医药科技出版社

内容提要

本书凝结作者多年针灸文献研究精华及针灸临床心得。本书分为四篇，第一篇为针灸经典采撷，梳理了《黄帝内经》中针灸部位及腧穴的相关内容，阐发了著名针灸医家及其著作的学术特点。第二、三篇为常用穴位的特殊针刺手法及治验心得，并总结艾炷灸、药线灸及放血疗法对优势病种的临床治验。第四篇论述针灸疾病谱的发展及成果，精彩呈现了作者对术后并发症、放化疗后遗症及并发症的多年针灸治验与心得。

本书适合针灸、中医相关从业者阅读及使用，也可供中医爱好者参阅。

图书在版编目（CIP）数据

杜广中针灸治验廿六讲 / 杜广中，牛茹著. -- 北京：中国医药科技出版社，2024.7. --（中医名医名家讲坛系列）. -- ISBN 978-7-5214-4798-9

Ⅰ. R249.7

中国国家版本馆 CIP 数据核字第 2024L40W63 号

美术编辑　陈君杞
版式设计　友全图文

出版　**中国健康传媒集团**｜中国医药科技出版社
地址　北京市海淀区文慧园北路甲 22 号
邮编　100082
电话　发行：010-62227427　邮购：010-62236938
网址　www.cmstp.com
规格　710 × 1000 mm $\frac{1}{16}$
印张　19
字数　313 千字
版次　2024 年 7 月第 1 版
印次　2024 年 7 月第 1 次印刷
印刷　河北环京美印刷有限公司
经销　全国各地新华书店
书号　ISBN 978-7-5214-4798-9
定价　**59.00 元**

获取新书信息、投稿、为图书纠错，请扫码联系我们。

夫针灸之道，远有巫咸、扁鹊，近有济时、启桐，昔有《针经》《甲乙经》，今有《现代针灸学》《系统针灸学》，三千余载，如云似雨，生生不息。时至今日，针道郁勃，百家争鸣，吐故纳新，针灸治疗，饶有别致。

是书系杜广中教授临证三十载经验总结，共分四章廿六讲：曰经典采撷十讲、曰腧穴发挥三讲、曰刺灸管见六讲、曰临证偶得七讲。全书基于语料库证据的定量研究方式研读《黄帝内经》中字词的基本含义及演变，通过对皇甫谧、甄权、孙思邈、王焘、王惟一、王执中、窦默、杨继洲生平的追根溯源，以及《小儿推拿广意》《厘正按摩要术》的考镜源流，了解不同的针灸学术思想，进一步守正创新。

实践是理论之源，或按或摩，或针或灸，或刺血，或拔罐，均是防治疾病的有效手段，科学归纳腧穴的临床适应证，逐步形成腧穴的疾病谱，指导腧穴概念逐步踏入理论范畴。作者三十年的综合医院针灸临证经验，主要集中在针灸治疗现代并发症，书中详细介绍了术后胃肠瘫，术后尿潴留，顽固性呃逆等内脏平滑肌动力障碍性疾病的针灸诊疗，云门穴的臂丛神经针灸刺激术在颈肩部疾病中的应用，中脘、天枢穴的腹腔神经丛针灸深刺术，八髎穴骶神经丛针灸刺激术，阴廉穴股动脉针灸血管刺激术的临床实践等，使针灸适应证更加明晰。以当代思想，赋予针灸以新时代内涵，尊古而不泥古，进一步促进针灸学科的科学化进程。

杜广中教授在针灸补充治疗学的研究中，进一步总结腧穴的新发现疾病谱，并凝练为腧穴的最新主治病症，提出了腧穴的疾病谱和疾病的腧穴谱概念。并逐步深入研究了腧穴主治的概念及其演变，成为国内针灸文献的主要研究者之一。

凡为医者，以"仁"为本，不择高下，远近必赴。是书除了总结作者的临证经验，还试图鼓励医者从儒家文化汲取力量，诚意正心，格物致知，旨在修身、齐家、治国、平天下，立德、立功、立言，严于律己，为社会、国家贡献一份微薄力量。

因编者才疏学浅，书中难免不足与疏漏，望同仁不吝赐教！

编者

2022年4月

目录

第一篇　经典采撷

第二篇 腧穴发挥

第三篇　刺灸管见

第四篇　临证偶得

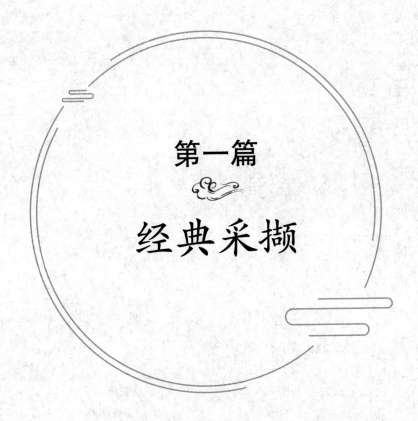

第一篇

经典采撷

第一讲
《黄帝内经》

习中医之源头在解读《黄帝内经》（以下简称《内经》），然是书去圣已远，代革年移，或世阙脱简，或篇目重叠，或袭以成弊，众说纷纭，难于守正，更遑论创造性转化、创新性发展。故引入语言学中基于语料库证据的研究方法，对《内经》中之字词概念进行检索、统计，以定量方式研究其分布、数量、类型等方面所表达的意义，了解该字词的基本含义及其演变，或得真经，以守正创新。

一、《内经》论"痛"

针刺镇痛及其机制的研究，推动了针灸国际化、科学化进程，促进了疼痛医学的进步，深入研究其发生、发展规律，有利于加快中医现代化进程。

1. "痛"字在《内经》各章节中的分布

《素问》81篇中有41篇记载"痛"字，其中见1次者7篇：《阴阳别论》《诊要经终论》《三部九候论》《宝命全形论》《四时刺逆从论》《示从容论》《方盛衰论》；2次者3篇：《病能论》《刺要论》《皮部论》；3次者4篇：《阴阳应象大论》《通评虚实论》《疟论》《风论》；4次者2篇：《热论》《气穴论》；5次者6篇：《五脏生成》《脉要精微论》《咳论》《腹中论》《长刺节论》《调经论》；6次者3篇：《平人气象论》《厥论》《奇病论》；9次者1篇：《本病论》；10次者2篇：《痹论》《五常政大论》；11次者3篇：《玉机真脏论》《刺疟论》《脉解》；12次者2篇：《脏气法时论》《骨空论》；16次者1篇：《刺热论》；17次者1篇：《标本病传论》；19次者1篇：《缪刺论》；24次者1篇：《六元正纪大论》；28次者1篇：《刺腰痛论》；30次者1篇：《气交变大论》；33次者1篇：《举痛论》；60次者1篇：《至真要大论》。

《灵枢》81篇中36篇载有"痛"字，其中见1次者7篇：《九针十二原》

《四时气》《师传》《病传》《背腧》《玉版》《痈疽》；2次者6篇：《癫狂病》《五癃津液别》《上膈》《邪客》《官能》《九针论》；3次者3篇：《官针》《阴阳二十五人》《刺节真邪》；4次者1篇：《禁服》；5次者4篇：《终始》《寒热》《卫气》《论疾诊尺》；6次者3篇：《寿夭刚柔》《胀论》《论痛》；8次者3篇：《邪气脏腑病形》《五邪》《五色》；10次者1篇：《百病始生》；11次者1篇：《本脏》；12次者2篇：《周痹》《论勇》；13次者1篇：《热病》；18次者1篇：《杂病》；35次者1篇：《经筋》；41次者1篇：《厥病》；44次者1篇：《经脉》。

表1 "痛"字在《内经》中的章节分布

序号	项目	《素问》	《灵枢》	总计
1	总次数	394	290	684
2	涉及章节个数	41	36	77
3	≥10次的章节个数	15	9	24
4	5~9次的章节个数	10	10	20
5	最高次数/章节号	60/74	44/10	60/74

表1显示，有"痛"字最多者为《素问·至真要大论》，其见60次，占《内经》总频次的8.77%；其次《厥病》《经脉》见41、44次，以及3篇专论疼痛之《刺腰痛论》《举痛论》《论痛》，共计67次，以上6篇"痛"字共见152次，占22.22%，为系统论"痛"的重要篇章。

2. 单字概念研究

表2 单字"痛"在《内经》中的使用情况

序号	意义类型	典型例句	《素问》	《灵枢》	次数
1	悲伤，苦恼	余念其痛，心为之乱惑	1	2	3
2	苦楚感觉	其痛或卒然而止者	57	74	131
3	头痛	贞贞头重而痛	3	7	10
4	脑痛	脑尽痛，手足寒至节	1	1	2
5	齿痛	缪传引上齿，齿唇寒痛	1	0	1
6	耳痛	聋而痛者，取手阳明	0	3	3
7	目痛	目中赤痛	1	3	4
8	嗌痛	咽肿上气，嗌干及痛	0	1	1

序号	意义类型	典型例句	《素问》	《灵枢》	次数
9	缺盆痛	缺盆中肿痛	1	2	3
10	心痛	或心与背相引而痛者	5	3	8
11	胸痛	民病胸中痛，胁支满	5	1	6
12	胁痛	邪在肝，则两胁中痛	13	6	19
13	腹痛	小腹偏肿而痛	27	18	45
14	阴器痛	阴器扭痛上引脐	0	3	3
15	颈项痛	项先痛，腰脊为应	4	2	6
16	脊痛	挟脊而痛至顶	2	2	4
17	腰痛	足少阴令人腰痛，痛引脊内廉	21	6	27
18	上肢痛	其病小指支肘内锐骨后廉痛	2	8	10
19	下肢痛	先足胫酸痛者	4	7	11
20	身痛	实则身尽痛	7	3	10
21	骨痛	阴气盛则骨寒而痛	2	0	2
22	肌肤痛	肌肤尽痛，名曰肌痹	1	0	1
23	综合征或循经痛	颈、颔、肩、臑、肘、臂外后廉痛	7	8	15
总计		/	164	159	325

表2显示，"痛"字单字概念的意义主要有：①因疾病或创伤而感觉苦楚；②悲伤，苦恼；③恨；④尽情，彻底。"痛"在《内经》中使用情况如上所示，23类可归纳为：①"因疾病或创伤而感觉苦楚"；②"悲伤，苦恼"。

3.多字概念研究

表3 "痛"在《内经》中多字概念分析

类型	概念与使用次数	概念个数	总频次
头面痛	头痛42，冲头痛2，厥头痛7，真头痛2，脑痛1，颊痛2，颔痛3，颠痛2	8	61
五官痛	齿痛4，目痛3，耳痛2，嗌痛3	4	12
缺盆痛	缺盆中痛2	1	2

类型	概念与使用次数	概念个数	总频次
心胸痛	心痛48，厥心痛8，真心痛2，肾心痛1，胃心痛2，脾心痛1，肝心痛1，肺心痛1，胸痛6	9	70
胁痛	胁痛13，季胁痛1，心胁痛4，胠胁痛3，胸胁痛4	5	25
腹痛	胃脘痛3，腹痛13，小腹痛5，少腹痛11，心腹痛1，腰腹痛2	6	35
皮肤痛	皮肤痛7，肤痛3，皮痛1	3	11
项背腰脊痛	项痛4，头项痛2，颈项痛1，颈痛1，背痛2，头背痛1，项背痛1，肩背痛5，腰背痛2，腰痛42，脊痛3，腰脊痛8，背膂痛1	13	73
骨痛	骨痛11	1	11
肌肉痛	肌痛1，肉痛1，肌肉痛1，筋痛6	4	9
上肢痛	腋下痛1，臑痛1，指痛1，臂痛1	4	4
下肢痛	膝痛4，足胫痛1，脚下痛3，踝痛1，股痛1，内辅痛1	6	11
痛痹	痛痹9	1	9
肢节痛	肢节痛4	1	4
身痛	身痛5	1	5
暴痛	暴痛9	1	9
忍（耐）通	忍痛8，耐痛1	2	9
总计	/	70	360

表3显示，与"痛"组成词组的字多为肢体部位。对疼痛作躯体痛、内脏痛的区分，躯体痛又分浅表和深部躯体痛，尚有牵扯痛的详细描述。牵扯痛见"引"字，意为"招致、牵挽"，如"心痛引背……两胁下痛引少腹，腰背相引而痛，腹痛引阴股，心痛引喉"等。考其"引"字《灵枢》见55字，《素问》76字。按病程发展分类，对疼痛的持续时间、病程有较为详细的论述，如"急痛、暴痛、卒痛、疾痛"等。"暴痛"常与心、胁、腹的疾病有关，如"黄疸暴痛""卒疝暴痛""胸胁暴痛""心胁暴痛""心疝暴痛"等，总与足厥阴有关。

4.按语

（1）疼痛与经络的关系：《内经》中疼痛与经络关系的论述较多，如疼痛因"经络凝涩，结而不通"而致，或为经脉中"气不通"；如"脉充大而血气乱，故痛甚不可按"；或"荣卫之行涩，经络时疏"则无痛，仅为"不仁"。总之疼痛的产生与经络不通密切相关，但无疼痛的经络辨证。

（2）痛与脑的关系：《内经》未系统论述痛与脑的关系。仅对头面部的局部疼痛与脑的关联性略作论述，见《奇病论》："脑逆故令头痛，齿亦痛"；另《寒热病》："足太阳有通项入于脑者……头目苦痛取之。"

（3）痛与心的关系：与痛密切相关的"心"字主要指心的疾病及其症状，尤其是心痛。而"心腧""心脏"等，主要指解剖结构之心脏。另有"烦心""心烦""心悲""心乱""心悬""心中不便"，是为由痛所致焦虑、恐惧、颓废、无助等心理不适。"诸痛痒疮，皆属于心"，表明《内经》时期有身体各部疼痛皆与心脏有关的学说。

（4）痛之性质：病有切痛、肿痛、气痛、刺痛、痛厥、痛寒、热痛、扭痛、暴痛、赤痛、愊痛、胀痛、掣痛、横积痛、酸痛、痛涩、坚痛、满痛、否痛、绞痛等。

（5）痛之病因：《内经》中痛之病因与寒、热、风、湿有关，其中与寒邪最为密切。与寒邪密切相关的条文中，以"寒气"最多；有程度的差异，如"大寒"；有频率的不同，如"重感于寒"。还有诸邪相兼致病，如"风寒""风寒湿""周痹""寒湿"等。

与热邪密切相关的条文中，以"热病"最多，另有"寒热病"；寒热症状并见之"寒热""身热"，还有"热气"等。与风邪密切相关的条文中，以"风寒"最多，另"风寒湿"，还有"风根"一说。"湿"往往与他气相兼。另有"多食甘，则骨痛而发落"之说，并详细论述了疟疾致痛。综上，在《内经》中，常见慢性痛病因一为外感寒热之邪，二为过食甜食。

（6）致痛之假说：明确记载了躯体痛和内脏痛的不同发病途径。躯体痛以《灵枢·周痹》记录详实："风寒湿气，客于外分肉之间，迫切而为沫，沫得寒则聚，聚则排分肉而分裂也，分裂则痛，痛则神归之，神归之则热，热则痛解，痛解则厥，厥则他痹发，发则如是。"《灵枢·百病始生》系统区分了躯体痛中的皮肤痛、肌肉痛、肢节痛等的病机，对内脏痛以《素问·举痛论》和《灵枢·百病始生》论述颇详。

（7）忍（耐）痛：有关"忍（耐）痛"共见9次，其中"忍痛"8次见于《论勇》；"耐痛"1次见于《论痛》，明确阐明与人体解剖结构有关，重视人体结构的差别对"忍痛"的影响。

基于以上的量化分析，"痛"字在《内经》时代一般意义为"因疾病或创伤而感觉苦楚"，即"痛"字本身来源于医学专业意义，进而引申为悲伤、苦恼等。《内经》对疼痛流行病学的研究和观察非常详尽，说明当时医家非常重视疼痛学考察，与西医学相似。当时已对疼痛的部位分类作了系统研究，疼痛的病程分析基本符合科学事实，触及了经脉本身的疼痛，并提出了致痛因子"沫""经络凝涩，结而不通""诸痛疮疡，皆属于心"的致痛学说。对局部疼痛性质的描述准确，对痛阈相关因素的重视极其贴近临床实践的精神。

二、《内经》论"络"

经络实质的研究，自1956年承淡安先生译介《经络的研究》以来，一直是生命科学研究的重要领域，国家为此投入了大量的人力、物力及财力，经过50余年的研究，虽然取得了显著的成绩，但与预期以及经络实质的最终突破仍存在很大差距，非常值得总结和反思。

"络"字在《内经》中的使用可以分为两种情况，一种为单字用法，如"起于中焦，下络大肠"，本文把这种用法称为单字概念；另一种是与另外一个或多个字组合形成诸如"经络""络脉""心包络"等词组，本文称之为多字概念。

1.络字在《内经》各章节中的分布

《素问》81篇，40篇记载"络"字，其中见1次者15篇，即：《阴阳应象大论》《诊要经终论》《脉要精微论》《经脉别论》《血气形志》《离合真邪论》《太阴阳明论》《评热病论》《病能论》《刺禁论》《针解》《长刺节论》《气交变大论》《六元正纪大论》《征四失论》；2次者8篇：《平人气象论》《八正神明论》《疟论》《痹论》《厥论》《奇病论》《脉解》《至真要大论》；3次者2篇：《逆调论》《水热穴论》；4次者4篇：《举痛论》《刺腰痛论》《痿论》《刺法论》；5次者1篇：《五常政大论》；6次者5篇：《三部九候论》《热论》《经络论》《骨空论》《四时刺逆从论》；7次者1篇：《气穴论》；12次者1篇：

《通评虚实论》；15次者1篇：《调经论》；23次者1篇：《缪刺论》；25次者1篇：《皮部论》。

《灵枢》81篇，有39篇载有"络"字，其中见1次者10篇，即《九针十二原》《营气》《癫狂病》《周痹》《口问》《海论》《卫气失常》《玉版》《岁露论》《大惑论》；2次者8篇：《小针解》《杂病》《卫气》《水胀》《阴阳二十五人》《五音五味》《忧恚无言》《通天》；3次者6篇：《寿夭刚柔》《脉度》《逆顺肥瘦》《禁服》《官能》《痈疽》；4次者4篇：《根结》《经筋》《热病》《九针论》；5次者4篇：《本输》《邪气脏腑病形》《寒热病》《动输》；6次者3篇：《官针》《四时气》《刺节真邪》；7次者2篇：《血络论》《邪客》；9次者1篇：《百病始生》；41次者1篇：《经脉》。

表4 "络"字在《内经》中的频次分布

序号	项目	《素问》	《灵枢》	总计
1	总次数	170	162	332
2	涉及章节个数	40	39	79
3	≥10次的章节个数	4	1	5
4	5~9次的章节个数	7	10	17
5	最高次数/章节号	25/56	41/10	41/10

由表4可以看出，《内经》中"络"字在《素问》和《灵枢》出现的频次并没有明显差异，相反《素问》较《灵枢》还多8次，这与传统认为《灵枢》更多论述经络学内容的观点相左，毕竟在经络学理论中，"络"字是基本概念用字。但是《灵枢》之《经脉》篇见41次，为《内经》最高篇章，说明该篇是系统论述"络"概念的最重要篇章；而《素问》之《皮部论》《缪刺论》和《调经论》也是系统论述"络"概念的重要篇章，值得引起高度重视。

2.单字概念研究

"络"在《辞海》中意义主要有：①缠绕，笼罩；②交接，连续；③泛指网状物；④人体的络脉；⑤缠丝。在《内经》中，"络"字单独用作概念共表达了7种不同的意义，总计使用122次。意义的类型及各类型在文本中的使用次数等情况，见表5。

表5 单字"络"在《内经》中的使用情况

序号	意义类型	典型例句	《素问》	《灵枢》	次数
1	络脉	经脉为里,支而横者为络	44	16	60
2	缠绕,笼罩	上走肘,络肩髃	13	22	35
3	交接,连续	挟胃,属肝络胆	7	13	20
4	泛指网状物	坚成之纪……其物壳络	4	0	4
5	整理	端络经脉,会通六合	1	0	1
6	血之精	筋之精为黑眼,血之精为络	0	1	1
7	络俞	夏刺络俞,见血而止	1	0	1
8	意义不明	虚则百节皆纵,此脉若罗络之血者	4	6	10
总计		/	74	58	132

表5显示,按照意义的使用域,7类可归纳为二:一是"络"字的一般意义,"缠绕、笼罩""交接、连续""整理"及基于本意义的扩展名词:网状物,这些概念广泛应用于日常语言交际中,该用法共计60次,只占络字总数的18.07%,充分说明《内经》一书的确为医学专业书籍;二是医学专业意义,其中"络脉"计60次,另有来自其基本意义的医学扩展名词:血之精为络,即眼之"血络""络俞"等,总计62次,占18.67%,表明在单字"络"的医学概念中,绝大多数指"络脉",与多字概念的"络脉"相同,仅是"络脉"一词的简略用法。两类意义中,一般意义占单字"络"总数的45.80%,专业意义占47.33%,没有明显差异,表明络字的使用在《内经》时代没有更突出地表现为专业术语。在讨论"络"字的使用意义时,要充分重视其一般意义及其扩展和演变。

3.多字概念研究

表6显示,统计过程中,当络字组成双字或多字概念时,为便于分析其基本含义,可能归属不同的分类。

表6 "络"在《内经》中组成的多字概念分析

类型	概念与使用次数	概念个数	总计频次
经络	经络 38	1	38
络脉	络脉52,孙络16,浮络6,溢络1,大络15,盛络1,小络5,阳络4,阴络5	9	105

类型	概念与使用次数	概念个数	总计频次
脏腑之络脉	脾之大络2，肺之络脉1，胃之大络1，胃络1，肠胃之络1，胞络3，心之包络1，心包络4，包络3	9	17
肢络	肢络2，支络1，筋络2，结络5	4	10
络刺	络刺2	1	2
络气血	络气2，络血3	2	5
络病	络病1，络满4，虚络1，血络20，衡络2	5	28
部位之色络	鱼络1，手鱼之络1，鱼际络1，阴股之络1	4	4
总计	/	35	209

注：肺之络脉计2次，在络脉与脏腑之络脉各1；胞之络脉计2次，络脉与脏腑之络脉各1；凡十二经脉者，皮之部也（《皮部论》）计2次，经络与络脉各1；心包络计2次，络脉与脏腑之络脉各1；脾之大络脉计2次，大络与络脉各1；脾之大络计2次，大络与脾之大络各1；胃之大络计2次，大络与胃之大络各1；胃络检索有2，其中《经脉》篇之"属胃络脾"没有计入；虚络检索有3，其中《通评虚实论》"经虚络满何如？岐伯曰：经虚络满者"没有计入，而是计入"络满"1词中；络血，检索有3，计5次，与孙络各计1次，与鱼络各计1次。

4. 按语

（1）孙络：为络脉之一种。《脉度》篇指出："经脉为里，支而横者为络，络之别者为孙。"更有《百病始生》篇和《气穴论》明确孙络之本意为"孙络之脉"，而《缪刺论》直呼孙络为"孙脉"。因此，孙脉为络脉之一种，当无疑议；并且，孙络与经脉、肌肉、皮肤、骨髓对举《四时逆从论》篇，而且"夏气在孙络"指"夏者经满气溢，入孙络受血致皮肤充实"（《四时逆从论》），可见《内经》之孙络，的确是指皮肤之血管；并在《本输》和《四时气》又加论述。其病为"孙络病者治其孙络血"（《三部九候论》），可见刺络放血是治疗孙络疾病的主要方法，在《疟论》和《调经论》亦有论述。

（2）浮络：为络脉之一种。其意义较为单一，皆为"部中有浮者，皆太阴之络也"，很清楚地表明浮络为络脉之一种，且在皮部中。

（3）大络与小络：络脉尚有大小之分，其同义之"盛络"，为络脉之一种较大者（《缪刺论》），且与脏腑关系密切；《经脉》篇明确指出"大络"即"大络脉"，尤其见于"脾之大络""胃之大络"（《平人气象论》篇），

"五脏六腑之大络"见于《玉版》篇，"少阴之大络"见于《逆顺肥瘦》和《动输》篇。共见"小络"5次，《素问》3次，《灵枢》2次，为络脉之一种较小者，其中《官针》《四时气》和《调经论》皆指体表之小络脉，而《举痛论》却指"肠胃之间，膜原之下"的小络脉，并且可"刺小络之血脉也"（《官针》）和"泻其小络之脉出血"（《调经论》）。

（4）阴络与阳络：络脉尚有阴阳之分，其中《百病始生》与《经络论》系与阴络对举。

（5）脏腑之络脉：络脉的分类，尚有脏腑的络脉，有"脾之大络"（《经脉》）、"肺之络"（《逆调论》）、"心之包络"（《邪客》）、"心包络"（《经脉》）、"包络"（《邪客》和《素问遗篇》）、"胃之大络"（《平人气象论》）、"胃络"（《热论》）、"肠胃之络"（《百病始生》）、"胞络"（《痿论》和《奇病论》）等9个概念，其中心之包络、心包络、包络3个概念，实为一个概念的不同表达形式。在《内经》中心之包络，与脾之大络、肺之络、胃之大络一样，仅是脏腑的络脉，似乎与经典脏腑经络学说有关心包络的概念不同，值得引起注意。

（6）肢络："肢络"之概念均指四肢尤其是关节部络脉（《刺节真邪》和《官针》）。"结络"其概念在《皮部论》中明确表述："皮有分部，脉有经纪，筋有结络，骨有度量。"《阴阳二十五人》："结络者，脉结血不和，决之乃行，"并且《刺腰痛论》论述了腰痛在郄中有"结络如黍米"，其治疗"刺之血射以黑，见赤血而已"，若表现《官针》中的"结络坚紧"，则"火所治之"，并有专门命名曰"经刺"。另有"筋络"2次，其概念在《邪客》中更明确指肘、肩、髋、膝关节部的络脉，并且若"邪气恶血"住留，"则伤筋络骨节，机关不得屈伸，故挛也"，或如《六元正纪大论》"民病血溢"，则"筋络拘强，关节不利，身重筋痿"。更可以此候五脏机能，如《邪客》云："肺心有邪，其气留于两肘；肝有邪，其气流于两腋；脾有邪，其气留于两髀；肾有邪，其气留于两腘。"

（7）血络：有《血络论》专篇论述。另有"衡络"之概念，见于《刺腰痛论》，与血络似乎一致。所谓血络是指"奇邪入络"（《血络论》），"孙络外溢，则络有留血"（《调经论》），"血涩不得注入大经，血气稽留不得行"（《举痛论》）而成。可见血络是一种病理概念，系奇邪侵袭孙络，致使孙络外溢，形成瘀血，是为血络。其中，久痹、寒热、善呕、短气、心疝暴痛、风痉身反折、瘛、厥、中热而喘、肤胀、臌胀等疾病见血络者或脉代者，均刺其血络出血；并有缪刺之专门刺法形成，且其机理为"无令恶血得入于经，以成其疾"（《调经论》），"邪气恶血固不得住留，住留则伤筋络骨节"（《邪客》）。

（8）络病：《素问·三部九候论》和《缪刺论》各见，且与经病对举，其概念"络病者，其痛与经脉缪处，故命曰缪刺"；其治疗"经病者治其经，孙络病者治其孙络血，血病身有痛者治其经络。其病者在奇邪，奇邪之脉则缪刺之"（《素问·三部九候论》）。

此外，尚有"络虚""虚络"和"络满"之概念。"络虚"一词见于《素问·通评虚实论》，尚有"虚络"见于《素问·调经论》，而"实络"有2次，均为一般意义，"络实"一词在《内经》中并没有出现；"络满"见于《素问·通评虚实论》和《素问·至真要大论》。而络虚和络满对举，见于《素问·通评虚实论》，从中可以看出在《内经》中有关络病的虚实辨证以"络虚""络满"名之，而不是像我们一贯认可的虚络和实络。其治疗则是"络满经虚，灸阴刺阳；经满络虚，刺阴灸阳"（《素问·通评虚实论》）。

基于以上量化分析，我们似乎可以得到"络"字在《内经》时代的一般意义是"缠绕"，进而引申为交接、联系、联络，然而这种联络是面对面的三维、立体缠绕式的连接，与点对点的接触式连接又有不同。一般意义的"络"字被引入医学概念"络脉"后，不管是经脉和络脉统称的"经络"，络脉之不同分类的"孙络、浮络、大络与小络、阴络与阳络、脏腑之络脉"，抑或是"络脉"自身，其意义相同，均是"脉"的一种，是具有面对面的三维、立体缠绕式联络的血管网本身。不过是这种血管被赋予了交接、联系、联络、调节的生理病理功能而已。又有"肢络、血络、络病"等病理概念的形成，并明确提出了针灸"刺络"方法的适应证、针刺方法及其原理，这是地地道道的"血管刺激术""刺络放血术"。

三、《内经》论"筋"

"筋"为五体之一，是中医学的基本概念。"筋"在西医解剖学名词术语中似乎已经消亡，但在日本汉化解剖学基本范畴中仍被广泛应用。深入研究"筋"的内涵外延及其演变十分必要。

1.“筋”字在《内经》各章节中的分布

《素问》81篇中有43篇记载“筋”字。其中出现1次者16篇：《金匮真言论》《六节藏象论》《诊要经终论》《平人气象论》《玉机真脏论》《经脉别论》《血气形志》《气厥论》《厥论》《气穴论》《气府论》《骨空论》《著至教论》《示从容论》《方盛衰论》《木病论》；出现2次者7篇：《通评虚实论》《太阴阳明论》《奇病论》《大奇论》《针解》《气交变大论》《六元正纪大论》；出现3次者5篇，《脉要精微论》《调经论》《标本病传论》《五常政大论》《疏五过论》；出现4次者5篇，《五脏生成》《宣明五气》《痹论》《皮部论》《五运行大论》；出现5次者5篇：《上古天真论》《刺腰痛论》《刺要论》《四时刺逆从论》《至真要大论》；出现7次者2篇：《阴阳应象大论》《长刺节论》；出现9次者1篇《生气通天论》；出现12次者1篇：《刺齐论》；出现14次者1篇：《痿论》。

《灵枢》81篇中有37篇载有“筋”字。其中出现1次者13篇：《小针解》《根结》《本神》《经别》《营气》《癫狂》《血络论》《五色》《卫气》《水胀》《阴阳二十五人》《官能》《决气》；出现2次者8篇，《九针十二原》《四时气》《口问》《论痛》《五音五味》《通天》《九宫八风》《大惑论》；出现3次者3篇，《热病》《本脏》《五味论》；出现4次者6篇，《邪气脏腑病形》《寿夭刚柔》《官针》《终始》《寒热病》《卫气失常》；出现5次者3篇，《百病始生》《刺节真邪》《痛疽》；出现6次者2篇：《邪客》《九针论》；出现7次者1篇：《本输》；出现12次者1篇，《经脉》；出现51次者1篇，《经筋》。

由上述统计可以看出，《内经》中“筋”字共出现297次，且《灵枢》和《素问》出现的频次并没有太大差异。其中，《灵枢》之《经筋》篇共出现51次“筋”，占《内经》中总频次的17.17%、《灵枢》总频次的32.28%，为在《内经》中出现频次最多的篇章。这说明该篇是系统论述“筋”概念的重要篇章，所以如果要研究“筋”，首先要研究《经筋》篇。其次，《灵枢》之《经脉》和《素问》之《刺齐论》《痿论》共出现38次“筋”，占《内经》出现总频次的12.79%，说明这三篇也是系统论述“筋”概念的重要篇章，值得引起高度重视。

2.单字概念研究

“筋”字大篆首见，甲骨文、金文尚缺。《说文解字》载：“筋，肉之力也，从力从肉从竹，竹，物之多筋者，凡筋之属皆从筋。"《辞海》载其意义主要有：①附着在骨上的韧带，如牛蹄筋。②静脉的俗称，如青筋暴露。《管子·水地》载："水者，地之血气，如筋脉之通流者也。"③植物体中呈脉络状的组织，如叶筋。④可联络关节、肌肉，专司运动的组织，包括西医学所称的韧带、肌腱、筋膜等。⑤像筋的东西，如钢筋、铁筋、橡皮筋。"筋"字的一般意义与专业意义高度重合，由此可见，筋之始即为医学专业概念，后引申为一般意义。在《内经》中，"筋"字单独用作概念表达了8种不同的意义，使用频次总计128次。见表7。

表7 单字"筋"在《内经》中的使用情况

序号	意义类型	典型例句	《素问》（次）	《灵枢》（次）	总计（次）
1	可联络关节、肌肉，专司运动的组织	间使之道，两筋之间，三寸之中也	10	21	31
2	经筋	足厥阴之筋，起于大指之上	1	21	22
3	神经	有伤于筋，纵，其若不容	5	7	12
4	像筋的东西	小者如针，大者如筋	0	1	1
5	肠管	此筋折纽，纽发数甚者，死不治	0	1	1
6	爪甲	热病面青，脑痛，手足躁，取之筋间	0	1	1
7	静脉	邪气居其间而不反，发为筋瘤	2	2	4
8	五体之一	酸生肝，肝生筋，筋生心	34	13	47
9	意义不明	神在天为风，在地为木，在体为筋	5	4	9
总计		/	57	71	128

3.多字概念研究

在《内经》中，由"筋"组成的多字概念共有46个，总计使用频次183次，详见表8。

表8 "筋"在《内经》中组成的多字概念分析

序号	类型	概念及使用次数	概念（个）	《素问》（次）	《灵枢》（次）	总计（次）
1	婴筋	婴筋2	1	0	2	2
2	筋膜	筋膜4、募筋1	2	4	1	5
3	宗筋	宗筋9、积筋1	2	7	3	10
4	部位之筋	腘筋1、腹筋2、颊筋1、颈筋1、脊筋3、胻筋3、颈维筋1	7	3	10	13
5	筋络	筋络2	1	1	1	2
6	筋髓	筋髓1	1	0	1	1
7	筋体	筋骨33、筋脉15、筋肉2	3	30	20	50
8	维筋	维筋1、颈维筋1	2	0	2	2
9	经筋	经筋2	1	0	2	2
10	筋纽	筋纽1	1	0	1	1
11	筋弱	筋弱1、筋柔1	2	1	1	2
12	筋度	筋度2	1	2	0	2
13	筋部	筋部1	1	0	1	1
14	疹筋	疹筋1	1	1	0	1
15	筋急	筋急14、筋缩急1、缩筋1、筋緛（软）2	4	8	10	18
16	缓筋	缓筋4	1	0	4	4
17	筋挛	筋挛10、挛筋2、筋屈2	3	10	4	14
18	筋痛	筋痛6	1	3	3	6
19	筋戾	筋戾1	1	1	0	1
20	转筋	转筋20	1	2	18	20
21	筋痹	筋痹7	1	4	3	7
22	筋痿	筋痿5、筋缓1、筋弛（弛）2、筋弛4、筋纵3、筋瘛1	5	10	6	16
23	筋癫疾	筋癫疾1	1	0	1	1
24	筋瘤	筋瘤1	1	0	1	1

续表

序号	类型	概念及使用次数	概念（个）	《素问》（次）	《灵枢》（次）	总计（次）
25	筋痿	筋痿1	1	0	1	1
总计	/	/	46	85	96	183

注：①"颈维筋"之"筋"统计2次，"维筋"和部位之筋各1次。②"膂"通"胂"，故膂筋和胂筋算作一个概念。"弜"通"弛"，故筋弜和筋弛算作一个概念。③"挛筋痹"之"筋"统计2次，挛筋和筋痹各1次；"项筋急"之"筋"2次，部位之筋和筋急各1次；"腘筋急"之"筋"2次，部位之筋和筋急各1次；"颈维筋急"之"筋"3次，维筋、部位之筋和筋急各1次；"腹筋急"之"筋"2次，部位之筋和筋急各1次；"颈筋急"之"筋"2次，部位之筋和筋急各1次；"转筋痛"之"筋"4次，转筋和筋痛各2次；"宗筋弛纵"之"筋"2次，宗筋和筋痿各1次；"宗筋纵"之"筋"2次，宗筋和筋痿各1次；"背筋痛"之"筋"6次，部位之筋和筋痛各3次。

4.按语

（1）结构之筋：筋为五体之一，系躯体的主要组成部分。《灵枢·经脉》曰："骨为干，脉为营，筋为刚，肉为墙，皮肤坚而毛发长。"筋与皮、肉、骨、脉共同组成人体的外周躯体，以维持人体形态，保护五脏六腑。筋居肉和脉骨之间，与骨脉相连，故有"筋骨"和"筋脉"之说。《内经》中，筋骨出现33次，筋脉出现15次，远远多于筋肉之出现2次，而筋皮或皮筋在《内经》中未见，可见筋与骨、脉和肉既各自独立又相互依存，关系密切，而与皮关系不大。《素问·长刺节论》载，其刺可"刺筋上为故，刺分肉间，不可中骨也"。因此，五体之筋更多指深筋膜，且与肝脏相关，《素问·平人气象论》和《素问·痿论》有"肝藏筋膜之气""肝主身之筋膜""肝气热，则胆泄口苦筋膜干，筋膜干则筋急而挛"，而浅筋膜则包括在皮的概念中。尚有"募筋"之概念，仅出现1次，"地有林木，人有募筋"（《灵枢·邪客》），与筋膜似乎意义一致。

此外，结构之筋还有"婴筋"，见《灵枢·寒热病》，即胸锁乳突肌。有"宗筋"，又称"积筋"，特指阴茎或泛指前阴部位，《灵枢·五音五味》载："宦者去其宗筋，伤其冲脉。"《素问·厥论》载："前阴者，宗筋之所聚。"另有腹筋、项筋、腘筋、颊筋、颈筋、颈维筋、膂筋（胂筋）等部位之筋。其中，腹筋即腹部浅表静脉，与"青筋暴露"之"筋"意同。其他分别指该部位之肌肉或肌肉群，如"膂筋"即竖脊肌等。筋可度量，有筋度一词，见于《素问·通评虚实论》和《素问·方盛衰论》各1次。

（2）筋之功能特点：筋性柔弱而喜热。《素问·生气通天论》载："是故谨和五味，骨正筋柔，气血以流，腠理以密，如是则骨气以精，谨道如法，长有天命。"寒则筋急，得热则痛止。

（3）筋病之症：筋急，收缩之义。《灵枢·经筋》载："经筋之病，寒则筋急。"《素问·痿论》载："肝气热，则胆泄口苦筋膜干，筋膜干则筋急而挛。"另有筋纵（软）、筋缩急、缩筋，其意义与筋急似乎一致。《素问·生气通天论》载："因于湿，首如裹，湿热不攘，大筋纵（软）短，小筋驰长，纵（软）短为拘。"这几个概念均有收缩之义。《素问·气穴论》载："积寒留舍，荣卫不足，卷肉缩筋，肋肘不得伸。"《素问·刺腰痛》载："肉里之脉令人腰痛，不可以咳，咳则筋缩急。"

筋缓，筋弛缓之义。《灵枢·通天第七十二》载："太阴之人，多阴而无阳……缓筋而厚皮。"

筋挛，即筋拘挛。《灵枢经·刺节真邪》曰："虚邪之中人也，洒淅动形，起毫毛而发腠理，搏于筋，则为筋挛。"

筋痛，指筋之疼痛。

（4）筋之疾病：疹筋，见于《素问·奇病论》，疹筋者"尺脉数甚，筋急而见，腹必急"，病甚者则有"白色黑色见"。

转筋，《灵枢》中出现18次，《素问》中出现2次，为一疾病名称，其因"血气皆少则喜转筋"（《阴阳二十五人》），其"治在燔针劫刺，以知为数，以痛为腧"（《经筋》）。

筋痹，《灵枢》中出现3次，《素问》中出现4次，为一疾病名称，《素问·痹论》载："合而为痹也，以春遇者为筋痹。"

筋痿，"肝气热，则胆泄口苦筋膜干，筋膜干则筋急而挛，发为筋痿"，其治疗"各补其荥而通其俞，调其虚实，和其逆顺，筋、脉、骨、肉，各以其时受月，则病已矣"。

筋癫疾，见《灵枢·癫狂》，且与骨癫疾、脉癫疾对举，其症状"身倦挛急，脉大"，其治"刺项大经之大杼"。

筋瘤，《灵枢·刺节真邪》载："有所疾前筋，筋屈不得伸，邪气居其间而不反，发为筋瘤。"即下肢静脉曲张。

筋瘘，《灵枢·经筋》载："颈筋急，则为筋瘘，颈肿。"此即鼠瘘，相当于颈淋巴结结核等。

基于以上量化分析，"筋"在《内经》时代的医学专业意义主要是指躯体结构之筋膜，尤其是指深筋膜，并有相应之名词。其中或附于骨，或穿行于肌肉之间者为筋，包括主司运动的肌腱、韧带，提供营养的血管，参与免疫反应的淋巴和起调节控制作用的神经等。筋性柔弱而喜热，筋病表现为急、挛、痛、缓四大主症，并有筋痹、筋痿、筋瘘、筋瘤、筋癫疾、转筋、疭筋等七大疾病。打开中医学这一中华文明的宝库，是新时代赋予我们的历史任务，深入探讨"筋"概念的内涵和外延，对中医的现代化研究至关重要。

四、《内经》论"肉"

中医科学化势在必行，厘清其基本概念的科学内涵与外延尤为必要。"肉"属中医"五体"范畴，"肉"字在《内经》中的含义值得仔细讨论。

1. 肉字在《黄帝内经》各章节中的分布

《素问》81篇，42篇记载"肉"字，其中见1次者13篇：《金匮真言论》《汤液醪醴论》《平人气象论》《经脉别论》《血气形志》《宝命全形论》《通评虚实论》《太阴阳明论》《阳明脉解》《评热病论》《皮部论》《至真要大论》《方盛衰论》；2次者7篇：《上古天真论》《三部九候论》《八正神明论》《热论》《痹论》《针解》《水热穴论》；3次者2篇：《五脏生成》《逆调论》；4次者8篇：《生气通天论》《疟论》《刺腰痛》《风论》《刺要论》《长刺节论》《五运行大论》《六元正纪大论》；5次者3篇：《宣明五气》《四时刺逆从论》《气交变大论》《至真要大论》；6次者4篇：《阴阳应象大论》《脏气法时论》《气穴论》《缪刺论》；7次者1篇：《调经论》；8次者3篇：《玉机真脏论》《痿论》《五常政大论》；12次者1篇：《刺齐论》。

《灵枢》81篇，53篇载有"肉"字，其中见1次者16篇，《小针解》《本神》《经筋》《四时气》《五邪》《寒热病》《师传》《五阅五使》《禁服》《五色》《水胀》《贼风》《玉版》《五音五味》《寒热》《九宫八风》；2次者9篇：《本输》《营卫生会》《热病》《厥病》《五癃津液别》《血络论》《五脉》《百病始生》《岁露论》；3次者5篇：《九针十二原》《终始》《癫狂》《胀论》《论痛》；4次者6篇：《根结》《经水》《周痹》《口问》《五味论》《论疾诊尺》；5次者3篇：《逆顺肥瘦》《天年》《大惑论》；6次者2篇：《邪气脏腑病形》《九针论》；7次者1篇：《邪客》；8次者2篇：《官针》《痈疽》；9次者2篇：《寿夭刚柔》《论勇》；10次者3篇：《五变》《五味》《刺节真邪》；11次者1篇：

《阴阳二十五人》；12次者1篇：《本脏》；13次者1篇：《经脉》；16次者1篇：《卫气失常》。

表9 "肉"字在《内经》中的频次分析

项目	《素问》	《灵枢》	总计
总次数	147	223	370
涉及章节个数	42	53	95
≥10次的章节个数	1	7	8
5～9次的章节个数	11	10	21
1～4次的章节个数	30	36	66
最高次数/章节号	12/51	16/59	16/59

由表9可看出，有"肉"字最多者为《卫气失常》，见16次，占《内经》总频次的4.32%；其次《经脉》《本脏》各见13次、12次，以及《五变》《五味》《刺节真邪》《阴阳二十五人》《刺齐论》篇，共计53次，以上8篇"肉"字共见94次，占《内经》总频次的25.41%，为论及"肉"字的主要篇章。

2."肉"字单字概念研究

"肉"在《辞海》中的意义主要有：①人体的肌肉。②供食用的动物肉。③蔬果除去皮核外的可食部分。在《内经》中，肉字单独用作概念共表达了4种不同的意义，总计使用频次145次。

表10 单字"肉"在《内经》中的使用情况

意义类型	典型例句	《素问》（次）	《灵枢》（次）	合计（次）
人体肌肉	筋为刚，肉为墙	60	75	135
动物肌肉	病热少愈，食肉则复	2	0	2
果肉	其果枣，其实肉	3	0	3
肥胖之人	肉者，身体容大	0	5	5
总计	/	65	80	145

如表10所示，"肉"的一般意义与《内经》中的意义基本重合。4类意义可以主要归纳为两类，一类为与人体肌肉相关术语及其引申，分为身体组

织或器官、体质类型，计140次，占单字概念的96.55%；另一类为动植物相关组织，计5次，占单字概念的3.45%。由此可见，两类意义占比有明显差异，《内经》中的单字"肉"大多是用来表达与人体肌肉组织相关的概念。

3."肉"字多字概念研究

表11显示统计过程中，当"肉"字组成多字概念时，为便于分析其基本含义，可能归属不同的分类，造成1个概念或字被统计2次或以上，这便造成计数差异，特注明于后。在《内经》中，由"肉"组成的多字概念共37个，总计使用239次。详见表11。

表11 "肉"在《内经》中组成的多字概念分析

类型	概念与使用次数	概念个数	总频次
肌肉及分间	肌肉61，分肉45，肉分4，肉腠2，肉理1，䐃肉/肉䐃13，肉节3	7	129
体肉	皮肉10，筋肉2，骨肉9，大肉7，白肉（际）3，形肉9，生肉1	7	41
肉膜	肉肓1	1	1
肉形	脱肉7，弱肉5，肉满3，肉坚12，肉淖（泽）3，肉度1	6	31
肉病	肉苛2，肉痹1，肉烁2，肉枯2，肉痿8，肉瘤1，瘜肉1，鼻息肉1	8	18
足少阳经小腿支脉	肉里之脉2	1	2
动物肉	生肉1，炙肉1，牛肉3，犬肉3，羊肉3，豕肉1，猪肉2，鸡肉3	7	17
总计	/	37	239

注："肌肉痿"，"肉"字统计10次，肌肉和肉痿各5次；"筋肉分"，"肉"字统计2次，筋肉和肉分各1次；"骨肉分"，"肉"字统计2次，骨肉和肉分各1次；"肌肉坚"，"肉"字统计12次，肌肉和肉坚各6次；"肌肉枯"，"肉"字统计2次，肌肉和肉枯各1次；"生肉"含义有二，概念个数只统计1次。

4.按语

（1）肌肉：计61次，其中《素问》29次，《灵枢》32次。"肌"为五体之一，由脾所主。肌指皮下肉上的肌肉外层（皮下脂肪），俗称"白肉"，内层（肌肉组织）为赤肉，《析骨分经》"肌肉，白为肌，赤为肉，营血之分也，属脾"。汉以后"肌"也用于表达"肉"之义，出现了"肌肉"一词。在《内经》中，"肌"字出现91次，可表达皮肤或筋肉之意，主要偏于表层或坚韧部分。如《灵枢·官针》"九曰浮刺，浮刺者，傍入而浮之，以治肌急而寒者也"。"肌肉"一词的理解及用法有三：一是指"肌"和"肉"，例如《灵枢·天年》"肌肉解利"，外肌内肉各有分利；二是指"肌"；三是指"肉"。《素问·上古天真论》："呼吸精气，独立守神，肌肉若一"，即指肌肉一张一弛，收放有度，统一和谐。

在现代解剖学中，肌肉根据结构和功能的差异可分类为骨骼肌、平滑肌和心肌。平滑肌分布于各类管壁如血管和呼吸道等；心肌构成心脏的各壁。此二者非随意肌。我们通常所说的"肌"一般指骨骼肌，又称随意肌或横纹肌，受意识控制，通过连接骨骼来主动使机体产生运动。骨骼肌主要存在于躯干和四肢，有600多块，分布广泛，约占体重的40%。每块肌都可看作一个器官，因为其形态结构和相应的辅助装置，且周围分布着丰富的血管、淋巴管和神经，并能执行一定的功能。孙玉信认为，中医的"肌肉"从西医学角度包含肌肉层和脂肪层，也包括从解剖层面上理解的横膈膜、网膜等组织。戴娜等认为，肌肉包括骨骼肌、心肌、平滑肌、脂肪、肌肉组织、皮下组织和保持其功能整体各部分位置相对稳定的横膈膜、网膜、系膜等所有肉质器官组织。综上所述，笔者认为，《内经》中的肌肉内涵在人体外观上主要指骨骼肌，但在由脾所主的范围下可以指代更多的组织器官。

（2）体肉："肉"为五体之一，是《内经》人体结构理论躯体部分主体框架）的重要组成部分。词如皮肉、筋肉、骨肉、大肉、白肉、形肉，落脚点都是在肌肉上，只是所指位置范围有所不同。其中，"皮肉"指皮肤和肌肉，还可指躯体，《灵枢·经水》："若夫八尺之士，皮肉在此，外可度量切循而得之，其死可解剖而视之。""筋肉"，即指肌肉，筋肉形成力气肌肉，肉紧密联系筋，肉为筋的效应器。《素问·至真要大论》："痔疟发，寒厥入胃，则内生心痛，阴中乃疡，隐曲不利，互引阴股，筋肉拘苦，血脉凝泣。"指痔疾发作之时，疼痛牵引两股内侧，肌肉拘急引缩，血脉凝滞。"骨肉"，指骨骼和肌肉，引申为身体，《素问·经脉别论》："诊病之道，观人勇怯，骨肉皮肤，能知其情，以为诊法也。"脉肉在《内经》中只见1次，《素问·长刺节论》有"深者刺无伤脉肉为故"，因出现次数太少且不作词语意，只表脉和肌肉，因此不统计。"大肉"是指人体臂、臀腿部等较肥厚的肌肉，《素问·玉机真脏论》："大骨枯槁，大肉陷下。""白肉"指手掌侧或足部内侧的肌肉，《灵枢·论疾诊尺》："鱼上白肉有青血脉者，胃中有寒。"

（3）分肉：见45次，《素问》见12次，《灵枢》见33次。在《内经》中主要有两种含义：①泛指肌肉，《灵枢·本脏》："所以温分肉，充皮肤，肥腠理，司开阖者也。"也可代指肌肉间的分理，谓肌肉间界限分明。《灵枢·官针》："绝皮致肌肉，未入分肉间也。"②穴位名称。《素问·气穴论》："分肉二穴。"张志聪："一名阳辅穴，在足外踝上四寸，辅骨前绝骨之端，属足少阳胆经。"

"分肉"既是卫气运行的通道，又是针刺的部位。分肉也是重要的解剖学概念，狭义可指肌肉与肌肉的间隙，即"肉之大会、肉之小会"的肌肉结合部，广义还可包括肌肉与皮肤、血管、骨骼等有形组织之间形成的间隙，类似于现代解剖学中的组织间隙概念。

另有"肉分"与"分肉"含义近似：①肌肉之间的界畔纹理。《素问·气穴论》："肉分之间，溪谷之会。"②泛指肌肉。《灵枢·九针论》："故为之治针，必筒其身而员其末，令无得伤肉分。"

其他类似用词还有肉腠和肉理，均见于《素问·生气通天论》。"肉腠"指肌肉纹理。"陷脉为瘘，留连肉腠……清静则肉腠闭拒，虽有大风苛毒，弗之能害。""肉理"也指肌肉纹理，"营气不从，逆于肉理，乃生痈肿"。两者指代肌肉可见或不可见的间隙。

（4）䐃肉和肉䐃：共计13次，均见于《灵枢》。《中医经典词典》中两词均释为肌肉的突起丰厚部分，但有研究解析认为"䐃肉"是指由筋膜包裹的块状肌肉，《灵枢·邪客》"地有聚邑，人有䐃肉"；而"肉䐃"是指包裹肌肉的筋膜，《灵枢·本脏》："肉䐃坚大者胃厚，肉䐃么者胃薄。"

（5）肉节：计3次，均见于《灵枢》。指肌肉与骨节相连处。《灵枢·邪气脏腑病形》："刺此者，必中气穴，无中肉节……中肉节即皮肤痛。"在"分肉之间"和"骨穴之内"，即筋肉坚紧处和骨节。

（6）肉肓：计1次，见于《灵枢·胀论》："陷于肉肓而中气穴者。"指肌、肉之间的肓膜，是卫气常规循行路径的主干道，也是经脉所在。《类经》："肓者，凡腔腹肉理之间，上下空隙之处，皆谓之肓。"根据胀论的描述，可发现肉肓是胀病的关键病位，是脏腑、皮肤、分肉之间立体而深入的连续性组织间隙，可理解为包被体壁、四肢肌肉和血管神经的肌肉深筋膜。

（7）脱肉：计7次，《素问》见4次，《灵枢》见3次。指显著消瘦，严重营养不良的状态。《素问·三部九候论》："是以脱肉身不去者死。"《灵枢·本神》："神伤则恐惧自失，破䐃脱肉，毛悴色夭死于冬。"其他表达肌肉状态的用词还有弱肉、肉满、肉坚和肉淖（泽），其中肉坚为肌肉结实且有分理，肉淖（泽）是指肌肉柔和滑润。

（8）肉度：计1次，见于《素问·方盛衰论》。指对人体肌肉形态的测量，可见肉是实质的组织器官。"诊有十度，度人脉度、脏度、肉度、筋度、俞度。"

（9）肉苛：计2次，均见于《素问》。病名，因营卫俱虚，肌肉失养所致，临床见肌肉麻木、不知痛痒寒热等症状，可见感觉、运动与营养障碍，类似西医学多发性神经炎、周围神经炎。《素问·逆调论》："人之肉苛者，虽近衣絮，犹尚苛也，是谓何疾……荣卫俱虚，则不仁且不用，肉如故也，人身与志不相有，曰死。"《素问·五常政大论》："中满不食，皮癗肉苛，筋脉不利。"

与"肉苛"类似的还有"肉痹"，指肌肉麻木，四肢活动不灵便的病证。《素问·四时刺逆从论》："太阴有余，病肉痹寒中。"

（10）肉烁：计2次，均见于《素问》。病名，为阴虚阳盛所致，"烁"为"烧烁"，是阳热邪气损害肌肉之营血阴精，出现以四肢发热、肌肉消耗而瘦削为主症的疾病，多见于温热病，阳亢伤阴，燔灼肌肉，类似于西医学中运动神经元疾病的多发性神经根神经炎。《素问·逆调论》："阴气虚少，少水不能灭盛火，而阳独治……逢风而如炙如火者，是人当肉烁也。"

（11）肉枯：计2次，均见于《灵枢》。症状名，肌肉萎缩干枯。《灵枢·刺节真邪》："虚邪之入于身也深，寒与热相搏，久留而内著，寒胜其热，则骨疼肉枯。"本病是由于病留形消，正气亏虚，外邪趁虚侵袭，加之情志不畅，类似西医学中进行性肌营养不良、废用性肌萎缩。

（12）肉痿：计8次，均见于《素问》，病证名。因脾气热导致肌肉失养或湿邪侵袭肌肉所致。症见肌肉痿废，麻痹不仁，甚则四肢不能举动。《素问·痿论》："脾气热，则胃干而渴，肌肉不仁，发为肉痿……有渐于湿，以水为事，若有所留，居处相湿，肌肉濡渍，痹而不仁，发为肉痿。故《下经》曰："肉痿者，得之湿地也。"多因伤脾导致脾胃功能失常，气血化生不足，四肢肌肉失养。其急性发病者，类似于多发性神经炎、急性脊髓炎等，慢性发病者，类似于进行性肌营养不良、运动神经元疾病等。治疗原则多从"治痿独取阳明"，针药同施。

（13）肉瘤：计1次，见于《灵枢·刺节真邪》。病名，"邪留而不去，有热则化而为脓，无热则为肉瘤。"或作"肉疽"，肉疽疑为"肉瘤"之讹。发于皮里膜外，为卫阳不足，邪气结聚于肉，寒热相搏，稽留不散而成，属良性肉瘤，即由脂肪组织过度增生而形成的良性肿瘤。

（14）瘜肉和鼻息肉：各计1次，均见于《灵枢》。"瘜肉"同"息肉"，因黏膜发育异常而形成的像肉质的突起。《灵枢·水胀》："寒气客于肠外，与卫气相搏，气不得荣，因有所系，癖而内著，恶气乃起，瘜肉乃生。""鼻息肉"，病名，又名"鼻痔"，指鼻内有赘生物，呼吸不畅甚至不闻香臭。《灵枢·邪气脏腑病形》："若鼻息肉不通。"

（15）肉里之脉：计2次，均见于《素问·刺腰痛》。一般释为阳维脉，即足少阳经在小腿部的支脉。根据李洁的研究，"肉里之脉"属络脉范畴。"肉里之脉令人腰痛，不可以咳，咳则筋缩急，刺肉里之脉为二痏，在太阳之外，少阳绝骨之后。"

（16）生肉：计2次，均见于《灵枢》。其含义有二：①未煮熟的肉，鲜肉。如《灵枢·经脉》："灸则强食生肉，缓带披发，大杖重履而步。"②新生的肉芽。如《灵枢·痈疽》："败疵者，女子之病也。久之，其病大痈脓，其中乃有生肉，大如赤小豆。"

（17）炙肉：计1次，见于《灵枢·经筋》。指烧烤的肉，如"且饮美酒，噉美炙肉。"

（18）动物肉：共计15次，见于《素问·脏气法时论》和《灵枢·五味》。其含义有五：①牛肉：五行属土，味甘入脾，"肝色青，宜食甘，粳米牛肉枣葵皆甘"，"脾病者，宜食秔米饭、牛肉、枣、葵"。②犬肉：狗肉，五行属木，味酸入肝，"心色赤，宜食酸，小豆犬肉李韭皆酸"。"肝病者，宜食麻、犬肉、李、韭"。③羊肉：五行属火，味苦入心，"肺色白，宜食苦，麦羊肉杏薤皆苦"，"心病者，宜食麦、羊肉、杏、薤"。④豕/猪肉：五行属水，味咸入肾，"脾色黄，宜食咸，大豆豕肉栗藿皆咸"，"肾病者，宜食大豆黄卷、猪肉、栗、藿"。⑤鸡肉：五行属金，味辛入肺，"肾色黑，宜食辛，黄黍鸡肉桃葱皆辛"，"肺病者，宜食黄黍、鸡肉、桃、葱"。

基于以上量化分析，通过对《内经》中有关肉的解剖、分类、状态以及临床疾病的对比，我们似乎可以得到"肉"字在内经时代其主要意义是指人的肌肉组织和部分动植物组织，进而扩展为不同部位的肌肉如骨肉、皮肉、大肉、筋肉等，或者肌肉的不同状态如脱肉、弱肉、肉满等，还有少数提及指代了体质类型。此外"肉"在中医学概念里为五体之一，由脾所主。因此肌肉的状态以及肉病与人体脏腑阴阳气血也有着密切联系。通过解析《内经》中的"肉"字我们可以对西医学中一些神经肌肉疾病进行更深入地阐释。"肉"在《内经》中总体上是实质的组织器官，除了占比最大的一般肌肉以外，还大致涵盖了联系内脏器官等组织的相关肉质网膜结构，同时也需要注意其层次与皮肤、筋脉、骨骼等的交集与区别。总之，对《内经》中"肉"字的分析研究，是对中医基础概念的深入挖掘与探索，有利于中医理论的继承、发展，铺垫了中医科学化之路，为临床与科研打下可靠的根基。

五、《内经》论"脑"

经络研究一直是生命科学研究的重要领域，但其与实质的最终突破至今仍存在很大距离，但越来越多的研究提示经络与脑密切相关。

1. "脑"字在《内经》各章节中的分布

《素问》81篇，13篇记载"脑"字，其中见1次者7篇：《五脏生成》《疟论》《气厥论》《风论》《气交变大论》《至真要大论》《示从容论》；2次者5篇：《五脏别论》《奇病论》《刺禁论》《骨空论》《素问遗篇》；3次者1篇：《解精微论》。

《灵枢》81篇，14篇载有"脑"字，其中见1次者8篇，《终始》《热病》《厥病》《口问》《五癃津液别》《卫气》《动输》《大惑论》；2次者4篇，《经脉》《寒热病》《海论》《痈疽》；3次者1篇，《决气》；5次者1篇，《大惑论》。

表12 "脑"字在《内经》中的使用情况

项目	《素问》/次	《灵枢》/次	总计/次
总次数	20	24	44
涉及章节个数	13	14	27
1次的章节个数	7	8	15
2~5次的章节个数	6	6	12
最高次数/章节号	3/81	5/80	5/80

由表12可看出，《内经》中"脑"字共见44次，其中《素问》和《灵枢》出现的频次并没有明显差异。但是，《灵枢》之《大惑论》篇见5次，占《内经》总频次的11.36%，《灵枢》总频次的20.83%，为《内经》最高篇章，说明该篇是系统论述"脑"概念的重要篇章，也说明在当时有关脑及其功能的认识，也的确是"大惑"难题；《素问》之《解精微论》和《灵枢经》之《决气》各见3次，说明这两篇也是系统论述"脑"概念的重要篇章。

2.单字概念研究

"脑"字意义主要有：①人和脊椎动物中枢神经系统的主要部分，位于颅腔内；②亦称"髓海"，奇恒之府之一；③指头部，如脑门，探头探脑；④供食用的动物脑髓或白色像脑髓的东西。《内经》中，单字"脑"表达了4种不同的意义，使用频次21次，具体如表13所示。

表13　单字"脑"在《内经》中的使用情况

意义类型	典型例句	素问	灵枢	合计
颅腔	脑为髓之海	1	5	6
脑髓	气在头者，止之于脑	7	2	9
头部	髓空在脑后三分	1	0	1
泣涕	泣涕者脑也，脑者阴也	3	0	3
意义不明	气出于脑，即不邪干	2	0	2
总计	/	14	7	21

（1）颅腔：《灵枢》之《寒热病》中出现2次、《海论》出现1次、《大惑论》出现2次：脑为髓之海，其腧上在于其盖，下在风府。髓海为四海之一，胸腔为气海，胃（腔）为水谷之海，依据相同的分类原则，髓海为颅腔无疑，并有经脉"入脑"。故此，此之"脑"字，当为颅腔之义。

（2）脑髓：脑的内容物为髓，即脑髓。《五脏生成》有"诸髓者皆属于脑"之说。《素问·骨空论》1次，《灵枢》之《经脉》1次、《动输》1次、《大惑论》1次，计4次明确论述，"入络脑""属于脑"，此之脑字，当为脑髓之义。

另外，上气不足可致"脑为之不满"，"胆移热于脑，则辛𫖲鼻渊"，均为脑髓疾病发病机理的内容。更有"刺头中脑户，入脑立死"这样的针刺医疗事故的记载，也说明当时的颅骨闭合普遍较之现在为晚。

（3）脑与经络的关系：《内经》中脑与经络的关系非常明确，只"膀胱足太阳之脉"直接"入络脑"（《经脉》和《寒热病》）；而督脉"与太阳起于目内眦，上额交巅上，入络脑"，似乎督脉先与足太阳膀胱之脉相合，然后再一并"入络脑"（《骨空论》）。而且足太阳膀胱之脉入络脑的门户有三：巅上、项中两筋间和眼系，显然指头顶、枕后大孔和通过视神经之眼底，此之"巅上"指头顶，而绝不是指脑户，有《热病》篇为证："巅上一，囟会一，发际一。"另外，胃气之悍气也"循眼系，入络脑"（《动输》），似乎说明卫气入络脑，其"气在头者"之气系指卫气而言，脑为卫气之海；而本篇又明确："此胃气别走于阳明者也"，也就是足阳明之脉并没有直接"入络脑"。

（4）脑与液的关系：《内经》中有关脑与液的关系，出现7次，其中《素问·解精微论》3次，《灵枢经》之《决气》2次、《五癃津液别》1次、《卫气失常》1次，共4次。其《灵枢经》诸篇明确论述：液内渗入于骨空，补益脑髓。也就是说脑髓由液构成，而骨空是液渗入的通道；若液脱，则脑髓消。而"髓者骨之充也"（《解精微论》）更明确说明髓在骨内，而泣涕等液，也是脑渗的结果。更可以说脑为液海，这样在四海之中，胃为水谷之海，膻中为气海，冲脉为血海，脑为液海。四海理论均为讨论气血津液的系统理论。

3.多字概念研究

表14 "脑"在《内经》中组成的多字概念分析

类型	概念（使用次数）	《素问》	《灵枢》	概念个数	总计频次
脑髓	脑髓8，脑髓烁1，脑髓消1，消脑髓1	4	7	4	11
脑烁	脑髓烁1，脑髓消1，消脑1，脑烁1	1	3	4	4
脑户	脑户3	3	0	1	3
脑痛	脑痛2	2	0	1	2
脑风	脑风1	1	0	1	1
脑转	脑转3	0	3	1	3
脑逆	脑逆1	1	0	1	1
总计	/	10	15	13	25

注：脑髓烁、脑髓消、消脑髓，统计2次，在脑髓条与脑烁条各1次。

4.按语

（1）脑髓："脑髓"一词，《内经》见11次，《素问》之《五脏别论》见2次、《疟论》见1次、《示从容论》见1次，诸论共计4次；《灵枢经》之《终始》见1次，《经脉》1次、《决气》3次、《五癃津液别》1次、《卫气失常》1次，诸篇共计7次。"脑为髓之海""髓者以脑为主"，其意义明显：脑髓系髓之一种，即位于脑内的髓。当时髓又区分为脑髓与骨髓两种，其证据：考《内经》"髓"字，共见65次，其中《素问》43次，《灵枢》22次；有脑髓11次、髓脑关系6次、骨髓24次、髓骨关系12次、髓肾关系13次，其余8次，中有重复计数9次。十分明确的是，当时称现之脊髓为骨髓，"肾气热，则腰脊不举，骨枯而髓减，发为骨痿"（《痿论》）和"其眚北，其脏肾，其病内舍腰脊骨髓，外在溪谷踹膝"（《气交变大论》）。有关脑髓的功能认识模糊，但在《大惑论》篇似乎讨论了视觉、听觉、记忆、饥饿、睡眠等相关内容。

（2）脑髓烁："脑髓烁"一词，见4次，见于《疟论》1次、《决气》1次、《痈疽》2次。其概念有脑（髓）烁、脑髓消、消脑等。其意义即为脑髓消减，类似今之"脑萎缩"，其病因系"阳气大发"或者温疟，又遇大暑，致"液脱而脑髓消"，其病或为脑烁之一种痈疽，或为温疟之一种疟疾。考"烁"有二义，其一为闪烁，其二为熔化。脑髓烁，当为其第二种意义，即由阳盛液脱，致脑髓消熔，遂使脑髓萎缩而为病。这为当今脑萎缩的治疗提供了一条重要信息。

（3）脑户："脑户"一词，共见3次，全见于《素问》《刺禁论》《气交变大论》《至真要大论》各1次。其意义明确，即额囟或前囟，为连合胎儿或新生儿颅顶各骨间的膜质部分，为脑之门户。当"刺头中脑户，入脑立死"，明确指出该部位禁止针刺，尚有"脑户痛"等记载。

（4）脑痛："脑痛"一词，共见2次，《灵枢》之《热病》《厥病》各1次。系一种症状，并观察到颅内和颅外脑痛的区分，其热病之头痛，常见"面青脑痛"，为颅外头痛；而"真头痛，头痛甚，脑尽痛，手足寒至节，死不治"，实为颅内疾病，尤其是颅内高压导致的真头痛，其预后大多不良，所以常见"死不治"。可见当时已经认识到这两者之间的区别，并判断预后。

（5）脑风："脑风"一词，《风论》见1次，系一种病名。风邪中于脑髓，即为脑风，并且明确脑的门户为风府。

（6）脑转："脑转"一词，见3次，于《灵枢》之《海论》见1次、《大惑论》见2次。其意义明确，系一种症状，即头晕目眩。其病因病机或由髓海不足，或由"邪中于项，因逢其身之虚"。

（7）脑逆："脑逆"一词，于《奇病论》见1次，为一种病机概念。长期慢性头痛的病机，即为脑逆，其病因为大寒，病名曰厥逆。

基于以上量化分析，我们似乎可以得到"脑"字在《内经》时代其一般意义多指脑髓，或指颅腔本身，与现代认识并不存在解剖概念的区别。而脑髓由液构成，并且通过足太阳膀胱经以及与之联系的督脉和足阳明胃经与其他脏腑组织相联络。有关其功能的认识非常模糊，这有其时代背景，即便现在我们对脑功能的认识仍在进一步深化中。表现在脑疾病的认识上，当时只关注了脑痛、脑风、脑逆、脑转等概念，并不深入系统，期待进一步研究其历史演变。

六、《内经》论"道"

"道"字在《内经》时代其一般意义是道路，进而引申为法则、规律、原理，甚至进一步升华为宇宙万物的本源、一定的人生观、世界观、政治主张或思想体系，直至道教概念的产生。

1."道"字在《内经》各章节中的分布

《素问》81篇，46篇记载"道"字。其中见1次者13篇：《生气通天论》《金匮真言论》《六节藏象论》《五脏别论》《诊要经终论》《脉要精微论》《离合真邪论》《逆调论》《风论》《刺要论》《针解》《皮部论》《标本病传论》；2次者13篇：《移精变气论》《汤液醪醴论》《玉版论》《三部九候论》《经脉别论》《宝命全形论》《疟论》《举痛论》《长刺节论》《气穴论》《阴阳类论》《解精微论》《本病论》；3次者3篇：《玉机真脏论》《示从容论》《疏五过论》；4次者3篇：《阴阳应象大论》《太阴阳明论》《五常政大论》；5次者4篇：《调经论》《五运行大论》《征四失论》《方盛衰论》；6次者2篇：《灵兰秘典论》《六微旨大论》；7次者2篇：《四气调神大论》《著至教论》；8次者2篇：《上古天真论》《素问遗篇》；9次者2篇：《天元纪大论》《气交变大论》；10次者1篇：《六元正纪大论》；14次者1篇：《至真要大论》。

《灵枢》81篇，36篇载有"道"字。其中见1次者8篇：《营气》《周痹》《病传》《五色》《五味》《百病始生》《寒热》《九宫八风》；2次者8篇：《邪气脏腑病形》《官针》《四时气》《师传》《动输》《忧恚无言》《岁露论》《痈疽》；3次者7篇：《经脉》《经别》《经水》《胀论》《五癃津液别》《天年》《五味论》；4次者4篇：《本输》《根结》《邪客》《官能》；5次者2篇：《逆顺肥瘦》《玉版》；6次者5篇：《九针十二原》《终始》《营卫生会》《五乱》《外揣》；7次者2篇：《口问》《刺节真邪》。

表15 "道"字在《内经》中的频次分布

序号	项目	《素问》	《灵枢》	总计
1	总次数	164	115	279
2	涉及章节个数	46	36	82
3	≥10次的章节个数	2	0	2
4	1~4次的章节个数	32	27	59
5	5~9次的章节个数	12	9	21
6	最高次数/章节号	14/74	7/28、75	14/74

由表15可看出，《内经》中"道"字共见279次，其中《素问》和《灵枢》出现的频次有明显差异，《素问》更多论述"道"字内容，这与传统认为《素问》更多倾向理论研究的认识相符。其中，《素问·至真要大论》是系统论述"道"概念的最重要篇章；而《素问》之九篇大论均见"道"字，共见76次，从每篇4~14次不等，占《素问》总频次的46.34%，《内经》总频次的27.24%，说明大论诸篇的确是系统论述"道"概念的一组重要篇章，值得进行系统研究。

2．"道"字单字概念分析

单字"道"，其意义主要有：①道路；②法则，规律；③宇宙万物的本原、本体；④一定的人生观、世界观、政治主张或思想体系；⑤方法；⑥治理；⑦说，讲；⑧料，想；⑨犹"条"，如"一道痕"；⑩犹"得""到"，如"知道"；⑪道教。在《内经》中，"道"字单独用作概念共有12种不同的意义，总计使用频次196次。

表16 单字"道"在《内经》中的使用情况

序号	意义类型	典型例句	《素问》	《灵枢》	次数
1	法则、原理	行有经纪，周有道理	84	9	93
2	世界观、思想体系	中古之世，道德稍衰	9	3	12

续表

序号	意义类型	典型例句	《素问》	《灵枢》	次数
3	纲常伦理	虽有无道之人，恶有不听者乎？	0	2	2
4	道路	大肠者，传道之官	10	18	28
5	方法	诊病之道，观人勇怯	10	13	23
6	说明，解释	论不在经者，请道其方	1	3	4
7	原因	不及定治而痛已止矣，何道使然？	0	4	4
8	针道，刺道	始于一而终于九，然未得其要道也	0	4	4
9	天地之道	与道合同，惟真人也	3	0	3
10	气道	卫气走之，固不得循其道	0	5	5
11	津液道	津液各走其道	0	1	1
12	道者	圣人之为道也，明于日月	7	1	8
13	意义不明	迎之五里，中道而止	6	3	9
总计		/	130	66	196

表16显示，按照意义的使用域，这12类可归纳为两大类：一是"道"字的一般意义"道路"及基于本意的扩展名词"法则、原理""世界观、思想体系""纲常伦理"和"方法、说明、原因"等。这些概念广泛应用于日常语言交际中。该用法共计166次，占"道"字总数的59.50%，特别是有关"法则""思想体系"以及"伦理"的概念使用，占绝大多数，为107次，占比38.35%，这充分说明《内经》一书的确为中华传统文化的经典书籍，绝不仅仅局限为医学专业书籍。二是医学专业意义，其中"气道、津液道"出现6次，系来自其基本意义的医学扩展名词，另有"针道、刺道"来概括针刺的基本原理和基本方法，可以作为医学专有名词。两类意义中，一般意义占单字"道"总数的84.69%，专业意义占3.06%，具有显著性差异，表明"道"字在《内经》中主要为一般意义。在讨论"道"字的使用时，要充分重视其一般意义及其扩展和演变。

3.“道”字多字概念分析

表17 “道”字在《内经》中多字概念分析

类型	概念与使用次数	素问	灵枢	概念个数	总计频次
针灸之道	针道7，刺之道8，灸刺之道2	2	15	3	17
天地之道	天道11，天之道6，天地之道3，地道1	16	5	4	21
阴阳之道	阴阳之道5，阴道3，阳道2	6	4	3	10
水道	水道9，水谷之道1	4	7	2	11
脉道	脉道4	2	2	1	4
气道	气道5，营气之道1，卫气之道1	0	7	3	7
津液道	液道4，津液之道2	0	6	2	6
使道	使道3	1	2	1	3
道者	道者4	3	1	1	4
总计	/	34	49	21	83

4.按语

（1）针灸之道：《素问》见2次，《灵枢》见15次。可见《灵枢》为讨论研究“针灸之道”的重要经典。在有关针灸之道的概念中，《内经》“灸刺之道”概念出现2次，见于《四时气》篇。其中并没有“针灸之道”“刺灸之道”“灸针之道”的多字概念出现，更没有“灸道”“灸之道”的多字概念。相反在《内经》中常见而且被概念化的针灸之道为“针道”“刺之道”“灸刺之道”三个概念。另尚有“持针之道”词组出现。那么，何谓“针灸之道”呢？先论“针道”，其概念内涵系指针刺，尤其是毫针刺的原理和法则：“明经脉”（《邪客》和《逆顺肥瘦》）、“知终始”（《根结》）、“察九候”（《调经论》）、“了体质”（《逆顺肥瘦》）、“方迎随”（《九针十二原》）、“法外揣”（《外揣》，即司外揣内、司内揣外）。

再论“刺之道”“刺道”“刺之有道”，其概念内涵系指针刺，尤其是毫针刺的法则和针刺方法：针刺要必通十二经脉（《本输》），“明知终始”（《终始》），知官九针（《官能》），“必中气穴”（《邪气脏腑病形》），“调气、去血脉”（《终始》），并明确要求“气至而有效”（《九针十二原》）的得气感，还必须掌握针刺注意事项（《诊要经终论》）。

另有"灸刺之道"两见于《四时气》篇，进一步说明灸刺必中气穴，所谓"灸刺之道，得气穴为定"。

（2）天地之道："天道"系"天之道"的简称，其概念相同，均系自然界天地运动的法则和规律。"天地之道"其概念与"天道"相同，均系自然界天文、地理运动的法则和规律，系"天道"的全称。以上道字，均系"道"字一般意义的扩展意义，简称"天道"，全称"天地之道""法则、规律"中间过渡名词为"天之道"。"地道"概念与上述截然不同，只于《素问》的《上古天真论》见1次，为"七七，任脉虚，太冲脉衰少，天癸竭，地道不通，故形坏而无子也"，可见此之"地道"系一医学专业名词无疑，考为西医学之"阴道"概念似乎更为确切。另一有趣的现象是，上述见于《素问》的16个"道"字更集中见于七篇"大论"中的六篇，凡14次，占《素问》87.5%，可见七篇"大论"确系研究讨论天文、地理等自然界运动一般规律的重要典籍，更是传统的医学天文学、医学地理学的代表作，值得我们重视。

（3）阴阳之道：均系"左右者，阴阳之道路也"；《灵枢》凡2次，《根结》1次、《动输》1次，前者指法则、规律，后者指本体属性。"阴道"3次，其中《素问》凡2次，见于《太阴阳明论》，一指本体属性、一指脉道；《灵枢》1次，见于《根结》，指阴的本体属性。"阳道"2次，其中《素问》1次，见于《太阴阳明论》，指本体属性，《灵枢》1次，见于《根结》，指阳的本体属性。总之，在《内经》中，"阴阳之道"多为一般意义的道路及其扩展名词法则、规律，以及宇宙万物的本原、本体。唯有"阴道"一词，还兼有性质属阴的脉道之意，但绝不是现代解剖意义的女性特有的生殖道之"阴道"，该意义在《内经》时代被称为"地道"，已如前述，这需要我们加以注意。

（4）水道："水道"系由三焦来"通调"，然后"下输膀胱"，此之"水道"当指"输尿管"无疑。"水下流于膀胱，则为溺与气"，膀胱之下方为"溺道"即"尿道"，与现代之通行称谓相同。

检索《内经》正文，并没有"尿"字出现，而以"溺""小便"称之。讨论和使用"溺"和"小便"时，更多与尿相关疾病的症状和体征有关。可见，在《内经》时代，当时的医家已经充分认识到尿液的颜色、尿动力学和尿量与疾病的关系，这是非常难能可贵的。由于针刺不慎导致的医疗事故也值得我们警醒。而另外有指上述之三焦通调之"输尿管"者2次，见于《示从容论》和《经水》各1次；有指地理学之水道1次，见于《痈疽》篇；有指"尿道"者2次，见于《经水》和《五味论》篇各1次。

总之，《内经》之"水道"系西医学之"泌尿道"，其"道"字为一般意义"道路"在人体解剖生理病理学进一步规定之后引申出的医学专业概念：运行水的道路即"水道"，也就是西医学之"泌尿道"。而"水谷之道"，在《忧恚无言》中所指非常明确，即为"咽喉"，并无其他含义。

（5）脉道：《经脉》篇对"脉道"概念论述清晰而明了，何谓"脉道"，系"通行血气"的道路，即所谓"脉道以通，血气乃行"。其余3篇从病因病机角度详加论述。若脉道不通，或由"风雨寒暑，阴阳喜怒，饮食居处，大惊卒恐"（《口问》），或由"急虚身中卒至"（《玉机真脏论》），或由"脾病"（《太阴阳明论》），导致气日以衰，气不往来或血气分离，脉道不通或不利，诸病蜂起。

（6）气道：其概念即为"气"运行的道路，特点在于"通"字，即通行顺畅，其生理功能在《营卫生会》中论述充分，"肌肉滑，气道通，营卫之行不失其常"，并且有运行速度的差异（《经水》）。病理上，则有"气道涩"（《营卫生会》）、"约"（《口问》）、"不通"（《五癃津液别》）等的不同表述，表明气道有通行不畅、完全不通的通行程度差异，还有气道缩窄的区别。后一种表述似乎表明，当时医家已经有"管道"概念的萌芽，然检索《内经》正文，并未发现"管"之一字。

气道尚有"营气之道"和"卫气之道"的分类。均系依据在气道中运行的不同的气来命名，《内经》全文也只应用2次，看来即便当时也并未普遍使用。

（7）津液道："津液之道"一词有2次，于《灵枢》的《胀论》1见、《刺节真邪》1见，又有"液道"和"液之道"二词各2次，见于《灵枢》的《胀论》。其概念显系津液运行的道路，即"津液之道"。而其道路又有"上液之道"或直陈"液道"（《口问》），即泪液运行的道路；有"津液之道"（《胀论》），所谓"廉泉玉英者，津液之道也"。何谓"廉泉玉英"？考"廉泉"一词，《内经》凡8见，其《刺疟》篇明确指出："舌下两脉者，廉泉也"；《灵枢》之《根结》《热病》明确说明"廉泉"在头面部位，其功能是分泌唾液，即所谓"胃缓则廉泉开，故涎下"（《口问》），而且"取廉泉者，血变而止"(《刺节真邪》)。可以看出，当时廉泉指舌下两条静脉，并且能够分泌唾液，可以点刺放血治疗疾病。《内经》时代把唾液的分泌功能"赋予"舌下两条静脉，是时代局限的结果，但唾液确是津液之一种。"玉英"一词，《内经》凡2见，其内涵不是非常明确，待考。

又有"茎垂者，身中之机，阴精之候，津液之道也"（《刺节真邪》）。何谓"茎垂"？系男性外生殖器之阴茎与阴囊，有以下考证："茎垂"凡2见。另见《邪客》："辰有十二，人有足十指、茎、垂以应之，女子不足十二节，以抱人形。"可见"茎"指阴茎，垂指阴囊。"茎"字凡6见，尚有4见，《骨空论》"其男子循茎下至篡"，《经脉》"循胫上睾，结于茎"，《五色》"男子色在于面王，为小腹痛，下为卵痛，其园直为茎痛"，均表明"茎"即阴茎，而《根结》"茎叶枯槁"，显是植物之茎干。"垂"字凡8见，尚有6见于《五运行大论》《五阅五使》《卫气失常》《忧恚无言》，均指下垂之形象或悬雍垂，与阴囊下垂之形象同。

（8）使道："使道"一词共见3次，其中《素问》的《灵兰秘典论》1见、《灵枢》的《天年》2见。其概念即为"使"运行的道路。何谓"使"？信使也，也就是信息、能量、物质的传输通道。其特点在于"通"字，即通行顺畅。《天年》论述得很充分，"使道隧以长，基墙高以方，通调营卫，三部三里起，骨高肉满，百岁乃得终"；若"使道闭塞不通"，则"形乃大伤"（《灵兰秘典论》）；若"使道不长"，则"中寿而尽也"（《天年》）。难能可贵的是，在论述使道时，出现了"道遂"词组，在《内经》中该词虽仅这1见，似乎体现了"管"状概念的萌芽，值得重视和思考。虽然《内经》没有明确论述"使道"概念的外延，但从《天年》可以看出，营卫之"气道"和"脉道"理应包括其中。

基于以上量化分析，我们似乎可以得到"道"字在《内经》时代的一般意义是道路，进而引申为法则、规律、原理，甚至进一步升华为宇宙万物的本原、一定的人生观、世界观、政治主张或思想体系，直至道教概念的产生。

一般意义的"道"字被引入医学概念后，不管是借用其基本意义"道路"形成的"水道""脉道""气道""津液道""使道"等解剖生理概念，还是由其引申义"法则、原理、方法"扩展而成的"针道、刺道"等针灸学的人文医学概念，其概念的产生、演化均符合逻辑。尤其是其中的"水道""气道""津液道""使道"这四个医学专有名词，与西医学意义不同，值得中医基础医学借鉴、采纳和进一步规定，这对中医现代理论体系的形成和古典文献的正确理解必将有益。

七、《内经》腧穴分类考

腧穴是针灸学的基本范畴，其概念和分类学的形成标志着腧穴基础理论的科学化，了解理论肇始时期的分类及其方法、依据，对科学理解腧穴概念十分必要。《内经》以后迨至近现代《针灸学》，腧穴分类主要以"归经"为标准，《内经》又如何呢？以《国家标准腧穴名称与定位》载穴为标准，研究后发现《内经》有关腧穴分类及其依据与现今不同，而与科学分类学的标准一致，主要依功能、部位分类，其次是归经。

1.功能分类法

（1）脏俞：反映五脏功能并主治五脏病者：该词凡3见，《素问》之《气穴论》1见、《水热穴论》1见，《灵枢》之官针1见。《气穴论》指五脏之五输穴，25组双穴，即"脏俞五十穴"；《水热穴论》指五脏之背俞穴5组双穴，所谓"五脏俞傍五，此十者，以泻五脏之热也"。

（2）腑俞：反映六腑功能并主治六腑病者：该词凡5见，即《素问》之《气穴论》1见，《灵枢》之《九针十二原》1见、《官针》1见、《刺节真邪》2见。内涵有二：《九针十二原》与《气穴论》指六腑之五输穴和原穴，双穴共计36穴，即"腑俞七十二穴"；《刺节真邪》指听宫1穴。

（3）热俞："主治热病者"一词凡3见，即《素问》之《气穴论》2见、《水热穴论》1见，均指治疗"热病"的59穴，但其内容《水热穴论》与《热病》不同。

而"五十九"一词凡15见，除2个篇名序号，计13见，《素问》之《气穴论》1见、《刺热论》2见、《刺疟》1见、《水热穴论》2见，《灵枢》之《四时气》1见、《热病》6见，其内容《水热穴论》和《热病》详述。

《水热穴论》依功能分类：治"诸阳之热逆"的头部25穴，其中5个单穴，10双穴；治"胸中之热"的胸背部4组双穴，即大杼、膺俞、缺盆、背俞；治"胃中之热"的下肢部4组双穴，即气街、三里、巨虚上下廉；治"四肢之热"4组双穴，即云门、髃骨、委中、髓空；治"五脏之热"5组双穴，即五脏俞。计32穴，其中5个单穴，27组双穴，合计59穴。

《热病》依部位分类：手"外内侧各三"，即6组双穴，手指间4组双穴，足趾间4组双穴，头8组双穴，耳2组双穴，尚有5个单穴，即"项中一、巅上一、囟会一、发际一、廉泉一"，"风池二，天柱二"2组双穴。以上计57穴：5个单穴，26组双穴；尚缺2穴，或为1组双穴，或为2个单穴，方达59之数。

然《热病》有"耳前后口下者各一、项中一，凡六痏"，之中"耳前后者各一、项中一"无疑义，指耳部2组双穴和项部1个单穴，惟"口下者各一"难解之处为，口下者，若1个单穴，加之2组耳双穴和1个项单穴，合"六痏"之数，如此当述为"耳前后者各一、口下一、项中一，凡六痏"，这样"热俞"之总数只有58，与59之数不合；口下者，若2组单穴，与体例合，与59之数合，但又与"六痏"之数不符；抑或为脱简，为"口上下者"，这也与体例合，与59之数合，但与"六痏"不符。存疑待考。

比较二处"热俞五十九穴"，显为两家言。然均有头部腧穴，虽前者5个单穴，10组双穴，计15穴，但具体腧穴不明；而后者头部8组双穴，耳部2组双穴，风池2穴，计11组双穴。3个单穴，即"巅上一、囟会一、发际"，计14穴。然两者均"二十五穴"。其不同的是前者有"五脏俞"以及泻胸中、胃中、四肢之热的双穴12组；后者有手以及手指（足趾）间穴双穴14组，以及"项中一、廉泉一、天柱二、口下者各一"。

可以看出，《水热穴论》依功能、《热病》依部位分类。《气穴论》指出热俞都在"诸分"，《水热穴论》对"热病"取"热俞"的处方方义论述明了。

（4）寒热俞：主治寒热病者，仅在《气穴论》1见，为治"寒热病"之1组双穴，在"髀厌中"。

（5）水俞：主治水肿病者，该词凡5见，《素问》之《气穴论》2见、《骨空论》1见、《水热穴论》1见，《灵枢》之《四时气》1见。指分布于骶尾及下肢的能治"水病"的57穴。《骨空论》与《水热穴论》详述：骶尾5处单穴，10组双穴，计25穴；大腿10组双穴，计20穴；小腿6组双穴，计12穴，合57穴。《气穴论》指出水俞都在"诸分"。《水热穴论》对"水病"取"水俞"的处方方义论述清楚。

（6）井穴：凡28见，《素问》之《四气调神大论》1见、《刺疟》2见、

《水热穴论》3见,《灵枢》之《九针十二原》1见、《本输》14见、《官针》2见、《四时气》1见、《癫狂》1见、《顺气一日分为四时》2见、《痈疽》1见。指五脏六腑之气出于四肢最远端的腧穴总称,计11组双穴。其意义或功能:《九针十二原》之"所出为井",《水热穴论》之"以下阴逆";《灵枢》之《本输》《四时气》《顺气一日分为四时》为"冬取诸井";用于《癫狂》之"风逆"、《刺疟》之"疟疾"。另有《本输》之"天井"(腧穴名),《痈疽》之"井疽"(疾病名),1见普通意义"水井",《四气调神大论》之"譬犹渴而穿井"。

(7)荥穴:该字凡34见,《素问》之《痿论》1见、《骨空论》1见、《水热穴论》3见,《灵枢》之《九针十二原》1见、《本输》12见、《邪气脏腑病形》3见、《寿夭刚柔》1见、《官针》3见、《四时气》1见、《癫狂》1见、《海论》1见、《五乱》3见、《顺气一日分为四时》2见、《天年》1见。指五脏六腑出于四肢次远端的腧穴总称,计11组双穴。其意义或功能:《九针十二原》之"所出为井",《邪气脏腑病形》之"荥俞治外经",《水热穴论》之"以实阳气",且《本输》之"春取络脉诸荥大经分肉之间",而《四时气》之"冬取井荥";用于《寿夭刚柔》"痹"证、《五乱》"五乱"证、《癫狂》"风逆"和《痿论》"痿"证;另有九刺之一的《官针》"俞刺者,刺诸经荥俞脏俞也"。

(8)输穴:多位于掌指或跖趾关节后,是经气渐盛、由此注彼的穴位,《本输》详论。计分布于11条经脉上的11组双穴。其意义或功能:《九针十二原》之"所注为输",《邪气脏腑病形》之"荥俞治外经",且《本输》"夏取诸输孙络肌肉皮肤之上"。

(9)经穴:"经"之一字凡472见,《素问》有50篇237见,《灵枢》有52篇234见,另《内经》书名1见。其内涵:指"经脉"83见,经脉之简称135见,盛经、大经各14见,经络41见,经遂11见,经筋2见,经别1见,经气16见;指五脏六腑出于四肢第四节远端的腧穴总称19见,经输、经俞各6见,经病2见,经刺4见,月经1见,经水9见,经典书籍37见,数字15见,经纬、经纪之经17见,不盛不虚,以经取之之经25见,另34见待考。

经穴多位于腕、踝关节以上之前臂、胫部,经气盛大流行,《本输》详论。为分布于11条经脉上的双穴,《九针十二原》载其"所行为经"。

(10)合穴:多位于肘膝关节附近,是经气由此深入进而会合于脏腑的腧穴，《本输》详论。计11条经脉11组双穴，以及下合双穴3组。其功能《九针十二原》"所入为合"，《邪气脏腑病形》"合治内府"，《本输》"秋取诸合"。

（11）络穴：络脉由经脉分出之处各有1穴。《经脉》和《平人气象论》详论。计12经脉和脾之大络，共13组双穴，以及任脉和督脉2个单穴。主治络脉病症，《经脉》极其详细论述。

（12）原穴：《九针十二原》之《本输》详论："五脏有疾，当取之十二原""凡此十二原者，主治五脏六腑之有疾也，胀取三阳，飧泄取三阴。"具体内容《九针十二原》和《本输》不同。前者指太渊、大陵、太冲、太白、太溪5组双穴和鸠尾、脖胦2个单穴，计7穴；而后者指京骨、丘墟、冲阳、阳池、腕骨、合谷6组双穴。

（13）本输："本输"一词见《本输》，指腧穴有标本、根结之分，其属本、属根的腧穴为本输。包括四肢远端的五输穴，颈项部的"天"穴10穴，即天突、人迎、扶突、天窗、天容、天牖、天柱、风府、天府、天池以及上关、下关、牍鼻。

2.部位分类法

（1）头面部腧穴：头上25穴，"头上五行行五，五五二十五穴"，在《素问》之《气穴论》《气府论》《水热穴论》和《灵枢》之《厥病》篇中明确记载，且为足太阳脉气所发，能治"厥头痛，贞贞头重而痛"和"越诸阳之热逆也"，但没有腧穴组成。

《内经》记载的《刺禁论》之脑户，《气穴论》之天柱、项中央、枕骨、完骨，《气府论》之风府、眉头、项中大筋、风府两傍、两角上、耳前角上、耳前角下、锐发下、耳后陷中，《五邪》之耳间青脉，《热病》之风池、巅上、囟会、发际，《厥病》之头面左右动脉、耳前后脉，《杂病》之顑之盛脉。以上共计25穴，但似乎与"头上五行25穴"不同。

面部腧穴。《内经》记载有《气穴论》之上关、大迎、下关、目瞳子、浮白、眉本、曲牙，《口问》之眉上，《骨空论》之眉头，《刺疟》之眉间、廉泉，《刺节真邪》之听宫，《寒热病》之角孙、悬颅，《气府论》之龈交、额颅发际傍、面鼽骨空、鼽骨下、客主人、眉后，《厥病》之耳中。计20穴。

（2）颈项部腧穴：主要见于《气穴论》《气府论》《骨空论》等《素问》

11论，《灵枢》之《本输》《根结》《寒热病》《热病》等23篇中。即大椎、大椎上两傍、风府、风府两傍、天突、天牖、扶突、侠扶突、天窗、天柱、项中央、项中大筋两傍、项中足太阳之前、喑门、人迎、缺盆、缺盆外骨空、缺盆骨上切之坚痛如筋者、发际后中、喉中央、天容、廉泉、风池，计23穴。

（3）胸俞：该词只1见，即《气穴论》。胸俞有12穴，但无腧穴组成。

（4）膺俞：该词凡3见，即《素问》之《气穴论》1见、《水热穴论》1见，《灵枢》之《终始》1见。《气穴论》膺俞有12穴，但无腧穴组成，《水热穴论》指1个腧穴（双穴），且该穴即"膺俞"，定位在"膺"。

（5）背俞（腧）："背俞"和"背腧"凡18见，其中背俞11见，背腧7见。

"背俞"于《素问》之《血气形志》1见、《刺疟》4见、《举痛论》1见、《长刺节论》1见、《气穴论》1见、《骨空论》1见、《水热穴论》1见；于《灵枢》之《终始》1见。《素问》之《气穴论》《骨空论》《水热穴论》中，背俞指1个腧穴（双穴），且该穴即"背俞"，定位在《终始》即为"背"："背俞中背"。《素问》之《血气形志》中"背俞"有10穴组成，即肺俞、心俞、肝俞、脾俞、肾俞组成的1组腧穴，定位在背部。《刺疟》中为"三阳经背俞"，似与今异，《举痛论》中为"背俞之脉"。

"背腧"7见，《灵枢》之《癫狂》1见，《卫气》5见，并有专篇。《背腧》与《血气形志》"背俞"均由10穴组成，即肺腧、心腧、肝腧、脾腧、肾腧，但肝腧、脾腧二穴定位不同。《卫气》或指某一背腧，或指1组腧穴。

总之，"背俞（腧）"，其意义有二：一为1组双穴、二为由肺、心、肝、脾、肾俞（腧）组成的1组10穴。定位在背部，但2个双穴的定位分歧。

（6）骨（髓）空："髓空"凡3见，即《素问》之《骨空论》2见，《水热穴论》1见；又"随孔"1见，即《骨空论》1见。"髓空（孔）"在《骨空论》指颅骨和脊柱大骨孔，《水热穴论》指1个腧穴（双穴），即"髓空"。

"骨空"凡15见，即《素问》之《气府论》4见，《骨空论》8见，《灵枢》之《五癃津液别》1见，《卫气失常》1见，《痈疽》1见。《气府论》《骨空论》中指骨孔总称，尤其面部和长骨。《五癃津液别》与《卫气失常》论其功能："五谷之津液，和合而为膏者，内渗入于骨空，补益脑髓，而下流于阴股。"显然认为，津液和合而成膏，膏通过骨空渗入而成髓。髎穴为其表现之一。

（7）五输穴：指分布于四肢远端的井、荥、输、经、合5组腧穴。在

《本输》篇有详论，有关考证见上。

3.归经分类法

《内经》腧穴分类的第3种方法，即归经分类，分属于经脉的腧穴。如《本输》明言"手太阴经也""任脉也""二次脉手阳明也"等。这类腧穴多分布于四肢肘膝以下和颈项部，计105穴，其中7穴与标准不同。

手太阴肺经：天府、尺泽、列缺、经渠、太渊、鱼际、少商，计7穴。

手阳明大肠经：商阳、二间、三间、合谷、阳溪、偏历、曲池、扶突，计8穴。

足阳明胃经：下关（足少阳）、大迎、人迎、缺盆（足少阳）、伏兔、足三里、上巨虚、下巨虚、丰隆、解溪、冲阳、陷谷、内庭、历兑，计14穴。其中下关、缺盆属足少阳经。

足太阴脾经：隐白、大都、太白、公孙、商丘、阴陵泉、大包，计7穴。

手少阴心经：通里，计1穴。

手太阳小肠经：少泽、前谷、后溪、腕骨、阳谷、支正、小海、天窗、天容（足少阳）、肩贞（手少阳），计10穴。其中天容属足少阳经，肩贞属手少阳经。

足太阳膀胱经：天柱、肺俞、心俞、膈俞、肝俞、脾俞、肾俞、委阳、委中、飞扬、昆仑、京骨、束骨、足通谷、至阴，计15穴。

足少阴肾经：涌泉、然谷、太溪、大钟、复溜、阴谷，计6穴。

手厥阴心包经：天池、曲泽、间使、内关、大陵、劳宫、中冲，计7穴。

手少阳三焦经：关冲、液门、中渚、阳池、外关、支沟、天井、天髎，计8穴。

足少阳胆经：角孙（足太阳）、完骨（手少阳）、阳陵泉、光明、阳辅、悬钟（绝骨）、丘墟、足临泣、侠溪、足窍阴，计10穴。其中角孙属足太阳经，完骨属足少阳经。

足厥阴肝经：大敦、行间、太冲、中封、蠡沟、曲泉，计6穴。

督脉：大椎、风府、长强、龈交（任脉），计4穴。其中龈交属任脉。

任脉：鸠尾、天突，计2穴。

综上所述，《内经》有关腧穴分类与当代《针灸学》不同，主要按腧穴的功能、解剖部位进行分类，其次是归经分类，这种分类方法及其分类标准与分类科学的标准一致。尤其是《内经》中头面、颈项、胸膺、背、四肢部均分布大量腧穴，惟腹部较少，且无"腹俞"出现，并有《骨空论》专篇。基于以往研究发现，《内经》腧穴的发现，莫非直接来源于"骨空"。况且其有关"骨空"研究之系统，恐怕当今所谓之现代解剖学也未必更"现代"和"系统"。我们甚至完全可以在《内经》基础上建立一门"骨空解剖学"，以探索"骨空"的结构、功能及其病理生理学。

八、《内经》腧穴应用分析

临床中有些腧穴极少使用，这些腧穴多分布于躯干、头部，该现象在《针灸学》也存在。而且它们的共同特点：多发现于《内经》后、《针灸甲乙经》前的汉晋时期，所谓的腧穴发现"大爆炸"时代。为什么这些"腧穴"在当代失去临床价值，古代文献中有无应用记载？为此，采用循证医学和统计学方法，分析《内经》腧穴应用情况。

1.统计方法

（1）有关"经脉穴"：《内经》记载的应用条文中出现"手太阴""手少阴""手厥阴""手太阳""手少阳""手阳明""足太阴""足少阴""足厥阴""足太阳""足少阳""足阳明"等，按"经脉穴"处理。计入总的腧穴使用频次，并计入"经脉穴"频次。

（2）同名腧穴：对三里、五里、和髎、阳关、通谷、临泣、窍阴、上廉、下廉等9对同名腧穴，经考在《内经》中并无分歧，"三里"指"足三里"、"五里"指"手五里""通谷"指"足通谷""临泣"指"足临泣""窍阴"指"足窍阴"，其余4穴尚未发现。《内经》原文中见上述者，均按《国家标准腧穴名称与定位》穴名，计入总腧穴使用频次。

（3）非标准腧穴：有关条文中，有些并非《国家标准腧穴名称与定位》腧穴，计入总腧穴使用频次，并单独记录。

（4）腧穴名称：有些腧穴名称与现今通用名称不同，因尊重作者，故用括弧注明标准名称，如飞阳（飞扬）等。

（5）针刺部位：有关条文中，有些仅有"刺""灸"或"取"的部位，如《素问·缪刺论》刺外踝之下半寸所，《灵枢经·热病》"取内踝上横脉"等，计入总腧穴使用频次，并计入具体的某一部位，按腧穴对待。

（6）"穴组"：有些腧穴在《内经》中组成"穴组"，如"热俞"59穴、"水俞"57穴、"八髎"等，计为1个腧穴。

（7）同频次腧穴排列顺序：腧穴频次相同，其排序按《国家标准腧穴名称与定位》中腧穴目录，或在《内经》中出现的先后排列。

2.统计结果

（1）腧穴应用总频次：总计481次，其中能计入《国家标准腧穴名称与定位》者为261次，不能者220次。

（2）腧穴采用情况：《内经》记载的腧穴总数为202，其临床使用过的腧穴总数为165，占81.28%；能计入《国家标准腧穴名称与定位》的腧穴131个，其临床使用总数为108，占82.44%。

（3）频次使用较高的前10个腧穴：足阳明、足太阴、足少阴、手阳明、足三里、手太阴、足太阳、足少阳、委中、手太阳，频次总计155，占总频次的32.22%；而"标准腧穴"频次使用较高的前10个计有：足三里、委中、然谷、涌泉、厉兑、天柱、大敦、冲阳、太白、中冲，频次总计75，占总频次的15.59%。

（4）频次使用较高的前30个腧穴：前10个同（3），其后为足厥阴、热俞、然谷、涌泉、背腧、厉兑、天柱、大敦、冲阳、太白、中冲、手少阴、少商、商阳、缺盆、隐白、阴陵泉、大杼、肝俞、肾俞。频次总计265次，占总频次的55.09%；而"标准腧穴"计有：前10个同上，少商、商阳、缺盆、隐白、阴陵泉、大杼、肝俞、肾俞、关冲（以上均为4次）、太渊、鱼际、上巨虚、下巨虚、大都、肺俞、心俞、脾俞、飞扬、昆仑、足通谷（以上均为3次），频次总计144次，占总频次的29.94%。

（5）频次使用较高的前50个腧穴：前30个同（4），关冲、足外踝下，太渊、鱼际、上巨虚、下巨虚、大都、肺俞、心俞、脾俞、飞扬、昆仑、足通谷、太溪、阴谷、劳宫、阳陵泉、行间、太冲、曲泉，频次总计327次，占总频次的67.98%；而"标准腧穴"计有：前30个同上，太溪、阴谷、劳宫、阳陵泉、行间、太冲、曲泉、风府、关元、天突、天府、列缺、经渠、偏历、人迎、解溪、陷谷、内庭、通里、少冲，频次总计194次，占总频次的40.33%。

（6）较少采用的腧穴：穷骨、气街、腕骨、委阳、谚谚、京骨、大钟、液门、天井、悬钟、足窍阴、眉本、舌下、喉中、分肉、踝上横、阴跷、手少阳、耳前后脉、颅之盛脉、足跗上动脉；云门、尺泽、二间、三间、合谷、阳溪、曲池、扶突、大迎、伏兔、犊鼻、丰隆、公孙、三阴交、大包、神门、少泽、后溪、支正、天容、听宫、膈俞、八髎、承山、束骨、至阴、复溜、曲泽、内关、大陵、中渚、阳池、外关、支沟、天牖、角孙、风池、带脉、光明、阳辅、丘墟、足临泣、侠溪、蠡沟、长强、脊中、大椎、鸠尾、廉泉、胸中大腧、十椎、上纪者胃脘、水俞、眉上、眉头、眉间、髓空、舌本、膺俞、膺中外腧、膺中陷者、下胸动脉、下胸二胁、季胁、楗骨、内踝下上三寸、外踝之后、阳跷、肓之原、寒府、客主人、腨下陷脉、手大指间、手心主、耳间青脉、头面左右动脉、脐左右之动脉、毛际动脉、耳中、中膂、环谷。频次总计125，占总频次的25.99%。

（7）未被采用的腧穴：中府、手五里、巨骨、颊车、下关、商丘、前谷、阳谷、小海、肩贞、天窗、天池、间使、上关、悬颅、浮白、完骨、渊腋、中封、囟会、龈交、中极、承浆、寒热俞、项中央、枕骨、曲牙、肩解、喑门、脐、髀枢、髀厌、气口、巅上、发际、耳角、腋内动脉。共计37穴，占腧穴总数的18.32%。

（8）使用频次＞总腧穴频次1%的腧穴：足阳明、足太阴、足少阴、手阳明、足三里、手太阴、足太阳、足少阳、委中、手太阳、足厥阴、热俞、然谷、涌泉、背腧、历兑、天柱、大敦、冲阳、太白、中冲、手少阴。共计22穴，占腧穴总数的10.89%。

（9）使用频次＞总腧穴频次0.5%的腧穴：前22穴同前，另有少商、商阳、缺盆、隐白、阴陵泉、大杼、肝俞、肾俞、关冲、足外踝下、太渊、鱼际、上巨虚、下巨虚、大都、肺俞、心俞、脾俞、飞扬、昆仑、足通谷、太溪、阴谷、劳宫、阳陵泉、行间、太冲、曲泉、关元、天突、穷骨、气街。共计54穴，占腧穴总数的26.73%。

3.分析

（1）《内经》的腧穴自身应用频率：如上述，该书记载"腧穴"202个，使用"腧穴"165个，占81.28%，说明绝大部分"腧穴"在当时有其临床价值；其中被《国家标准腧穴名称与定位》收录的腧穴有131个，使用108个，占82.44%。现在则不同，据统计《针灸学》教材中，361经穴中只有181穴得到应用，只占50.14%。

（2）"经脉穴"的临床应用：所谓"经脉穴"，是指《内经》中以"手太阴""手阳明"这样的三阴三阳作为具体腧穴的名称而被应用的针灸穴位。计有"足太阴""手太阳""足少阴""手心主"等12穴。《内经》中使用频次较高的前10穴中有8个是这类腧穴。计有：足阳明、足太阴、足少阴、手阳明、手太阴、足太阳、足少阳、手太阳，另外的足厥阴、手少阴、手少阳、手心主4穴也都有应用，其总频次145次，占总频次的30.15%。可见其确是当时最为针灸理论家关注和临床家使用者。若对它们认识混乱，不但直接影响对《内经》原旨的理解，更有可能错对"腧穴"概念。

（3）频次使用较高腧穴分析：频次≥9次的腧穴总计11穴，占5.45%，频次总计173，占35.97%，为当时最常用者，其中四肢部10穴；而"标准腧穴"频次使用较高的前30穴，频次总计144，占29.94%，为当时最常用"标准腧穴"，其中四肢部22穴、颈项部2穴、背部6穴；上述结果表明，四肢部腧穴的确临床应用广泛，这与"根结""标本"理论一致。

（4）频次使用较少腧穴分析：频次≤2者总计有137穴，占67.82%，频次总计119，占总频次的24.74%，为当时少用腧穴，其中四肢部66穴，躯干部26穴，头面颈部37穴，部位不明确者有分肉、水俞、髓空、橛骨、肓之原、寒府、寒热俞、喑门等8个。

（5）腧穴解剖分布：《内经》记载"腧穴"202个，其中四肢部114个（上肢50个，下肢64个），头面颈项部42个（头部8个，面部16个，头面部4个，颈项部14个），躯干部腧穴36个（胸膺部8个，腹部8个，季胁部5个，背腰骶部15），部位不明确者有热俞、分肉、水俞、髓空、橛骨、穷骨、肓之原、寒府、寒热俞、喑门等10个。

九、"任脉色素沉着带现象"调查

目前循经感传现象、"经络敏感人"等可见的经络现象（包括循经出现的皮丘带、湿疹样线、线状出汗、线状神经性皮炎以及针刺伴发的循经红线、白线）等常被作为经络研究的对象去研究"什么是经络"。由于可见的经络现象是古代中国人构建经络学说的重要依据之一，故了解其发生机制，无疑对经络实质的探讨至关重要。在人群中，特别是女性（尤其是孕妇）常见到沿任脉循行线出现的带状色素沉着，主要表现为基本沿腹中线的暗褐色色素沉着带。我们认为该现象与任脉关系密切，似为可见的经络现象，即所谓"任脉色素沉着带现象"。为了解该现象的特征、发生规律及其与任脉的相关性，我们在正常人群中做了调查。

我们选取了妊娠期女性和青春期健康在校大学生作为研究对象。采用3人、单盲肉眼观察和测量腹中线色素沉着带并数码照相存档，测量结果采用SPSS11.0软件进行统计学资料处理及评价。

共纳入68例妊娠期女性，系济南市中心医院产科病房2005年7～9月的全部待产孕妇。年龄最大者39岁，最小者21岁，平均（28.03±3.62）岁；初产妇64例，经产妇4例；胎儿性别男35例，女33例，体重最大4250g，最小1900g，平均（3355.88±446.21）g；妊娠期最短36周+1d，最长43周+5d；均为黄色人种，汉族。

共纳入青春期健康在校大学生148例，系山东轻工业学院学生。男99人，女49人；年龄最大24岁，最小17岁，平均（21.24±1.19）岁；女性最高1.71cm，最矮150cm，平均（162.43±4.70）cm，男性最高188cm，最矮165cm，平均（175.30±5.02）cm；汉族147人，回族1人；均为黄色人种。

结果显示，68例妊娠期女性全部出现任脉色素沉着带（100.00%），青春期女性出现41例（83.67%），青春期男性出现7例（7.07%）。妊娠期女性与青春期女性比较，$\chi^2 = 11.91$，$P < 0.01$，有非常显著差异；青春期男女性别出现率也有非常显著差异（$\chi^2 = 87.77$，$P < 0.01$）。胸中线及颈中线均没有出现，妊娠期面颊部片状色素沉着出现率2.94%。

设定耻骨联合上缘至色带末梢消失处的长度作为色带长度。该色素带在肚脐以下均有分布，但肚脐以上妊娠期女性常见，而青春期人群少见（女1例，长28cm，肚脐上13cm，耻骨联合上缘至胸剑联合长度38cm；男1例，长36cm，肚脐上16cm，耻骨联合上缘至胸剑联合长度38cm）。见表18。

表18　妊娠期女性及青春期人群色带长度比较（$\bar{x}\pm s$，cm）

组别	性别	例数	长度	最长	最短
妊娠期	女	68	34.91±3.58[*]	45	27
青春期	女	41	15.04±2.40	28	13
青春期	男	7	19.14±6.94	36	12

注：与青春期女性大学生比较：t=38.76，P<0.01。

由于任脉色素沉着带宽度上下不一，为定量测定，我们分别测量耻骨联合上缘至肚脐段的中点宽度（脐下宽度）、最宽、最窄以及最大宽度，肚脐至色带末梢消失处的中点宽度（脐上宽度）、最宽、最窄以及最大宽度。见表19。

表19　妊娠期女性及青春期人群色带宽度比较（x̄±s，mm）

组别	性别	例数	脐下宽度	最宽	最窄	最大宽度	脐上宽度	最宽	最窄	最大宽度
妊娠期	女	68	8.07 ± 2.57*	16	3	8.46 ± 2.61	1.68 ± 0.91	5	1	1.90 ± 1.03
青春期	女	41	3.01 ± 0.58	13	2	~	~	~	~	~
青春期	男	7	2.75 ± 0.20	3	2	~	~	~	~	~

注：与青春期女性大学生比较：t=12.40，P＜0.01。

色带起点及方向方面，肉眼观察68例妊娠期女性和41例健康女性大学生，任脉色素沉着带均起于阴蒂，自下而上走行，下部粗大，上部短小，末梢颜色逐渐消失于剑突下方或肚脐下方；7例健康男性大学生任脉色素沉着带均起于阴茎根部，自下而上走行，下部粗大，上部短小，末梢颜色逐渐消失于肚脐下方。

色带形态方面，妊娠期女性任脉色素沉着带大体呈直线，沿腹中线走行，在肚脐上下略有弯曲，肚脐着色较暗，且不十分规则，一般止于剑突下方；青春期大学生一般止于肚脐下方，肚脐肉眼观察无明显着色。见图1。

肚脐形态及其直径方面，妊娠期女性肚脐形态为圆形31例，不规则形14例，未记录23例；直径最大61mm，最小29mm，平均（40.68 ± 6.51）mm（仅记录37例，余31例未记录或资料不全）。41例健康女大学生肚脐形态为圆形10例，不规则31例，均未着色；直径最大25mm，最小10mm，平均（17.76 ± 3.49）mm（41例）。7例健康男大学生肚脐形态圆形3例，不规则4例，均未着色；直径最大24mm，最小5mm，平均（14.86 ± 6.84）mm（7例）。

脸面部色素沉着方面，68例妊娠期女性出现脸面部色素沉着2例，出现率2.94%，均为黄褐斑，分布于双面颊部。

色带病理方面，我们对剖宫产孕妇的腹中线皮肤组织采用HE染色病理切片，并放大400倍观察，发现任脉色素沉着带之所以发生，是由于其局部表皮基底层及其以外各层细胞均吞噬大量黑色素颗粒，且离心向外分布于细胞外侧端。见图2。

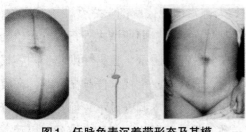 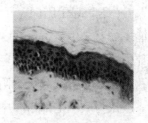

图1 任脉色素沉着带形态及其模　　图2 剖宫产妇腹中线皮肤
　　　　　　　　　　　　　　　　　　　　组织病理（HE×400）

有关经络实质的现代研究肇始于经络现象，特别是循经感传现象的调查，但循经感传的产生有赖于一定刺激方法。大部分调查表明，循经感传在人群中的出现率为12%～24%之间，显著型的只占0.2%，可见的经络现象更是鲜见；但经改进检测方法，即所谓的"隐性循经感传"，其出现率却在68.5%～94%之间。任脉为奇经八脉之一，与妊娠有关。据调查发现，女性妊娠期间，腹中线变粗，颜色变深，这很可能是古人提出任脉循行线的重要根据。

妊娠期女性与青春期女大学生任脉色素沉着带相比较，腹中线色素沉着带非常常见，妊娠期女性100%出现，青春期女大学生也出现率达到83.76%，这与任脉"妊养、主胞胎"功能相符。认为它是可见的任脉经络现象原因有三：一是腹中线色素沉着带基本沿任脉走行，且方向一致；二是腹中线色素沉着带肉眼可明显见到；三是该现象的出现与任脉功能的发生时间相符，具体表现为女性常见，青春期女性虽多见，但长宽度均小，颜色浅，而妊娠期时则长宽度均大，颜色深，表现典型。

本研究中，任脉色素沉着带存在非常显著的性别差异（$P < 0.01$）。说明任脉确与女性特殊的脏器——子宫，以及妊娠这一特定的生殖过程直接相关，也进一步证明腹中线色素沉着带确系任脉可见的经络现象。男性也有阳性发现，说明任脉在男性中存在的客观性。这种差异的原因有待深入研究。

本调查发现，任脉色素沉着带着色深度有很大变化，原因有二：一是个体差异，与本人皮肤原色有极大关系，皮肤色暗而粗糙者任脉色素沉着带着色较深，皮肤色白而细腻者着色较浅；二是与同一个体的不同生长时期有关，青春期较浅，妊娠期较深。

根据《素问·骨空论》《灵枢·五音五味》《难经·二十八难》和《脉经》的记载，任脉起点有三种观点，一是"起于中极之下"，一是"起于胞中"，一是"起于胞门、子户"，与妇人胞宫即现代解剖学之女性子宫有关，功能主妇女之生殖，现代一般认为"其浮而外者"即所谓之外行线，起于会阴部；本调查显示，任脉色素沉着带在女性起于阴蒂，在男性则起于阴茎根部，与任脉外行线起于会阴部有所不同，值得引起重视。任脉循行线，在腹部一般认为从阴毛部沿腹中线上行到胸剑联合；本调查显示，任脉色素沉着带基本与任脉循行线重合，且方向一致，越上行越细，且颜色变浅（提示方向性），在青春期仅肚脐下常见，而妊娠期则到剑突下。任脉循行线在脸面部的循行，一般认为"环唇上至龈交，复出分行，循面系两目之下中央，至承泣而终"；本调查显示，妊娠期女性在"两目之下"之面颊部有色素沉着出现，文献报道70%以上的妊娠期女性常见黄褐斑，但本文结果仅2.94%的出现率，与文献不符，值得进一步探讨。任脉在胸颈部的循行一般认为"沿胸正中线直上至咽喉"；本调查不论在青春期大学生，还是妊娠期女性均未发现色素沉着，与任脉循行线相左。

现代主流妇产科学认为90%以上的女性在妊娠期间可发生生理性色素沉着，这可能和黑色素细胞刺激素（MSH）、雌激素及黄体酮水平升高有关，轻度泛发性色素沉着常伴原来色素较深部位的颜色加深，如乳晕、乳头、生殖器、腋窝和大腿内侧；其色素沉着由过多的黑色素形成，70%位于表皮，10%~15%位于真皮巨噬细胞，20%以上两处均有沉着。但始终没有注意到这条带状色素沉着的存在，也没有把腹部的带状色素沉着与面部的黄褐斑联系起来。然而在经络学说里，这恰是任脉可见的经络现象。

既然腹中线色素沉着带确系可见的任脉经络现象，那么解读这条任脉色素沉着带的形成机制、特征及其发生规律，对了解任脉的经络实质无疑非常重要，或许可为经络实质的最终解决提供一点思路。

第二讲
皇甫谧与《针灸甲乙经》

皇甫谧，字士安，幼名静，晚年自号玄晏先生。生于公元215年（东汉建安二十年），卒于公元282年（西晋太康三年），享年68岁。晋代安定朝那（今甘肃省平凉市灵台县，一说宁夏回族自治区固原市彭阳县）人，是中国古代针灸医学之鼻祖，史学家。

玄晏先生，生于汉末，长于曹魏，卒于西晋。他祖居朝那，出身世家，名人辈出，然谧异趣，却与流俗，不求富贵，鄙视清谈，终生累诏不仕，专一著述为务。据《晋书·皇甫谧传》载，谧青年时过继叔父，以浪子闻名乡里，"不好学，游荡无度，或以为痴""年余二十，目不存教，心不入道"。其后，叔母任氏多次教诲，终于浪子回头，于20岁时拜乡人席坦为师，"躬自稼穑、带经而农，遂博综典籍百家之言"，而有"高尚之志"，以致"耽玩典籍，忘寝与食"，人称"书淫"。他一生坎坷，人到中年，学问日隆，约40岁时突然"病风加苦聋百日"，身罹半身不遂并曾一度失聪，自身苦病，促使他由史学研究转而发愤钻研医学，他曾反思："夫受先人之体，有八尺之躯，而不知医事，此所谓游魂耳。"于是抱病研究，集览群书，虽也有因病而轻生之念，甚至"每委顿不伦，尝悲恚，叩刃欲自杀"，但是他发现《针经》《素问》《明堂孔穴针灸治要》"三部同归，文多重复，错互非一"，他潜心研究，约于公元282年（西晋太康三年）"乃撰集三部，使事类相从，删其浮词，除其重复，论其精要，至为十二卷"，是为《针灸甲乙经》这部光辉巨著的问世，是针灸学发展的一次质的飞跃，使针灸学第一次专门化、系统化，并针灸学专科化的基础。

一、建构了针灸医学的基本框架

《针灸甲乙经》的问世，使针灸学从中医学析出而独立成为专门学科。

是书类编《素问》《针经》《明堂孔穴针灸治要》三书中针灸内容，重新编次、分类，使条目清晰，层次井然，逻辑科学，终成《针灸甲乙经》12卷。纵观全书，前六卷为基础理论，包括以经络学说为主的脏腑、阴阳、气血等针灸基础理论以及腧穴、诊法、针灸方法及针灸宜忌；后六卷为针灸临床学，以病证为纲，论述各科疾病的针灸治疗。已经基本建构了经典针灸医学的基本框架，包括经络腧穴学、刺法灸法学、针灸治疗学的主干课程。总的顺序是先理论后临床，与现代针灸学的授课程序完全一致，令人叹为观止。如卷一《精神五脏论第一》，便是汇集《灵枢》之《本神》《九针论》，《素问》之《举痛论》《宣明五气》《阴阳应象大论》等篇中有关精神五脏之经文，系统论述精神五脏的形成、生理活动和病理变化。又如卷五《针道第四》所论述的针法，既包括《灵枢》之《九针十二原》《官能》《本输》等篇，又包括《素问》之《宝命全形论》《八正神明论》《调经论》《诊要经终论》《禁刺论》等篇中有关针刺法之经文，以全面了解针刺前的注意事项、针刺方法、针下感应、补泻手法、针灸禁忌以及误刺致变等有关刺法内容。

1.腧穴学创造性采用按部分经排列

《内经》中提出了365个腧穴数目，但实有其名者，仅单穴25，双穴135，凡160个穴名，且其内容分布于《灵枢》之《九针十二原》《本输》《根结》《经脉》《热病》《厥病》和《素问》之《气穴论》《气府论》《骨空论》《水热论》等篇，既分散又不系统，况且其中只言穴名而无部位，或只言部位而不言穴名者甚多。《针灸甲乙经》记载之腧穴数目增加至349个，其中单穴名49个，双穴名300个，且厘定其定位。对腧穴的排列采用按部位分经脉排列的体例，如头部穴、背部穴、面部穴、耳部穴、手三阴经穴、手三阳经穴、足三阴经穴、足三阳经穴（见表181）。头、背、胸、腹等部位又按经脉自上而下排列，如背部按"背自第一椎循督脉下行至脊骶""背自第一椎两旁夹脊各一寸五分下至节"和"背自第二椎两旁夹脊各三寸至二十一椎下"的顺序排列腧穴，而四肢的手足十二经脉穴位则采取自指（趾）端向躯干方向排列。这种按部位经脉的排列法对于学习穴位和临床取穴都十分方便，为后世按部分经排列的体例奠定了基础。见表1。

表1 《针灸甲乙经》穴位按部位分经脉排列

部位＼经脉	肺	心包	心	大肠	三焦	小肠	脾	肝	肾	胃	胆	膀胱	督	任	合计
头部穴										1	13	7	10		31
背部穴												34	11		45
面部穴				2	1	1				6	5	2	4	1	22
耳前后穴					6	1					1	2			10
颈部穴				2	1	2					3			1	9
肩部穴				2	3	7					1	1			14
胸部穴	2						4		6	6				7	25
腋胁部穴		1						1			2				4
腹部穴							5	2	11	12	6			15	51
手太阴及臂穴	9														9
手厥阴及臂穴		8													8
手少阴及臂穴			8												8
手阳明及臂穴				14											14
手少阳及臂穴					12										12
手太阳及臂穴						8									8
足太阴及股穴							11								11
足厥阴及股穴								11							11
足少阴及股并阴跷阴维穴									10						10
足阳明及股穴										15					15
足少阳及股并阳维穴											14				14

续表

经脉 部位	肺	心包	心	大肠	三焦	小肠	脾	肝	肾	胃	胆	膀胱	督	任	合计
足太阳及股 并阳跷穴												18			18
合计	11	9	8	20	23	19	21	13	27	45	43	61	25	24	349

2.针灸治疗学

注重辨证选穴，以证为纲，证下有论、有法、有方，三者呼应，浑然天成。该书卷七、八、九、十、十一、十二，凡6卷43篇，为诸科疾病之具体辨证施治，其中大部分保留了古代《明堂经》遗文的内容，从中可以看出这里不但突出了他的"分经辨病，审证施针"的原则，而且还处处体现了他对生理、病理、诊法、治法的各项观点主张；不但有规律地反映了他对各种疾病的认识，同时还系统地反映了他诊治疾病的程序。他在讨论任何疾病的时候，总是先落实到有关的脏腑和经络，然后据其生理特点讨论其他病因病机，进而寻出相应的穴位和针刺方法。如咳嗽一证，虽然邪在肺，但可因五脏六腑受病所影响而发生。临床治疗又须随症不同而选取不同的腧穴，有取云门、中府者；有取肺俞、缺盆者；有取天容者；有取廉泉者；有取魄户、气舍、谚语者；有取扶突者；有取太渊者；有取尺泽者；有取大钟者。因兼症不同而有24种不同情况的取穴法。这是很细致的，在弄清这些细节之后，再分虚实而行补泻，也就是在随势疏导的基础上调其虚实，以求达到平衡。这种"分经辨病在先""审证施治在后"，一步深入一步的辨证方法，是《针灸甲乙经》临床施治的一大特色，至今仍有较高的指导价值。

二、极高的文献价值

该书是我国现存最早的类书，类编《素问》《针经》《明堂孔穴针灸治要》三书中针灸内容而成。早于编撰于公元624年的《艺文类聚》300余年，后者系公认的我国现存最早的一部完整的官修类书。《针灸甲乙经》具有广采群书、述而不作和随类相从的类书特性，在其自序中述其旨趣时说："乃撰集三部，使事类相从，删其浮词，除其重复，论其精要，至为十二卷。《易》曰：'观其所聚，而天地之情事见矣'，况物理乎！事类相从，聚之义也。"可见,《针灸甲乙经》系《素问》《针经》《明堂孔穴针灸治要》3部书中有关针灸内容,按照"事类相从"原则,删除浮言和重复,编集而成。它不仅是《素问》《灵枢》最早传本,而且还是《黄帝明堂经》惟一完整传本,具有极高的文献价值。

三、深远的后世影响

是书问世以来,即引领我国针灸医学的发展,并成为历代针灸初学者之指南。唐代甄权《明堂人形图》、孙思邈《备急千金要方》、王焘《外台秘要》用其为蓝本,明清之《针灸大成》《针灸集成》等也是参考是书编撰而成。教学上,自唐代始,《针灸甲乙经》即为医学教育之基本教本。以后凡传教针灸,研习针灸,校注针灸书籍,莫不以《针灸甲乙经》为规范。

《针灸甲乙经》非仅在国内发展,亦已影响海外,传播至邻近诸国,对针灸学术的发展产生了极为深远的影响。据日本《大宝律令》记载,公元前100年至公元后700年,中国医学输入。公元562年吴人知聪据将《明堂图》《针灸甲乙经》等书传至日本。公元784年以前,日本医生都学习《针灸甲乙经》《脉经》《本草》《素问》等中国医书。日本针灸书中的穴名与部位基本依据《针灸甲乙经》,1975年日本经穴委员会出版的《经穴部位调查之基础资料》中仍视《针灸甲乙经》为首要参考书。朝鲜的针灸学同样源于中国,而《针灸甲乙经》发挥了重要作用。

四、皇甫谧生平年表

公元215年(汉建安二十年),皇甫谧生。

公元235年(汉建兴十三年),20岁,始发奋读书。

公元254年(魏正元元年),40岁,丧养母,还他本宗。

公元256~260年(魏甘露元年至五年),42岁~46岁,患风痹病,半身不遂,著《针灸甲乙经》。

公元260年(魏景元元年),46岁,相国晋王召选皇甫谧等37人。

公元261年(魏景元二年),47岁,服寒食散药。

公元267年(晋泰始三年),53岁,晋武帝屡下诏书敦逼不已。

公元268年(晋泰始四年),54岁,举贤良方正不应,自表武帝借书1车,同年因服寒食散，得大病自杀未遂。

公元275年（晋咸宁元年），61岁，诏为太子庶子，谥辞于笃疾，又诏征为议郎，后又诏补著作郎，不应，作《笃终论》以答司隶校尉。

公元282年（晋太康三年），67岁，皇甫谧卒，同年，《针灸甲乙经》问世。

第三讲
甄权、孙思邈与《明堂图》

甄权和孙思邈都是隋唐时期的著名针灸学家。甄权，约生于公元541年（东魏兴和三年），卒于公元643年（唐贞观十七年），享年103岁，唐代许州扶沟（今河南省周口市扶沟县）人，是隋唐时期著名针灸学家。孙思邈，生于公元560年（北周武成二年），卒于约公元680年（唐永淳元年），唐代京兆华原（今陕西省铜川市耀州区）人，是隋唐时期著名的医药学家、针灸学家、道家真人，有"药王"之称。

一、甄权与《明堂人形图》

甄权从医80余年，疗疾无数，尤精针法，其医术高明，青史流传。《旧唐书·甄权传》载："隋鲁州刺史库狄嵚苦风患，手不得引弓，诸医莫能疗。权谓曰：但将弓箭向垛，一针可以射矣，针其肩髃穴，应时即射。"又《千金翼方》曰："时有深州刺史成君绰，忽患颈肿如数升，喉中闭塞，水粒不下已三日，以状告余，余屈权救之，针其右手次指之端，如食顷气息即通，明日饮啖如故。"并自述："吾十有八而志学于医，今年过百岁，研综经方，推究孔穴，所疑更多矣。"

甄权历史贡献，一曰明堂图修订，二曰腧穴主治归纳。唐初，甄权以刘宋时秦承祖《明堂图》为参考，新撰《明堂人形图》。《千金翼方》载"武德中出镇潞州，属随征士甄权，以新撰《明堂》示余"，并自述"余退以《甲乙》校秦承祖图，有旁庭、脏会等一十九穴，按六百四十九穴，有目无名。其角孙、景风一十七穴，《三部针经》具存焉。然其图阙漏，仍有四十九穴，上下倒错，前后易处，不合本经，所谓失之毫厘，差之千里也"。贞观初年，少府监李袭誉主持官修《明堂针灸图》，系以《明堂人形图》为蓝本，并请甄权审定而成。图分仰、俯、侧三位，穴以系经，循经索穴，简明易了。有关腧穴主治，在现存甄权之前腧穴文献中，均未系统归纳。如《针灸甲乙经》云："尺泽者，水也。在肘中约上动脉，手太阴脉之所入也，为合。刺入三分，灸三壮。"而《针灸资生经》曰："尺泽，甄权云：在臂屈伸横文中，筋骨罅陷中，不宜灸，主癫病，不可向手臂，不得上头。"

其后，正如孙思邈所说："尔后缙绅之士，多写权图，略遍华裔"，对当代及后世针灸学，尤其是腧穴学产生了极其深远的影响，唐代之《备急千金要方》《千金翼方》《外台秘要》，宋代之《太平圣惠方》《铜人腧穴针灸图经》《针灸资生经》等，直接引录其著作者甚多，特别是《针经钞》《明堂人形图》二书，据《新唐书·艺文志》记载，尚有《针方》《脉经》《脉诀赋》等书，惜均已佚失。

二、孙思邈与《备急千金要方》《千金翼方》

孙思邈，其学识渊博，通道、释、儒、兼及百家，尤著于医，有《备急千金要方》《千金翼方》存世；其医德高尚，大医精诚，成儒医誓言；其寿长百余，世称"孙真人"。其《备急千金要方》29～30卷、《千金翼方》26～28卷专论针灸，尚有他卷补遗，为针灸学的发展做出了巨大贡献。

1.腧穴学

定义腧穴，即"凡孔穴者，是经络所行往来处，引气远入抽病也"，且穴名皆有深意"凡诸孔穴，名不徒设，皆有深意。故穴名近于木者属肝，近于神者属心，近于金玉者属肺，近于水者属肾，是以神之所藏亦各有所属。穴名府者，神之所集；穴名门户者，神之所出入；穴名舍宅者，神之所安；穴名台者，神之所观。穴名所主，皆有所况，以推百方，庶事皆然"。绘制经络腧穴图，参考甄权明堂人形图而作经络图，所谓"十二经脉，五色作之，奇经八脉以绿色为之"，并绘制仰、背、侧腧穴图三具"三人孔穴共六百五十穴，仰人二百八十二穴，背人一百九十四穴，侧人一百七十四穴，共穴名三百四十九，单穴四十八，双穴三百一名"，惜已散佚。以孔穴主对法归纳腧穴主治，使主治系统化、规范化。搜集经外奇穴180余个，如曲眉、寅门、当阳、内迎香等，为后世奇穴研究之源头。发展《灵枢·背腧》篇"按其处，应在中而痛解，乃其俞也"，命名并定义阿是穴，即"阿是之法，言人有病痛，即令捏其上，若里当其处，不问孔穴，即得便快或痛处即云阿是，灸刺皆验，故曰阿是穴也"。创"手指比量取穴法"，在《内经》骨度法基础上，提出几种指寸法，为定位取穴带来方便。如《备急千金要方》卷二十九指出："人有老少，体有长短，肤有肥瘦，皆须精思商量，准而折之，无得一概，致有差失。其尺寸之法，依古者八寸为尺，仍取病者男左女右，手中指上第一节为一寸，亦有长短不定者，即取手大拇指第一节横度为一寸，以意消息，巧拙在人。其言一夫者，以四指为一夫。"这些方法，至今仍然广泛应用。

2.刺法灸法学

看脉刺灸，针有白针火针之别，灸有灸例宜权之变、灸有生熟和次序之分。创隔物灸法，如隔蒜灸、隔豆豉饼灸、隔黄土饼灸、隔附子灸、隔面灸、隔葶苈子饼灸、隔商陆饼灸、隔薤灸等；创苇筒灸卒中风口喎，为灸疗器械之开端；艾中掺药作炷，为艾条灸之先河；首载竹茹灸，治疗疗肿。

3.针灸治疗学

提倡针灸预防，创制小儿脐风预防灸法、中风预防灸法、预防保健灸法，如"凡入吴蜀地游宦，体上常须三两处灸之，勿令疮暂瘥，则瘴疟、温疟、毒气不能着人也，故吴蜀多行灸法"；针灸药并用，"知针知药，固是良医""汤药攻其内，针灸攻其外""内外相扶，病必当愈"；提出针灸适宜病症100余种，处方400余条，如治妇人无乳针少泽、液门、天井，催产针肩井入一寸，治乳痈灸鱼际，"十三鬼穴"治疗癫狂，膏肓腧穴灸法等。

4.文献价值

两部《千金》对唐以前医学文献，几乎搜罗无遗，正如宋代林亿《新校备急千金要方序》中所说："上极文字之初，下极有隋之世，或经或方，无不采摭。"甄权著作及其事迹赖此保存，其他诸多医家典籍亦赖此传承，如陈延之《小品方》之针灸处方，其他如扁鹊灸治卒中恶风法、华佗针灸治伤寒法、徐嗣伯灸风眩法、支法存灸脚气法，以及曹氏、郭玉、范汪等人的针灸治验。

三、孙思邈生平年表

公元560年（北周武成二年），孙思邈生。

公元574年（北周建德三年），15岁，始学医，"志学之岁，驰百金而徇经方，耄耋之年，竟三余而勤药饵""志学"，出自《论语》"吾十五而志于学"。

公元579年（北周大象元年），20岁，"及长，善谈庄老及百家之说"。

公元580年（北周大象二年），21岁，"隋文帝辅政，征为国子博士，不就"。

公元586年（隋开皇六年），27岁，学医12年，因误食饴而患"蛟龙病"，自愈。

公元617年（隋义宁元年），58岁，"高祖起义并州时……命为军头"。

公元630年（唐贞观四年），71岁，"太宗召诣京师"。

公元652年（唐永徽三年），93岁，《备急千金要方》成书。

公元658年（唐显庆三年），99岁，"诏征太白山人孙思邈至……时年九十余"。

公元673年（唐咸亨四年），114岁，卢照邻《病梨树赋·序》"不啻百岁人也"。

公元674年（唐上元元年），115岁，称疾请辞，结束16年的"待诏禁中"。

公元679～681年（唐永淳年间），《千金翼方》成书，孙思邈卒。

第四讲
王焘与《外台秘要》

王焘，生于公元670年（唐总章三年），卒于公元755年（唐天宝十四年），祖籍太原祁，今山西祁县，后迁居郿（今陕西省眉县）。唐氏著名医家，其"凡古方纂得五六十家，新撰者向数千百卷，皆研其总领，核其指归"，究其微颐，悉其奥旨，寒暑不避，呕心沥血，历经数十春秋，于天宝十一年（公元752年）撰成医学巨著《外台秘要》。全书分为40卷，1104门，内容丰富，凡伤寒、温病、内、外、妇、儿、五官、皮肤、针灸、按摩、药物、方剂等无不囊括，其中卷39专论灸法，可谓集唐以前之灸法大成。王焘文采斐然，使《外台秘要》成为医学典籍中前无古人的典范性体例。开创了医书引书注明卷第的先河，被历代医家称为"世宝"。

一、诸疗之要，火艾为良

王焘对灸法十分重视，他采各家之述，集众医籍之方，并据己之得，在《外台秘要》中对灸法进行了全面的论述。书中除卷9、17、20未载其内容外，其余各篇如疟、霍乱、胀满、奔豚、骨蒸、脚气、瘰疬、痔、疝、遗尿、疮等症，均列有灸法，卷39又专篇论述灸法，并以"明堂序""论邪入皮毛经络风冷热灸法""论疾手足腹背灸之多少及补泻八木火法""不宜灸禁穴及老少加减法""年神傍通并杂忌傍通法""五脏六腑变化流注出入傍通""十二身流注五脏六腑明堂"等专题，对灸法的理论作了深入的探讨。

王氏极力主张用灸治病，认为"诸疗之要，火艾为良，要中之只要，无过此术。"认为："是以微风邪，以汤药、针、灸、蒸、熨，随用一法，皆能愈疾。至于火艾，特有其能。针、药、汤、散皆所不及者，艾为最要。"同时以昔日华佗为魏武帝针头风，但针不瘥，华佗死后数年，武帝头风再发为例，论证其说。认为假使华佗当时针后再灸，头风定不再发，只由不灸，根本未除。因而告诫后学，"不得专恃于针及汤药，即苦不灸，安能拔本塞源。"可见其对灸法推崇备至。

王氏重视灸法，排斥针法，这可以从《外台秘要》卷39《明堂序》中看出："其针法，古来以为深奥，令人卒不可解。经云：针能杀生人，不能起死人。若欲录之，恐伤性命。今并不录《针经》，唯取灸法。"故在转录《备急千金要方》等文献时，也特意把"针"字删去。如将《备急千金要方》"方知针灸之功，过半于汤药矣"一句，改为"知火艾之功，过半于汤药矣。"这一思想，一方面来自于当时经验教训的概括，一方面继承了《内经》中的某些主张，而同时也反映出了王氏在认识上的偏激。因此，后世医家对王氏的这种观点大多持否定态度。

二、以经统穴，绘制彩图

王氏对穴位的阐发较为全面。全书收集穴位665个，其腧穴数目比《针灸甲乙经》多8个双穴，即胆经"后腋、转谷、饮郄、应突、胁堂、旁庭、始素"7穴，膀胱经多"膏肓俞"1穴。这些穴位，除"旁庭、膏肓俞"见于《备急千金要方》外，其余为《外台秘要》首载。在腧穴的排列上，王氏按表里经的顺序分经排列各穴，这与《针灸甲乙经》和《备急千金要方》分部划线排列方法不同。至于孔穴的介绍，乃先讲正名，次列别名；首述其解剖定位，次论该灸之壮数，后列主治病症。如合谷又名"虎口"；商阳又名"绝阳"；水突又名水门，"在颈大筋前，直人迎下气舍上，足阳明脉气所发，灸三壮，主咳逆上气，咽喉痈肿，呼吸短气，喘息不通。"这比《针灸甲乙经》腧穴定位与主治分开的排列法优越了许多，无疑大大方便了学者。

另外，王氏明确指出头维、下关、承光、脑户、气冲、脊中、伏兔、乳中、地五会、风府、泉腋、瘖门、天府、经渠、白环俞、鸠尾、迎香、石门（女子）、丝竹空、承泣、耳门、人迎、瘈脉、少商、尺泽、阴市、阳关、少海、小海、睛明、关冲等31穴为灸法所禁。这些皆为王氏总结唐以前医家之经验所得，在临床上有一定的参考价值。

值得指出的是，王氏还十分重视《明堂图》的价值，他参阅有关文献，绘制了十二经彩色人形图，《外台秘要》是分十二经络图的现存最早文献。此图虽以散佚，但从王氏的论述中可以窥其大概。他在卷39《明堂序》中说："比来有经而无图，则不能明脉俞之会合；有图而无经，则不能论百疾之要也。系是观之，书之与图，不可无也。又人形不同，长短异状，图像参差，差之毫厘，则孔穴乖处，不可不详也。今依准《甲乙》正经，人长七尺五寸之身，今半之以为图，人长三尺七寸五分，其孔穴相去亦半之。五分为寸，其尺用古尺。其十二经脉，皆作五色作之，奇经八脉，并以绿色标记。诸家并以三人为图，今因十二经而尽图人十二身也。"可见，王氏绘制的十二经人身彩图，精细周全，对当时临床和教育事业起到了促进作用。

三、荟萃各家，广为应用

由于王焘在弘文馆任职20多年，有条件博览群书，采集诸家有效之灸方，因此《外台秘要》中保存了不少唐以前珍贵灸法文献。除引用《备急千金要方》129条，《千金翼方》13条等当时现存医著外，还有晋代姚僧垣《集验方》19条，孟诜《必效方》3条，《范汪方》17条，王方庆《随身左右百发百中备急方》11条，谢士泰《删繁方》3条，甄立言《古今录验方》3条，扁鹊方3条，华佗方4条，赵乃言方1条，其内容是十分丰富的。这些著作大多散佚，唯赖是书得以集中保存下来，其功劳不可泯灭。并且，《外台秘要》引载的文献，"多显方知所由来"，与《备急千金要方》之很少注明出处者的不同，这就很为我们了解唐以前医家的灸法成就和贡献提供了线索。

王氏集唐以前数十家之灸法经验，融为一体，广泛应用于临床各科，扩大了灸法的适应范围。如治疗伤寒在表，用灸法发其汗则愈，常用穴位为百会、大椎、风池、合谷等，艾灸3至5壮为度；反胃呕吐、胃实、腹胀满、水肿、四肢不举、肠鸣泄利等，施灸穴位多以足三里、膈俞、大肠俞、胃管（脘）、中管（脘）、气海、天枢、太仓等穴为主，艾灸5至30壮。这些方法，迄今仍为临床医家所习用。

第五讲
王惟一与明堂孔穴的重新修订

王惟一，又名惟德，生卒年不详，约生于公元987年（北宋雍熙四年），约卒于公元1067年（北宋治平四年），享年约80岁，北宋西洛颍阳（今河南省郑州市登封县，一说许昌市襄城县）人，为宋代著名针灸学家、雕刻家。

王惟一曾任宋仁宗时翰林医官、朝散大夫、殿中省、尚药奉御骑都尉，仁宗降旨准奏，奉敕编修针灸书图，于公元1026年（天圣四年）成《铜人腧穴针灸图经》3卷，并刻《新铸铜人腧穴针灸图经》于石碑，次年设计并主持铸造针灸铜人两具（即"天圣铜人"），30年后又校正《黄帝八十一难经》。

一、厘正腧穴，著《铜人腧穴针灸图经》

是书为宋代针灸腧穴国家规范，创十四经腧穴分类法，将《黄帝明堂经》349穴，依据"脉气所发""脉之会"等，全部归入十四经脉，并增补5个经穴，青灵归入手少阴心经，膏肓、厥阴俞归入足太阳膀胱经，灵台、腰阳关归入督脉，开启了经穴增补的新范式。统一取穴法，修订骨度；增订针灸禁忌；以穴统证，系统归纳梳理腧穴主治，并仿《开宝本草》例，以"今附"或"新附"形式"增古今之救验"，增补13穴腧穴主治，并载6余针灸医案。

二、教学核考，铸针灸铜人

王惟一铸造铜人，将明堂偃侧二维平面图提升为三维立体铜人像，是为世界上最早的立体人体模型，具划时代意义，历代奉为国宝。其初衷，以利针灸教学和考试，同时代夏竦在《铜人经》序中说："去圣寖远，其学难精，虽列在经络，绘之图素，而粉墨易糅，豕亥多讹……传心岂如会目，著辞不如案形，复令铸铜为式，内分腑脏，旁注溪谷，井荥所会，孔穴所安，窍而达中，刻题于侧，使观者烂然而有第，疑者涣然而冰释。"南宋周密《齐东野语》述其铸造材料和目的："尝获试针铜人全像，以精铜为之，脏腑无一不具，其外腧穴，则错金书穴名于旁，背面二器相合，则浑然全身，盖旧都用此试医者，其法：外涂黄蜡，中实以汞，俾医工以分析寸，按穴试针，中穴则针入而汞出，稍差则针不可入矣，亦奇巧之器也。"其用铜人考查针灸医生，有文献可证，直至明代仍沿袭该法，《明史·凌云传》载："孝宗闻云之名，召至京，命太医官出铜人，蔽以衣而试之，所刺无不中，乃授以御医"。其流传颇可坎坷。

公元1027年（北宋天圣五年），铜人铸成，一置医官院，一置大相国寺仁济殿。其构造，据夏竦所言："复令创铸铜人为式，内分腑脏，旁注溪谷，井荥所会，孔穴所安，窍而达中，刻题于侧，使观者烂然而有第，疑者涣然而冰释。"

公元1126年（北宋靖康元年），金人攻陷东京（今河南省开封市），两具铜人遗失。一座流入襄阳，襄阳铜人，周密《齐东野语》载："昔倅襄州日，尝获试针铜人全像，以精铜为之，腑脏无一不具，其外俞穴，则错金书穴名于旁，背面二器，相合则浑然全身，盖旧都用此试医者，其穴则涂黄蜡，中实以汞，俾医工以分析寸，按穴试针，中穴则针入而汞出，稍差则针不入矣。"另一座金人掠去。

公元1128年（南宋建炎二年），金人以奉送铜人作为宋金议和条件。

公元1232年（南宋绍定五年），南宋将铜人进贡给蒙古。

公元1260年（南宋景定元年），蒙古命尼泊尔工匠阿尼哥修复铜人。《元史》载"帝命取明堂针灸铜人像示之曰：'此宣抚王檝使宋时所进，岁久阙坏，无能修完之者，汝能新之乎？'对曰：'臣虽未尝为此，请试之'"。

公元1265年（南宋咸淳元年），阿尼哥修复铜人新像成。《元史》载："至元二年新像成，关鬲脉络皆备，金工叹其天巧，莫不愧服。"

公元1271年（元至元八年），元世祖忽必烈将铜人从汴京运至大都。置于皇城以东明照坊太医院三皇庙的神机堂。

公元1443年（明正统八年），明英宗看铜人像昏暗难辨，下令重铸。"仿前重作，加精致焉，建诸医官，式广敕诏"。是为"正统铜人"铸成。明"正统铜人"铸成后一直藏于明清两代太医院。

公元1900年（清光绪二十六年），正统铜人被俄军掠走，现藏于俄罗斯圣彼得堡国立艾尔米塔什博物馆。

三、文献修订，石刻《新铸铜人腧穴针灸图经》

作为官修针灸国家规范，王惟一规范了腧穴名称，如"输""俞""腧"三字，作了统一规定，将背俞穴、五输穴以及穴位的统称一律写作"腧"字。对其他穴名用字也作了些修改，如"三焦"之"焦"字写作"膲"，椎骨之"椎"字写作"顀"，八髎穴之"窌"字均统一写作"髎"等。对穴名亦有修改，如修宋之前文献"巨虚上廉"为"上巨虚"，修"巨虚下廉"为"下巨虚"，修"脐中"为"神阙"，修"扶承"为"承扶"等。王惟一石刻《新铸铜人腧穴针灸图经》，其流传如下。

公元1026年（北宋天圣四年），碑石刻毕，置于当时的首都开封大相国寺针灸石壁堂。《北道刊误志》载："仁济立铜人式并刻《针灸图经》于石。"

公元1042年（北宋庆历二年），针灸石壁堂改称仁济殿。《玉海》卷34载："二月庚寅，又以针灸图石壁堂为仁济殿。"

公元1127年（南宋建炎元年），此碑仍存汴京大相国寺。

公元1264~1271年（元至元初年），移来大都（今北京市）。

公元1271年（元至元八年），置于皇城以东明照坊太医院三皇庙的神机堂。

公元1443年（明正统八年），石刻已漫灭不清，英宗令工匠砻石，仿前重刻，并增入明英宗序，记石刻之沿革。

公元1445~1446年（明正统十年至十一年），宋天圣石碑被劈毁，充当修筑城墙之砖石，埋于明代城墙。

清初，宋天圣石碑被毁，仅存半段，残石及其拓片由清代金石家陆增祥藏，残石今已佚失，其碑文收入《八琼室金石补正》，其拓片后由文史金石家陈蒙安藏，其后赠宋大仁之海煦楼收藏，1982年宋君赠广州中医学院，现藏于广东中医药博物馆。

1965~1972年，北京市文物管理处（现北京市文物局）在配合拆除明代北京城墙的考古工作中，发掘出土宋图经碑刻残石5方，置于北京"通史展览馆"，后置于北京石刻艺术博物馆。

1983年4月，北京市文物局在朝阳门雅宝路东口发掘出宋天圣残石雕碑檐仿木结构斗拱残段一块。

第六讲
王执中与《针灸资生经》

王执中，字叔权，生卒年不详，约生于公元1131—1140年，约卒于公元1207年（南宋嘉泰至开禧年间），南宋东嘉（今浙江省温州市瑞安县）人，南宋针灸学家。

据《四部总录》载，王执中，公元1169年（南宋乾道五年）进士，官从政郎，曾任峡州（今湖北省宜昌市夷陵区）、澧州（今湖南省常德市澧县）教授，将作丞。王执中于南宋公元1180—1195年间类编《铜人腧穴针灸图经》《太平圣惠方》《备急千金要方》《千金翼方》等书，并结合自身临床实践，编成《针灸资生经》7卷。首刻于澧阳，再刻于公元1220年（南宋嘉定十三年），至公元1231年（南宋绍定四年）三刊，原书已佚，国内先后刻印6次，现存最早刻本为元代天历叶氏广勤书堂印本。

一、类编腧穴主治，详考《铜人》孔穴

王执中在《针灸资生经》第3~7卷，仿孙思邈"孔穴主对法"例，以病名为纲，收载病症197种，类编《铜人腧穴针灸图经》《太平圣惠方》《备急千金要方》三书所载腧穴主治，将治疗某一病症的腧穴一一列出，从临床角度总结腧穴主治内容，极大方便了临床医生临证选穴处方，不似其他腧穴书，以穴名为纲，载录腧穴主治，不便临床使用。该书中需要注意其引文体例，凡引自《备急千金要方》者，腧穴主治原文前冠以"主"字，引自《太平圣惠方》者冠以"疗"字，引自《铜人腧穴针灸图经》者冠以"治"字；引录书名简称与全称的对应关系为："千"→《备急千金要方》，"千翼"→《千金翼方》，"明"→《太平圣惠方》，或"明"表示其卷99，以"明下"或"下"表示卷一百，"铜"→《铜人腧穴针灸图经》。其卷1正文共收载365穴名，据《铜人腧穴针灸图经》体例以头面、肩髃、背俞、颈项、膺俞、

腋、腹、胁部腧穴作分部论述，四肢腧穴以分经论述，其中不见于《铜人腧穴针灸图经》者11穴，即明堂、眉冲、当阳、神聪、前关、督俞、气海俞、关元俞、胁堂、风市、膝眼等，尽出《太平圣惠方》卷99、卷100；卷3～7又有胸堂、头冲、注市、身交、胞门、气门、水原、玉泉、泉门、九曲、天瞿、穷骨、百劳等数十别穴收载。卷2"论同身寸"提倡用中指横纹同身寸，曰："《下经》曰：岐伯以八分为一寸，缘人有长、短、肥、瘠不同，取穴不准；扁鹊以中指第一指为一寸，缘人有身长手短，身短手长，取穴亦不准；孙真人取大拇指节横纹为一寸亦有差互，今取男左女右手中指第二节内庭两横纹相去一寸，若屈指则旁取中节上下两纹角，相去远近为一寸，谓同身寸，自依此寸法，与人著灸疗病多愈，今以为准"。其取穴还特别注意压痛点，即所谓"针灸受病处"，他引用《备急千金要方》"以肌肉、纹理、节解、缝会、宛陷中，及以手按之，病着快然。如此仔细安详，用心者方能得之耳"。例如曲垣当按之应手痛为是，取翳风按之引耳中，取膏肓须两肩胛骨开，以手摸索第4椎下两旁3寸，4肋3间，按之自觉牵引于肩中是穴等，于临床都有重要的实用价值。

二、临床针药结合，形成灸法规范

王执中在《针灸资生经》卷2开篇即明确"针灸须药"，强调针灸与方药结合，"知针知药，固是良医""若针而不灸，灸而不针，非良医也；针灸而不药，药而不针灸，亦非良医也"。如用"五苓散治疸病发渴，立效，瘀热在里，身黄肿，煎茵陈汤下，服此不效，方可针灸"，治"有妇人夜多魇，盖因少年侍亲疾，用心所致也，后服定志丸，遂不常魇。灸固不可废，药亦不可不服也"。卷2中，王执中全面整理灸法，形成系统的灸疗操作规范，包括施灸体位、施灸顺序、艾炷大小、壮数多少、点艾火、治灸疮、灸后调护等，并收录了古籍诸多灸法以及民间有效特色灸法，如灸痨法、灸痔法、灸肠风法、灸发背法、灸膏肓穴法、天灸法，以及鼠粪灸脐法、苇筒灸法、隔盐灸、隔蒜灸、隔姜灸、隔泥灸、隔附子饼灸、隔巴豆灸等。

三、附录验方医案，类症腧穴相应

《针灸资生经》有很多按语，附录大量的验方、医案，其中仅医案即载有80多则，涉及近50种病症，其中包括其自身及亲属之疾，大多亲自医治，并将治疗经过与效果详细描述和随访，颇切临床实用，形成是书的最大特点。

囟会：予少刻苦，年逾壮则脑冷，或饮酒过多则脑疼如破，后因灸此穴，非特脑不复冷，他日酒醉亦不疼矣，凡脑冷者宜灸此。

风府：然则风府者，固伤寒所自起也，北人皆以毛裹之，南人怯弱者，亦以帛护其项，俗谓三角是也。予少怯弱，春冬须数次感风，自用物护后无此患矣，凡怯弱者，须护项后可也。

中脘：予尝苦脾疼，尝灸此穴，觉冷气从两胁下而上至灸处即散，此灸之功也，自后频灸之，亦每教人灸此，凡脾疼不可忍，饮食全不进者，皆灸此。

气海：予旧多病，常苦气短，医者教灸气海，气遂不促，自是每岁须一二次灸之，则以气怯故也。

风市：予冬月当风市处多冷痹，急擦热手温之略止，日或两三痹，偶谬刺以温针，遂愈，信乎能治冷痹也，亦屡灸此，不特治冷痹，亦治风之要穴。

虚损：囟会，予年逾壮，苒寒夜观书，每觉脑冷；饮酒过量，脑亦疼甚。后因灸此穴而愈。有兵士患鼻衄不已，予教令灸此穴即愈，有人久患头风，亦令灸此穴即愈。

王执中据其医案和临床经验，总结归纳"类症腧穴相应"，并以"凡……必（宜）……"的形式标示，即凡出现某证，必灸刺某穴的类症腧穴相应规律。据上可知，王执中的《针灸资生经》的确是历史上不可多得的一部针灸腧穴学专著。

第七讲
窦默与流注八法

窦默，字子声，初名杰，字汉卿，后改名为默。生于公元1195年（金明昌六年），卒于公元1280年（元至大十七年），享年85岁。广平肥乡（今河北省肥乡县）人，元初理学家、政治家、教育家，著名针灸学家。

一、精编针灸歌赋，提倡流注八法

据《元史·窦默传》载："幼知读书，毅然有立志，族祖旺，为郡功曹，令习吏事，不肯就"，其壮年时期，因避兵乱，南走渡河，医者王翁，妻以女，使业医，转客蔡州，遇名医李浩，授以铜人针法。后南走德安，习理学，杨惟中奉旨召集儒道释之士，默乃北归，隐于大名，讲习理学，继还肥乡，教授经术，由是知名。深受元世祖忽必烈赏识，遣召之，命皇子真金从默学。窦氏为人刚正，敢于进谏，举贤荐能，重视教育，尤爱钻研医术，撰成《标幽赋》《针经指南》《流注指要赋》《窦太师流注》《指迷赋》《铜人针经密语》等，另其后代辑《疮疡经验全书》。曾任翰林侍讲学士、昭文馆大学士等，卒，封魏国公，谥文正。其《针经指南》于元贞元年（公元1295年）为燕山牛良祐刊行，窦桂芳收录入《针灸四书》，是书首载《标幽赋》，次《流注通玄指要赋》及"流注八穴""补泻手法"等，提倡八法流注、六十六穴按时取穴，对子午流注针法的形成和发展做出较大贡献。

首先，窦氏据《内经》十二经脉气血流注顺次，取穴按日、按时之法，如《标幽赋》云："知本时之气开，说经络之流注"，提出"本时"和"气开"，明确气血开阖概念。《标幽赋》还有："推于十干十变，知孔穴之开阖，论其五行五脏，察日时之旺衰"，即按干支推算腧穴开阖。窦氏提出"五门八法"在按时配穴中的运用，《标幽赋》载："更穷四根三结，依标本而病无不痊；但用八法五门，分主客而针无不效。"此外，《针经指南》尚记载"养子时刻注穴法"，如《标幽赋》："一日取六十六穴之法，方见幽微；一时取一十二经之原，始知要妙。"

其次，重视"交经八穴"，倡用"流注八法"。"交经八穴者，针道之要也，不知孰氏之所述，但序云：乃少室隐者之所传也。近代往往用之弥验。予少时尝得其本于山人宋子华，以此术于河淮间四十一年，起危笃患，随手应者，岂胜数哉"。窦氏交经八穴，计有主治213证，明《针灸大全》亦载窦文正公"八法主治病症"，计有234证，并列举各证之相应配穴，杨继洲《针灸大成》又增杨氏经验，计有250证，兹列交经八穴主治演变如下，以资参考，见表2。

表2　交经八穴主治数量演变表

书名	公孙	内关	临泣	外关	后溪	申脉	列缺	照海	合计
《针经指南》 （公元1295年）	27	25	25	27	24	25	31	29	213
《针灸大全》 （公元1439年）	31 （+4）	25	25	27	32 （+8）	25	34 （+3）	30 （+1）	229 （+16）
《针灸聚英》 （公元1529年）	27	25	25	27	24	25	31	29	213
《针灸大成》 （公元1602年）	32 （+5）	25	31 （+6）	28 （+1）	30 （+6）	31 （+6）	38 （+7）	36 （+6）	250 （+37）

"流注八法"是应用奇经八脉交会穴进行配穴的一种方法，尚未包括按时配穴内容。窦氏《针经指南》"冬至叶蛰宫图"（见下图3），提出九宫与时间干支相结合的学术思想，虽是禁忌针灸时间，但和灵龟八法已接近。王国瑞《扁鹊神应针灸玉龙经》"人神尻神歌诀"和"太乙日游九宫血忌诀"等，均是窦汉卿"冬至叶蛰宫图"等洛书学术思想的继承和发展，故"冬至叶蛰宫图"为灵龟八法打下理论基础。

巽	离	坤
忌戊辰己巳 阴洛宫 立夏 （四）	忌丙午 上天宫 夏至 （九）	忌戊申己未 玄委宫 立秋 （二）
忌乙卯 仓门宫 春分 （八）	忌乙酉戊戌 招遥宫 中州 （五）	忌辛酉 仓果宫 秋分 （七）
忌戊子己丑 天留宫 立春 （八）	忌壬子 叶蛰宫 冬至 （一）	忌戊戌己亥 新洛宫 立冬 （六）

震 ……………………………………………………………………… 兑

艮　　　　　　　坎　　　　　　　乾

图3　冬至叶蛰宫图

二、窦默生平年表

公元1195年（金明昌六年），窦默生。

公元1215年（金贞祐三年），年20，朝兵南下，亲属亡没，家业殆尽。

公元1218年（金兴定二年），年23，医者王翁，妻以女，使业医。

公元1232年（金开兴元年），年37，河南破，又丧其家。

公元1236年、公元1237年（丙申、丁酉年），年41～42，应杨惟中之召，讲授理学。

公元1249年（己酉年），年54，应忽必烈之召，为翰林侍讲学士。

公元1261年（元中统二年），年66，劝谏忽必烈，谓王文统学术不正，同年冬天，因疾返家。

公元1274年（元至元十一年），年79，迁嘉议大夫，职如故。

公元1280年（元至元十七年），年85，加昭文馆大学士，窦默卒，归葬肥乡。

第八讲
杨继洲与《针灸大成》

杨继洲，名济时，字继洲，以字行，约生于公元1522年（明嘉靖元年），约卒于公元1620年（明泰昌元年），明代衢州（今浙江省衢州市衢江区，一说常山县）人，享年约99岁，明代著名针灸学家。

杨氏出身世医，祖杨益任太医，父杨阍，明嘉靖太医院吏目，继洲本人"幼业举子，博学绩文，一再厄于有司，遂弃其业业医"，曾任嘉靖帝侍医，隆庆年间任职于圣济殿太医院吏目，万历间仍任职太医院。

《针灸大成》一书，系由靳贤在杨继洲家传《卫生针灸玄机秘要》的基础上补辑重编而成，于万历二十九年由赵文炳主持刻印。是书广泛采集明万历前针灸文献，尤其是元明歌赋文献，并集中反映了杨继洲的针灸临床经验，在图书编排上理论与实践结合、经文与注解相得、文字与图谱相辅，可谓中国古代针灸医学的百科全书，名曰"大成"，实至名归。

一、集采元明歌赋文献，重编《卫生针灸玄机秘要》

据吏部尚书王国光《卫生针灸玄机秘要·序》，是书《卫生针灸玄机秘要》由"天""地""人"3卷组成，于1580年付梓。该书系杨继洲在其祖、父真秘基础上，"复虑诸家书弗会于一，乃参合指归，汇同考异，手自编摩，凡针药调摄之法，分图析类"，并结合其临床经验和体悟编撰而成。在山西监察御史赵文炳"刻《针灸大成》序"中"随出家传《秘要》以观"亦可证《卫生针灸玄机秘要》之作者确系杨继洲无疑。

而《针灸大成》的成书过程，在赵文炳"刻《针灸大成》序"中已有详细说明。万历二十九年，杨继洲应赵文炳之邀从北京到山西太原给其看病，"至则三针而愈"，乃助其将家传《卫生针灸玄机秘要》"付之梓人"再行刊刻，但又"犹以诸家未备"，乃以《玄机秘要》为基，"复广求群书""且令能匠于太医院肖刻铜人像，详著其穴，并刻画图"，于第1卷《针道源流》篇有"针灸大成，总辑以上诸书，类成一部，分为十卷。委晋阳靳贤选集校正"。显然，《针灸大成》一书由赵文炳主持，靳贤奉赵文炳之命，在杨继洲《卫生针灸玄机秘要》的基础上，博采群书，补辑重编而成。但其学术思想及主要内容则来自杨氏一族，并搜集明万历以前之针灸文献，尤其是元明时期之歌赋文献，见表3。

表3 《针灸大成》文献来源比率（全书为100%）

书名	撰者	比率（%）	备注
《玄机秘要》	（明）杨继洲	43.9	或作"杨氏"
《神应经》	（明）陈会	9.2	
《针灸聚英》	（明）高武	9.5	
《小儿按摩经》	（明）陈氏佚名	8.9	
《古今医统》	（明）徐春甫	5.7	卷八标为"徐氏书"
《针灸大全》	（明）徐凤	5.2	或作"徐氏"，《针道源流》篇则作《针灸捷要》
《内经》	成书于汉以前，撰人不详	3.8	卷一、卷四之经文有从《聚英》《节要》《医统》转引者，不计入此项
《医学入门》	（明）李梴	3.1	
《难经本义》	（元）滑寿	2.2	书中标《难经》，目录则标为《难经本义》
《针灸节要》	（明）高武	1.8	
《医经小学》	（明）刘纯	0.9	
《乾坤生意》	（明）朱权	0.8	
其他		5.0	包括序言，目录及《针道源流》篇

至于现代大多以杨继洲为《针灸大成》之作者，盖因《四库提要》谓"明杨继洲编"，或因当时未细考其内容，仅从两篇序言中提及杨继洲，以致后来因袭此说而已。

二、临证针灸药并用，总结刺灸方法

杨氏临证，针药并用，以针为主，这在其31则"杨氏医案"的33个病例中得以反应，并在其《诸家得失策》中有理论总结："有疾在腠理者焉，有疾在血脉者焉，有疾在肠胃者焉。然而疾在肠胃，非药饵不能以济；在血脉，非针刺不能以及；在腠理，非熨焫不能以达，是针灸药者，医家之不可缺一者也。"分析杨氏医案，其治疗方法中，仅针刺者13例、仅灸疗者2例、仅用药者4例，针灸并用者5例、针药并用者3例、药灸并用者1例，针灸药并用者5例；采用针刺者26例、灸疗者13例、用药者13例。因此，杨氏临证，或用针法，或用灸法，或用药物，或针灸药配合使用，随机应变，以针法为主。

其医案涉及病症27种，即瘫痪、风痫、伤寒、发热、痰火、腹中气块、不饮食、脾胃之疾、膈气、痫症、心痛、鬼邪、痢疾、痔疾、肛门肿、面疾、咽噎症、颈核肿痛、胸前突起、手臂不举、臂结核、腰痛、腿痛、血崩、产后血晕不识人、惊风、疳疾等。有脉诊13例，约40%，其中13例诊寸口脉，1例兼诊人迎脉，脉象有浮、沉、滑、涩、芤、数、大、微、细、弦、危绝、似有似无等10余种。对18例病案进行病机分析，有痰（湿）流注（壅滞）经络者5例；脏腑虚弱或不调者8例，主要是肝脾肾虚，肺金受热，积热积痰而血瘀气结；外感风湿热者3例；产后外感风邪者1例，痰核结于皮里膜外者1例。其治疗效果，33例皆有预后，大多痊愈，并有随访，甚至有随访至25年未复发者，详见表4。

表4　《针灸大成》病案预后表

预后	数量	比率（%）	案例
"即效"	11	33.33	辛酉年，瘫痪针环跳即履
"数日内愈"	3	9.09	戊午年，臂结核，针灸曲池，不数日即妥
"徐徐调之而愈"	6	18.18	庚辰年，面部疾数载，针巨髎、合谷等穴，灸足三里，徐徐调之而愈
"愈"	11	33.33%	戊辰年，胃旁一痞块如覆杯，详取块中，用以盘针之法，更灸胃仓、中脘穴而愈
"好转"	1	3.03	辛未年，惊风，灸中冲、印堂、合谷等穴各数十壮，方作声

　　其病案有8例随访，有随访1年未复发者1例，有随访8年未复发者2例，有瘫痪数年后又复发者1例，甚至有随访至25年未复发者1例，更有永不见发者1例，另有2例官至尚书而病不再发者。

　　腧穴处方29个，其中单穴10个、双穴8个、三穴5个、四穴1个、13穴1个、表述为"中冲、印堂、合谷等穴"之等穴处方4个，方均2.38穴，也说明杨氏针灸处方极简，以单双穴为主。其用穴，有名腧穴39个，其中《孙真人针十三鬼穴》歌中，最后1穴为鬼封，在舌下中缝，刺出血，统计为"海泉"穴；腹部包块2次；穴名不可考者4穴，如"己巳岁夏，治产后血厥不知人事，两足肿大如股……针足三阴经"，究是何穴，不可确考；又"己巳岁，治颈核肿痛，针灸原穴"，按杨氏惯例，应为1穴，究为哪一经原穴，亦不可确考。其有名穴39个，用4次者曲池、中脘2穴，3次者肺俞、气海、膻中、足三里、章门、内关6穴，2次者肩髃、胃仓、合谷、环跳4穴，1次者手三里、风市、阴市、俞府、鸠尾、照海、列缺、心俞、肾俞、长强、中冲、印堂、绝骨、人中、少商、隐白、大陵、申脉、大椎、颊车、承浆、劳宫、上星、会阴、海泉、膏肓、巨髎等27穴。

　　杨氏十分重视针灸方法，在《三衢杨氏补泻》中总结出爪切、持针、口温、进针、指循、爪摄、退针、搓针、捻针、留针、摇针、拔针12种针刺手法，并把这12种手法，归纳为揣、爪、搓、弹、摇、扪、循、捻之下手八法，还将其具体操作详加说明。卷9则详论艾叶、艾灸补泻、艾炷大小、点艾火、壮数多少、炷火先后、灸疮要发、贴灸疮、灸疮膏法、洗灸疮、灸后调摄法等灸法基本操作及其规范，对后世影响深远。但从杨氏医案来看，杨氏临证针灸，方法极其简单，远不如上述复杂。

三、注重奇穴应用，小儿推拿之宗

　　《针灸大成》全书共记述经穴359个，其中单穴51个，双穴308个，比《铜人腧穴针灸图经》《十四经发挥》的354穴增加5穴。据"治症总要""胜玉歌""八脉治症取穴""杨氏取穴"以及31则医案等，杨氏治疗病种89个，计有300余症状，1000余处方，而所用腧穴仅187穴，一般病症大多只选1～3穴。其处方配穴，重视循经取穴，特别是局部循经取穴，如"胜玉歌"云："牙腮痛紧大迎全""肠鸣大便时泄泻，脐旁两寸灸天枢"等。他在应用五输穴和主客原络配穴时，常配用背俞穴、腹部募穴和病变局部腧穴，这与当代强调远道取穴不同，值得深入研究。

经穴之外，杨氏还系统总结了经外奇穴，并有《穴有奇正策》《经外奇穴》之论。从其卷九"杨氏医案"看，杨氏临证总以经穴为主，极少应用奇穴。

《针灸大成》卷十首载《小儿按摩经》，并在卷一《针道源流》标注四明陈氏著集，为后世小儿推拿学的发展，奠定了良好基础，为现存小儿推拿学源头性文献，值得重视。

总之，杨氏针灸学术思想深远影响，《针灸大成》至今已有德、日、法等多国译本，为促进世界针灸学术的发展做出了重要贡献。

四、杨继洲医事活动年表

公元1522年（明嘉靖元年），杨继洲生。

公元1530年（明嘉靖九年），年9岁，汪机《针灸问对》刊行。

公元1537年（明嘉靖十六年），年16岁，高武《针灸素难要旨》成。

公元1546年（明嘉靖二十五年），年25岁，高武《针灸聚英》成。

公元1555年（明嘉靖三十四年），年34岁，至建宁，治滕柯山母臂疾。

公元1556年（明嘉靖三十五年），年35岁，徐春甫《古今医统大全》成。

公元1575年（明万历三年），54岁，治李户侯妻怪症。李梴《医学入门》成。

公元1576年（明万历四年），55岁，徐师鲁《经络全书》成。

公元1579年（明万历七年），58岁，去磁州。治宋子痞疾，汶上箕川女惊风，张靖宸妻血崩。

公元1580年（明万历八年），59岁，治许鸿宇两腿风。杨继洲路过扬州，虞绍东任扬州府太守。治黄缜庵子面疾。时工匠刊书。治桑南皋妻头眩。

公元1584年（明万历十二年），63岁，吴崑《脉语》成。

公元1591年（明万历十九年），70岁，余碧泉刊行建阳陈言《常山杨敬斋针灸全书》。

公元1594年（明万历二十二年），73岁，吴崑作《注素问序》。

公元1596年（明万历二十四年），75岁，李时珍《本草纲目》成。

公元1601年（明万历二十九年），80岁，治赵文炳痿痹，赵作《刻针灸大成序》,《针灸大成》成。

公元1618年（明万历四十六年），97岁，吴昆《针方六集》成。

公元1620年（明泰昌元年），99岁，杨继洲卒。

第九讲
《小儿推拿广意》点评

　　《小儿推拿广意》又称《推拿广意》，清代熊应雄辑撰、陈世凯重订，约初刊于康熙十五年（公元1676年），是清代第一部小儿推拿学专著。此书流传甚广。清代至少刊行17次，民国至少5次；1949年后有上海锦章书局、人民卫生出版社等至少4次出版。其推拿手法和小儿推拿病症治疗学的整理，为小儿推拿学理论体系的最终形成具决定性意义。

　　该书作者熊应雄，字运英，生卒不详。清初西蜀东川（今云南昆明东川）人，清雍正四年（公元1726年）改土归流后，东川划归云南。其成书年代，据其自序，当为康熙十五年（公元1676年），"丙辰岁余仗策军前，亲民青邑，去浙东开府陈公之辕仅里许。陈公神于用兵，已声播寰区，而又善于此术。余得旦夕请正，以窃庆焉。然医以喻兵，此其征也。陈公素性泛爱，每以保赤为怀，不为自私。付之剞劂，而名曰推拿广意，是欲公之天下后世也"。此丙辰岁，当为陈公陈世凯生活的年代，考陈世凯，字紫山，明末清初清江（今湖北恩施）人，初附明桂王，为忠州（今重庆忠县）副总兵，顺治十六年降清，康熙十一年授杭州副将，二十三年擢浙江提督，二十八年客死北京。又该书系"楚清江陈世凯紫山重订"，并得以在浙东陈府"旦夕请正""付之剞劂"，因此，书成于康熙十五年丙辰岁前后无疑。张建斌认为熊应雄在辑撰《小儿推拿广意》后，曾得到陈世凯指正，而且书刊印时陈世凯名列首位，表明其当时位高以及熊应雄对陈世凯的尊敬。此说合理。

一、总结推拿手法，构建小儿推拿治疗学

　　该书系作者在偶得小儿推拿一书的基础上，反复研习，辑撰而成。此"小儿推拿"，当为《小儿按摩经》，即转载于明代杨继洲《针灸大成》的《保婴神术·按摩经》，其书名至今仍分歧颇多。考《针灸大成·保婴神术〈按

摩经〉》，其文本的 7 成被《小儿推拿广意》采纳，只是目次和内容重新编排，并补充辑撰，其中卷系在《小儿按摩经·诸症治法》基础上的临床化。

该书上卷总论小儿推拿基础，包括辨证、取穴、立法等，中卷为儿科常见病的诊断和小儿推拿治疗，下卷附方。推拿与方脉结合，穴用脏腑辨证，法取温凉之性，开辟了穴位应用的崭新诊疗模式。切合实用，贴于临床。

小儿推拿治疗源于明末，其专有名词"小儿推拿"也已浮现，并有《小儿按摩经》《小儿推拿秘旨》和《小儿推拿秘诀》3 部专著问世。及至清代，其应用愈加广泛。《小儿推拿广意》一书，对推拿手法的总结极具前瞻性，今天读来仍有指导意义。其上卷的后半部分，论述推拿手法。首先以推、拿二法总括推拿按摩手法，其次总结了推拿治疗的操作范式和程序，以"推拿手部次第"和"推拿面部次第"呈现，是小儿推拿最早的临床范式。

推拿手部次第：一推虎口三关，二推五指尖，三捻五指尖，四运掌心八卦，五分阴阳，六看寒热推三关六腑，七看寒热用十大手法而行，八运斛肘。

推拿面部次第：一推坎宫，二推攒竹穴，三运太阳，四运耳背高骨（廿四下若卅下），五掐承浆一下，六掐两颊车一下，七掐两听会一下，八掐两太阳一下，九掐眉心一下，十掐人中一下，再用两手提儿两耳三下，此乃推拿不易之诀也。（《小儿推拿广意》上卷）

再次，分别详述上述推拿次第的手法，其中面部手法 11 个，该书目录看似 5 个，其实其第 5 个手法"双凤展翅"，是对后 7 个手法的进一步规范和总结，并统一命名：《推拿面部次第》《推坎宫图》《推攒竹图》《运太阳图》《运耳背骨图》《双凤展翅图》。

双凤展翅：医用两手中食二指，捏儿两耳往上三提毕，次捏承浆，又次捏颊车及听会、太阴、太阳、眉心、人中，完。（《小儿推拿广意》上卷《双凤展翅图》）

手部手法 8 个，该书目录看似 14 个，实则"推五经法"包括了"推五指尖、捻五指尖"的内容，缺失"运斛肘"；其"七看寒热用十大手法"正是目录中"黄蜂入洞法"以下十种手法而已。

推拿手部次第

推虎口三关图

运八卦法

分阴阳法

推五经法

黄蜂入洞法

苍龙摆尾法

二龙戏珠法

赤凤摇头法

猿猴摘果法

凤凰展翅法

飞经走气法

按弦搓摩法

水里捞明月法

打马过天河法(《小儿推拿广意》目录)

第四，总结了推拿手法的温凉属性，为小儿推拿学的脏腑辨证搭建了理论桥梁。

二龙戏珠法：此法性温。医将右大、食、中三指，捏儿肝、肺二指；左大、食、中三指，捏儿阴、阳二穴，往上一捏一捏，捏至曲池五次，热症阴捏重而阳捏轻，寒症阳重而阴轻，再捏阴、阳，将肝、肺二指摇摆，二九、三九是也。(《小儿推拿广意》上卷《二龙戏珠法》)

源自明末的小儿推拿学，在清初已从传统针灸推拿学中脱胎而出，其标志有二：一是独特的小儿推拿穴位体系的构建；二是独立于推拿学之外的小儿推拿手法学的形成。约半个世纪后，小儿推拿病症治疗学以《小儿推拿广意》的成书标志着系统性建立。其内容主要反映于中卷，以小儿推拿病症治疗学的形式体现，其学术发展的演变痕迹明显。现以咳嗽为学明。

咳嗽虽然分冷热，连风因肺感风寒，眼浮痰盛喉中响，戏水多因汗未干。(《小儿按摩经·诸症治法·咳嗽》)

可见，《小儿按摩经》之诸症治法，只有病因病机、辨证分型及其临床表现，尚未涉及推拿治疗。而《小儿推拿广意·中卷·咳嗽门》完整引述了以上歌诀，并对歌诀内容作了详细解释，尤其值得注意的是，系统而完整地提出小儿推拿处方，并有辨证加减。

咳嗽虽然分冷热，连声因肺感风寒，眼浮痰盛喉中响，戏水多因汗未干。

　　夫咳嗽者，未有不因感冒而成也。经曰：肺之令人咳，何也？岐伯曰：皮毛者，肺之合也，皮毛先受邪气，邪气得从其合，则伤于肺，是令嗽也。乍暖脱衣，暴热遇风，汗出未干，遽尔戏水，致令伤风咳嗽，初得时面赤唇红，气粗发热，此是伤风，痰壅作嗽，若嗽日久，津液枯耗，肺经虚矣。肺为诸脏华盖，卧开而坐合，所以卧则气促，坐则稍宽，乃因攻肺下痰之过，名曰虚嗽。又当补脾而益肺，藉土气以生金，则自愈矣。

　　治宜：推三关、六腑、肺经往上一百二十、二扇门、二人上马、五总六转六掐，多揉肺俞穴、掐五指节、合谷，运八卦，多揉大指根，掐精宁穴、涌泉、天门入虎口、板门。痰壅气喘，掐精灵穴，再掐肱门；痰结壅塞，多运八卦；干咳，六腑；痰咳，推肺经、推脾、清肾、运八卦；气喘，掐飞经走气，并四横纹。（《小儿推拿广意·中卷·咳嗽门》）

　　以上可以明显看出，《小儿推拿广意》已经完成了小儿推拿的脏腑辨证施法用穴，明显脱胎于儿科脏腑辨证施治用药体系。两个世纪后的《厘正按摩要术》最终完成了小儿推拿病症治疗学理论的系统化，比较二书，后者缺少了篇前的歌诀，其小儿推拿病症治疗处方基本一致，只是后者对手法作了量化处理，更便于实际操作。

　　肺为华盖，职司肃清。自气逆而为咳，痰动而为嗽。其证之寒热虚实，外因内因，宜审辨也。肺寒则嗽必痰稀，面白，畏风多涕，宜温肺固卫。肺热则嗽必痰稠，面红身热，喘满，宜降火清痰。肺虚则嗽必气逆，汗出，颜白，飧泄，宜补脾敛肺。肺实则嗽必顿咳，抱首，面赤，反食，宜利膈化痰。外因在六淫，内因在脏腑，亦各有治法，而外治诸法，要不可缓。

　　分阴阳，二百遍。推三关，一百遍。退六腑，一百遍。推肺经，二百遍。掐二扇门，二十四遍。掐二人上马，二十四遍。揉肺俞穴，二百遍。掐五指节，二十四遍。掐合谷，二十四遍。运八卦，一百遍。揉大指根，一百遍。掐精宁，二十四遍。天门入虎口，五十遍。

　　痰壅气喘，加掐精灵，三十六遍。掐肱门，二十四遍。痰结壅塞，加运八卦，一百遍。干咳，加退六腑，一百遍。痰咳，加推肺经，加推脾经，加清肾水，加运八卦，各一百遍。气喘，加飞经走气，五十遍。凡推用葱水。（《厘正按摩要术·列证·咳嗽》）

二、重视图说，收集民间验方

上卷总论推拿之理，其辨证、取穴、手法，均图文并茂，附图79幅，中卷附图1幅，总计80幅图示。有研究发现，推拿古籍专著中《小儿推拿广意》载图最多，其对图说之重视显而易见。图文对读，始能准确掌握作者本义。仅脉图就有49幅，若没有图示，实为难于正确理解，更谈不上临床辨证。穴图的描刻，对找准穴位至关重要，图文对读，认真理解，才能下手正确，临床无虞。

是书收集了不少当时民间验方，如徐中垣先生家传香莲散、陈孟昭先生白杏汤，要引起重视。

正确把握目录卷次，可以更正错误。如是书的清道光二年壬午金阊三友堂刻本，将上卷之"双凤展翅法"与图置于卷末，实是未理解目次原意，望文生义，把双凤展翅法与推拿手部次第的十大手法混为一谈。事实上，该法系对"推拿面部次第"后七法的总括，即"五掐承浆一下，六掐两颊车一下，七掐两听会一下，八掐两太阳一下，九掐眉心一下，十掐人中一下，再用两手提儿两耳三下"，只是将提儿两耳置前，掐法变为捏法而已。

再如，该卷之"十大手法"，本义为推拿手部次第之"七看寒热用十大手法"，为十种手法，即黄蜂入洞、苍龙摆尾等十种，而后世《厘正按摩要术》却误认"十大手法"为一种手法名称，并将"黄蜂入洞"的具体内容，植入其中，造成混乱，名异而实同。

黄蜂入洞法：以儿左手掌向上，医用两手中、名、小三指托住，将两大指在三关六腑之中，左食指靠腑，右食指靠关，中指傍揉，自总经起循环转动至曲池边，横空三指，自下而复上，三四转为妙。（《小儿推拿广意·上卷·黄蜂入洞法》）

十大手法：法治乳滞感寒。将儿左手掌向上，医用两手中、名、小三指托住，将二大指轻按三关六腑中，左食指靠腑，右食指靠关，中掐旁揉，自总经起循环转动至曲池边，横空三指，自下复上，三四转为妙。（《厘正按摩要术·取穴·十大手法》）

把握目录卷次，还可以补缺。还是上述示例，推拿手部次第中的"八运肘肘"，在该卷中并没有内容，中卷却有大量应用，当为作者遗漏，当补。

《小儿推拿广意》为清代第一部小儿推拿学专著，其推拿手法的前瞻性总结和小儿推拿病症治疗学的构建，对小儿推拿学理论体系的形成意义重大，故考证其成书年代与背景，探讨其内容特点与学术成就。该书临床和理论价值极大，对清及其以后的小儿推拿学影响深远，是小儿推拿学术史上极为重要的一个转折，为小儿推拿学形成早期不朽的推拿学著作。

第十讲
《厘正按摩要术》点评

　　《厘正按摩要术》为清代张振鋆撰于清光绪十四年戊子年（1888），是近代系统性总结小儿推拿学理论的经典。此书问世，标志着小儿推拿学学科体系的正式形成，是小儿推拿学术发展史上的一座里程碑。

　　该书作者张振鋆，原名醴泉，字筱衫，又字广文，号惕厉子，生卒不详。清末宝应（今江苏扬州）人。其成书年代，据其自叙，当成于清光绪十四年戊子冬月（1888），在明代周于蕃《推拿秘诀》基础上，"乃于重复者汰之，繁芜者删之，颠倒者理之，俚俗者易之，更博采旁搜附会以明之，颜曰《厘正按摩要术》，一志其原，一补其阙也"，历时半年始成。

　　语料学的研究表明，该书确系作者在《推拿秘诀》基础上，旁征60余种文献，重新编次补辑而成，主要引入《小儿按摩经》《小儿推拿广意》等医籍，以及陈修园、陈飞霞等医家医论，更有国外文献的辑入，增补文献多达6成以上。虽冠以"厘正"，但不管体例、目录，还是内容，与《小儿推拿秘诀》已经天翻地覆，实则充分反应了作者自身的学术思想。其理论价值，远较临床实用价值为高，不愧为清代具划时代意义的小儿推拿学著作。本书系《述古斋医书》之一，作者另著有《痧喉正义》《鬻婴提要》《痘疹辨证录》等。

一、系统总结小儿推拿学

　　《厘正按摩要术》的学术思想，体现在其对小儿推拿学理论的系统性、科学性创新。其影响直至今天，仍无出其右。源自明代的小儿推拿学，直至清末《厘正按摩要术》，才真正完成了其脏腑辨证用法用穴的理论思维模式。与经络辨证用穴的传统针灸诊疗模式不同。形成了"脏腑辨证–依证穴法–

穴法有性–施治列证"的小儿推拿学的辨证施治经典。

（1）辨证：该书的诊断模式，以望诊和闻诊为主，充分体现了儿科的诊断特点，而辨证，在15种诊法中，处处贯彻脏腑和八纲辨证的精神，摈弃经络辨证。

（2）立法：该书集小儿外治方法之大成，立法28种，以按、摩为总纲，统领掐、揉、推、运、搓、摇等常用八法，引入针、灸、砭、浴、盦等法，自制熨法，又列陈飞霞9法相参照，后附咒法，法有温凉之性、汗吐下和温清消补之功。

（3）取穴：该书区别于其他小儿推拿专著的鲜明特点在于腧穴的归纳，依据腧穴发现的历史，类分为经穴、经外奇穴和小儿推拿专属的微经穴，并在列证中均有应用，不只采用小儿推拿穴位。另一特点为，以功能立据，系统归纳了24首小儿推拿腧穴处方，不似他书，将推坎宫法、推攒竹法等24法列入手法范畴。

（4）列证：该书系统体现小儿推拿学的辨证经典，依周于蕃例，举24证，按脏腑辨证思维模式用法用穴，每证列病因病机、辨证分型、推拿处方、调养预后。

二、吸收并蓄，理论创新

是书前3卷的基础理论与第4卷的临床实践部分，前后统一，逻辑性强。据统计，是书立法28种，在列证中使用24种，尤以推运揉掐最为常用，只有浴、盦、暖痰、咒等4法未被采用。其用穴广泛，前后统一，除外小儿推拿常用穴位，更采用神阙、合谷、劳宫、气海、昆仑、承山、肺俞、曲池、涌泉、照海、少商等22经穴；使用威灵、太阳、四横纹、老龙、端正、腰眼、小横纹、眉心等经外奇穴。

是书虽为小儿推拿学专著，强调外治，但往往在其按语中提醒"勿徒以按摩也""勿谓徒恃手法而不求方药也"的谆谆教导，注重外内兼治，综合施治；其次卷一《辨证·诊指纹》对于小儿指纹科学归纳，提纲挈领，绝不似其他小儿推拿医籍，记载纷繁，甚或怪诞不经。

该书及时吸收当时最新研究成果，突出表现在卷一《辨证·按胸腹》，是篇内容大多源于日本腹诊，出自日籍《诊病奇侅》，是书汉译本在中国面世仅1年，即得该书引用，可见其吸收海外最新研究进展之迅速。

该书文本表达严谨，文本恰如手册，方便实用，简单明了，便于检索。其一，目录既有总目录，各分卷又有分卷目录；其二，诸卷后附有音释；其三，是书分句处用"○"，紧要处用连"○"，醒目处用连"、"，总期一目了然；其四，卷四列证治疗项，立法常标注见某卷某页，如急惊风：

凡推法，用葱椒水，再以水调蛤粉，敷头顶心手足心并太阳等处，暂禁乳食。用汗法见卷二二十一页，通脉法见卷二四十四页，寒用疏表法见卷二三十七页，热用清里法见卷二三十八页，痰用开闭法见卷二四十页。

引文严谨科学，标注清晰。据统计，该书正文52000余言，虽说本之于明万历楚人周于蕃所著《推拿秘诀》，但考周于蕃诸言（卷三、四，未标注者，亦计入）108条，19000余字；自惕厉子临床经验者计13条，按语50条，共计21000余字。余多广搜古训，计有引用394条，共计17000余字。

书中小儿推拿的脏腑辨证用法用穴的理论思维模式，不同于针灸的诊疗模式，关键一点就是以脏腑理论归纳了推拿处方的性质，这也是明清两代腧穴学的新发展。其特点是腧穴与手法联合，形成处方，这穴法处方归纳出属性和功能，与方药截然不同。

取天河水法：法主大凉，病热者用之。将儿手掌向上，蘸冷水由天河水推至内劳宫，如蘸冷水由横纹推至曲池，为推天河水法，蘸冷水由内劳宫直推至曲池，为大推天河水法。

苍龙摆尾法：法能退热开胸。医右手拿儿左手食中名三指，以左手从总经起，搓摩至天河及肘肘，手法略重，自肘肘又搓摩至总经，一上一下三四次，又将左手大食中三指捏儿肘肘，右手照前拿法，摇动九次。（《厘正按摩要术》卷三《取穴》）

书中卷一《辨证》有3篇论及诊脉，即《诊面》《诊指纹》《候脉》3篇，宜综合对待，正如张氏之说："其说有应有不应，务须参以别法，以求确当"。其额脉，用三指诊面法；诊指纹，论述中肯，用虎口三关诊脉法；候脉，用一指转侧寸口诊脉法。如《小儿推拿广意·看额脉》，三种诊脉法的适宜年龄：

小儿初生至半岁，俱看额脉。

周岁以上，看虎口三关。

男五女六岁，方以一指分取寸关尺脉。

此外，张氏认为"欲求穴道，非图不明"，本书图文兼备，列有十四经脉经穴、经外奇穴及小儿推拿取穴和处方图说29幅，要图说结合，仔细推敲和练习，始可掌握。另外，是书还是极为难得的奇穴研究资料，值得腧穴研究者重视。

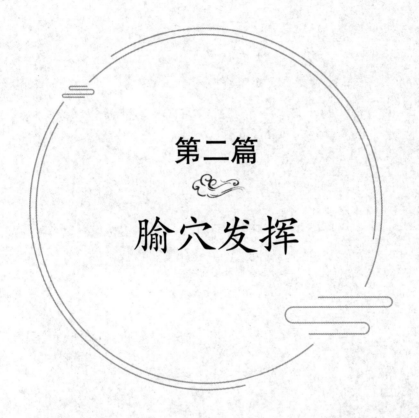

第二篇

腧穴发挥

腧穴概念，是针灸学理论的源头。源于动物本能的原始医学，或按摩，或针刺，或灸疗，或刺青，或放血，或拔罐等体表刺激疗法种种，只等腧穴概念提出，方一步踏入理论范畴，变为医学之启明，渐有逻辑关系，于秦汉之际，形成微针针刺的理论体系——经络学说，代代完善，日臻成熟，几近完美，成功抵御了西方实验医学的冲击，为中华优秀中医学文化的生生不息，居功至伟，真为往圣继绝学，为未来开太平，助民族复兴。

第十一讲
腧穴概念的形成

一、俞字本义

充分了解俞、输、腧、穴字的本义及医学内涵的演变，可正确理解腧穴概念的形成与理论构建。其中俞字使用最早，甲骨文已见，输见于金文《诅楚文》，穴见金文大篆，腧字似乎最晚。

甲骨文"俞"字，如右图： 其本义指码头，尤指河道码头。该字左边从舟，右边从"亼"、从口。"亼"字符指殷商半地穴式的屋顶。"口"是立在地上用来锚定船的木桩或者石桩。三者共同组成俞字的本义：泊船的地方，即码头。其后的发展演变，亦证明之。俞的另一内涵，表应答，叹词，其义为：可以停下了。为其本义的佐证：船到码头车到站，大喊一声"俞（yú）"，即表示码头到了。至今山东、山西乡间的田间地头，让牛马等牲畜停下来，仍然在喊：俞……俞！实为其转义。文献梳理如下。

俞，然也。（《尔雅·释言》）

俞，予闻，如何？（《尚书·尧典》）

俞字的另一内涵：舟。见于《说文解字》，其义晚出。

俞，空中木为舟也。（《说文解字·舟部》）

空中木者，舟之始。（段玉裁《说文解字注》）

本义是用空心树干作船，其后将树干烧炭并刳空制成独木舟，在非洲等原始部落，至今仍能见到生动的遗存。

刳木为舟，剡木为楫。（《周易·系辞下》）

二、俞之医学概念的引入

俞转用于医学，见扁鹊医学，至晚从仓公淳于意始，已具备"腧穴"基本形态。

臣意教以经脉高下及奇络结，当论俞所居。（《史记·扁鹊仓公列传》）

《灵枢》"俞"字，已理论化，见74字，内涵固定，即腧穴的统称，并特指两个子内涵：其一为本输的第三穴。

注于太渊，太渊，鱼后一寸陷者中也，为俞。（《灵枢·本输》）

《本输》外，其余8篇同，其二为脏俞。

一曰输刺，输刺者，刺诸经荥俞、脏俞也。（《灵枢·官针》）

此外，尚有5篇44条系少俞与黄帝的问答体例。

《素问》见"俞"87次，与《灵枢》不同，其内涵的确定性不足，表明《素问》。中的"俞"是《灵枢》之前的过渡阶段。但作为腧穴统称的内涵已见雏形。

东风生于春，病在肝，俞在颈项；南风生于夏，病在心，俞在胸肋；西风生于秋，病在肺，俞在肩背；北风生于冬，病在肾，俞在腰股；中央为土，病在脾，俞在脊。（《素问·金匮真言论》）

委中以下至足小指傍各六俞，膝以下至足小指次指各六俞，三里以下至足中指各八俞，分之所在穴空，肘以下至手小指本各六俞，肘以下至手大指次指本各六俞，肘以下至手小指次指本各六俞。（《素问·气府论》）

人有大谷十二分，小溪三百五十四名，少十二俞，此皆卫气之所留止，邪气之所客也，针石缘而去之。（《素问·五脏生成》）

其表现之一，有按功能分类的腧穴，称之为某俞，常见者有：脏俞、腑俞、水俞、热俞、寒热俞、肾俞等。

脏俞五十穴，腑俞七十二穴，热俞五十九穴，水俞五十七穴，头上五行行五，五五二十五穴。（《素问·气穴论》）

水俞在诸分，热俞在气穴，寒热俞在两骸厌中二穴，大禁二十五，在天府下五寸。（《素问·气穴论》）

风府两傍各一，侠背以下至尻尾二十一节，十五间各一，五脏之俞各五，六腑之俞各六。（《素问·气府论》）

水俞五十七穴。（《素问·骨空论》）

其表现之二，还有按部位分类的腧穴，称之为某部位俞，常见有胸俞、背俞、膺俞、下俞等。

胸俞十二穴，背俞二穴，膺俞十二穴，分肉二穴，踝上横二穴，阴阳蹻

四穴。(《素问·气穴论》)

疟脉满大急，刺背俞，用中针，傍五胠俞各一，适肥瘦出其血也。(《素问·刺疟》)

疟脉满大急，刺背俞，用五胠俞、背俞各一，适行至于血也。(《素问·刺疟》)

风疟、疟发则汗出恶风，刺三阳经背俞之血者。(《素问·刺疟》)

寒气客于背俞之脉则脉泣，脉泣则血虚，血虚则痛，其俞注于心，故相引而痛。(《素问·举痛论》)

表现之三，为本输穴中的第三穴。

各补其荥而通其俞，调其虚实，和其逆顺，筋脉骨肉各以其时受月，则病已矣。(《素问·痿论》)

另外，俞之概念，尚有脉俞、经俞、络俞、散俞之别。

风气与太阳俱入，行诸脉俞，散于分肉之间。(《素问·风论》)

春亟治经络，夏亟治经俞，秋亟治六腑，冬则闭塞，闭塞者，用药而少针石也。(《素问·通评虚实论》)

暴痛筋软，随分而痛，魄汗不尽，胞气不足，治在经俞。(《素问·通评虚实论》)

秋取经俞何也？岐伯曰：秋者金始治，肺将收杀，金将胜火，阳气在合，阴气初胜，湿气及体，阴气未盛，未能深入，故取俞以泻阴邪，取合以虚阳邪。(《素问·水热穴论》)

夫邪客大络者，左注右，右注左，上下左右与经相干，而布于四末，其气无常处，不入于经俞，命曰缪刺。(《素问·缪刺论》)

故春刺散俞，及与分理，血出而止，甚者传气，间者环已。夏刺络俞，见血而止，尽气闭环，痛病必下。(《素问·诊要经终论》)

还有俞理可言，并有俞会、俞气概念的提出，且有俞度之量化研究。

守数据治，无失俞理，能行此术，终身不殆。不知俞理，五脏菀热，痈发六腑。(《素问·疏五过论》)

俞气化薄，传为善畏，及为惊骇；营气不从，逆于肉理，乃生痈肿。魄汗未尽，形弱而气烁，穴俞以闭，发为风疟。(《素问·生气通天论》)

夫阴与阳皆有俞会，阳注于阴，阴满之外，阴阳均平，以充其形，九候若一，命曰平人。(《素问·调经论》)

诊有十度，度人脉度、脏度、肉度、筋度、俞度。(《素问·方盛衰论》)

综上所述，在《黄帝内经》时期，俞字已被系统引入医学，并作为腧穴概念的统称使用，其原义系指经脉循行径路上的气血转输部位，恰如俞是经水的水运码头一样。

三、从"俞"到"输""腧"的演变

"输"字见于秦金文《诅楚文》：

今楚王熊相康回无道，淫佚耽乱，宣侈竞从，变输盟制。(《告巫咸文》石刻)

其本义是运送：

委输也，从车，俞声。(《说文解字·车部》)

委者，委随也；委输者，委随输写也。(段玉裁《说文解字注》)

输，送也。(《广韵·遇韵》)

该字较之"俞"字晚出，约在秦代，至《内经》时期已经广泛使用，仅《内经》一书，即见44次，其基本内涵为：运用车辆从一个地方转移到另一个地方，即"输送者"之意，共计16次，文献疏理如下。

故关折则仓廪无所输膈洞，膈洞者取之太阴，视有余不足。(《灵枢·根结》)

水谷入于口，输于肠胃，其液别为五。(《灵枢·五癃津液别》)

夫约方者，犹约囊也，囊满而弗约则输泄，方成弗约则神弗与俱。(《灵枢·禁服》)

营卫之行也，上下相贯，如环之无端，今有其卒然遇邪气，及逢大寒，手足懈惰，其脉阴阳之道，相输之会，行相失也，气何由还？(《灵枢·动输》)

四街者，气之径路也。故络绝则径通，四末解则气从合，相输如环。(《灵枢·动输》)

转义为医学概念腧穴者，已见于扁鹊医学，"输"与"俞"在《史记·扁鹊仓公列传》同时出现，二者通借。

一拨见病之应，因五脏之输，乃割皮解肌，诀脉结筋。(《史记·扁鹊仓公列传》)

此五脏六府之输也。（张守节《史记正义》）

其基本内涵为本输，在《灵枢》更有两篇以"输"命名，即《灵枢·本输》和《灵枢·动输》，如下。

凡刺之道，必通十二经脉之所终始，络脉之所别处，五输之所留止，六腑之所与合，四时之所出入，五脏之所溜处，阔数之度，浅深之状，高下所至，愿闻其解。（《灵枢·本输》）

病在脉，气少当补之者，取以镵针于井荥分输。（《灵枢·官针》）

病在五脏固居者，取以锋针，泻于井荥分输，取以四时。（《灵枢·官针》）

余闻刺有五变，以主五输，愿闻其数。岐伯曰：人有五脏，五脏有五变，五变有五输，故五五二十五输，以应五时。（《灵枢·顺气一日分为四时》）

以主五输奈何？（《灵枢·顺气一日分为四时》）

另有内涵之二：输脉，与孙脉、络脉、经脉、伏冲之脉等并列。

是故虚邪之中人也，始于皮肤，皮肤缓则腠理开，开则邪从毛发入，入则抵深，深则毛发立，毛发立则淅然，故皮肤痛。留而不去，则传舍于络脉，在络之时，痛于肌肉，其痛之时息，大经乃代。留而不去，传舍于经，洒淅喜惊。留而不去，传舍于输，在输之时，六经不通，四肢则肢节痛，腰脊乃强。留而不去，传舍于伏冲之脉，在伏冲之时，体重身痛。留而不去，传舍于肠胃，在肠胃之时，贲响腹胀，多寒则肠鸣飧泄，食不化，多热则溏出麋。留而不去，传舍于肠胃之外、募原之间，留著于脉，稽留而不去，息而成积。或著孙脉，或著络脉，或著经脉，或著输脉，或著于伏冲之脉，或著于膂筋，或著于肠胃之募原，上连于缓筋，邪气淫泆，不可胜论。（《灵枢·百病始生》）

其著于输之脉者，闭塞不通，津液不下，孔窍干壅，此邪气之从外入内，从上下也。（《灵枢·百病始生》）

其内涵之三：输刺，为刺法之三种。

一曰输刺，输刺者，刺诸经荥俞、脏俞也。（《灵枢·官针》）

七曰输刺，输刺者，直入直出，稀发针而深之，以治气盛而热者也。（《灵枢·官针》）

五曰输刺，输刺者，直入直出，深内之至骨，以取骨痹，此肾之应也。（《灵枢·官针》）

腧字见于《灵枢》66次，不见于《素问》。其意义单纯，表明腧穴概念的逐渐成熟。主要指腧穴的统称，有64次。

五脏五腧，五五二十五腧；六腑六腧，六六三十六腧。经脉十二，络脉十五，凡二十七气以上下。二十七气所行，皆在五腧也。（《灵枢·九针十二原》）

血脉者，在腧横居，视之独澄，切之独坚。（《灵枢·九针十二原》）

是谓五脏六腑之腧，五五二十五腧，六六三十六腧也。（《灵枢·本输》）

阴尺动脉在五里，五腧之禁也。（《灵枢·本输》）

足阳明挟喉之动脉也，其腧在膺中。手阳明次在其腧外，不至曲颊一寸。（《灵枢·本输》）

治在燔针劫刺，以知为数，以痛为腧，名曰仲春痹也。（《灵枢·经筋》）

……

其中，又有功能或部位分类名称，如腑腧、经腧、三焦下腧、膺腧、背腧。

三焦下腧，在于足太阳之前，少阳之后，出于腘中外廉，名曰委阳，是太阳络也。（《灵枢·本输》）

二曰远道刺，远道刺者，病在上，取之下，刺腑腧也。（《灵枢·官针》）

发蒙者，刺腑腧，去腑病也。（《灵枢·刺节真邪》）

夫发蒙者，耳无所闻，目无所见，夫子乃言刺腑腧，去腑病。（《灵枢·刺节真邪》）

春取络脉，夏取分腠，秋取气口，冬取经腧。（《灵枢·寒热病》）

其二指输送。

皮之部，腧于四末。（《灵枢·卫气失常》）

腧于诸络，气血留居，则盛而起。（《灵枢·卫气失常》）

四、穴的本义

穴字见于金文大篆，明显晚出于"俞"，稍晚于"输" 𠆢。其本义为窟窿、洞。

穴，土室也。（《说文解字》）

古之民未知为宫室时，就陵阜而居，穴而处。（《墨子·辞过》）

《内经》见穴字79次，既有其本义洞穴：

夫子言贼风邪气之伤人也，令人病焉，今有其不离屏蔽，不出室穴之中，卒然病者，非不离贼风邪气，其故何也？（《灵枢·贼风》）

而穴字更多是指腧穴的统称，计有63次，且多见于《素问》之《气府论》《骨空论》及《水热穴论》3篇，并含有1个专篇。

孙络三百六十五穴会，亦以应一岁，以溢奇邪，以通荣卫，荣卫稽留，卫散荣溢，气竭血著。（《素问·气穴论》）

溪谷三百六十五穴会，亦应一岁。（《素问·气穴论》）

……

综上所述，穴之一字，在《内经》已经明确转入医学概念，尽管其本义偶有应用，多系腧穴之统称，但开始与"气"关联，并有专有名词"气穴"。

五、腧穴概念的形成

"俞""输""腧""穴"，四字在《内经》时代已经广泛使用，其中以俞字最为常见，计有161次，其次为穴79次，腧66次，输44次。未见腧穴、输穴、俞穴、穴输、穴腧等合成词组，见"穴俞"1次。

魄汗未尽，形弱而气烁，穴俞以闭，发为风疟。（《素问·生气通天论》）

虽然在《内经》既有"穴俞"一词，但后世迄今并无沿用，直至宋代始见腧穴一词，并得以广泛应用，其表现之一，系腧穴专著的出版，如《铜人腧穴针灸图经》《灸膏肓腧穴法》，对后世产生了深远影响。

同期的医学类书，也肯定这一术语。

凡针灸腧穴，并依《铜人经》及《黄帝三部针灸经》参定，各随经络编次。（《圣济总录·针灸》）

自宋以后，"腧穴"一词渐趋使用广泛，至今已经替代俞、输、腧等历史概念，成为与穴一样描述穴位概念的标准术语，并已纳入高等针灸教育的教材《腧穴学》。

太冲，肝经腧穴也。（《窦太师针法·诸穴证治》）

然遗溺闭癃，不取膀胱腧穴者，盖膀胱但藏溺，其出溺皆从三焦及肝督脉也。（《医学纲目·闭癃遗溺》）

知子由太医院出，亲灸当代名人，博览群籍，必得其旨要，尝著《伤寒撮要》等书已行于世。子何不详考诸说，立成经络起止，绘图分注，腧穴各

归所属经，分类而集之，不惟使后学者所持循，而济世利人之功亦莫大于此也。（《针灸集书》）

此所以验取穴之法也，但按其腧穴之处，必痛而且解，即其所也。（《类经·经络类》）

必须说明的是，"腧穴"一词虽从宋代始，但自唐代"输穴""俞穴"已见，其后与"腧穴"互借，甚至同一部书中也是如此，并不严格区分。

而寸口关尺有浮沉弦紧之乱，俞穴流注有高下浅深之差，肌肤筋骨有厚薄刚柔之异，唯用心精微者，始可与言于兹矣。（《备急千金要方·大医精诚》）

夫诸急卒病多是风，初得轻微，人所不悟，宜速与续命汤，依输穴灸之。（《备急千金要方·论杂风状》）

肺输穴，从大椎数第三椎两旁相去各一寸五分。（《备急千金要方·伤寒发黄》）

有脉横居输穴之中，视之满实，切之独坚者，是横居络脉也。（《太素·九针要道》）

凡诸经俞穴，有曰天曰星者，皆所以应天也；有曰地曰山陵、溪谷、渊海、泉泽、都里者，皆所以应地也。（《类经·经络类》）

直至现代，腧穴分类的科学性要求将腧穴概念的应用范围进一步限定。腧穴指所有针灸腧穴的统称；输穴特指十二经脉肘膝关节以下的井、荥、输、经、合穴，合称"五输穴"，总计60个经穴，又专指其中的第三个穴，总计12穴；而俞穴特指背俞穴。

至此，腧穴从秦汉时期的俞，逐渐过渡到穴，最后其概念在经现代的科学限定后，其科学的腧穴概念基本形成。但要说明的是腧穴的内涵，已经从表示码头的内涵概念"俞"，转变为表示空或洞的外延概念的"穴"了。

第十二讲
腧穴理论的构建

一、孔穴与明堂

"孔"字，《内经》6见，以合成词出现，有鼻孔、溺孔、髓孔之分，并无"孔穴"一词。

其支者，从缺盆上颈贯颊，入下齿中，还出挟口，交人中，左之右，右之左，上挟鼻孔。（《灵枢·经脉》）

鼻孔在外，膀胱漏泄。（《灵枢·师传》）

督脉者，起于少腹以下骨中央，女子入系廷孔，其孔溺孔之端也。（《素问·骨空论》）

扁骨有渗理凑，无髓孔，易髓无空。（《素问·骨空论》）

"孔穴"一词，出于《针灸甲乙经》皇甫谧序言中提及的《明堂孔穴针灸治要》一书，其中"孔穴"指腧穴：

按七略、艺文志，黄帝内经十八卷，今有针经九卷，素问九卷，二九十八卷，即内经也。亦有所忘失，其论遒远，然称述多而切事少，有不编次。比按仓公传，其学皆出于素问，论病精微。九卷是原本经脉，其义深奥，不易觉也。又有明堂孔穴针灸治要，皆黄帝岐伯选事也。（《针灸甲乙经·序》）

自《明堂孔穴针灸治要》后，孔穴作为腧穴的统称，历代宗之，尤以隋唐为甚。

又多令人以针治病，其灸法又不明处所分寸，而但说身中孔穴荣输之名。（《抱朴子内篇·杂应》）

余今采其要约，以为肘后救卒三卷，率多易得之药，其不获已须买之者，亦皆贱价，草石所在皆有，兼之以灸，灸但言其分寸，不名孔穴。

（《肘后备急方·序》）

此为作炷欲令根下广三分为适也，减此为不覆孔穴上，不中经脉，火气则不能远达。（《小品方·灸法要穴》）

其十二经脉，五色作之，奇经八脉以绿色为之，三人孔穴共六百五十穴，图之于后，亦睹之便令了耳。（《备急千金要方·明堂三人图》）

古医籍中还见有"孔穴"下仅列五输穴。

凡孔穴，所出为井，所流为荥，所注为输，所过为原，所行为经，所入为合。（《备急千金要方·三阴三阳流注》）

凡孔穴流注，所出为井，所流为营，所注为俞，所过为原，所行为经，所入为合，此针之大法也。（《太平圣惠方·针经序》）

另外，针灸学东传日本后，日本大正二年（即公元1913年）文部省举行经穴调查会，委任富士川游、大泽岳太郎、三宅秀，吉田弘道、富冈兵吉、町田则文等六人为委员，根据十四经络之诸经穴，从各方面鉴定，节取有实用的百二十穴，而在大正七年十二月文部省发布"改正孔穴"，即针灸实用120穴，并作为针灸学院教材《孔穴学》，宁波张俊义于1931年翻译出版并作为国内教材使用。按解剖部位分类，计有头、颜面、颈、胸、腹、侧腹、背、肩胛、上肢、下肢10部分，每穴只述其位置。因此，孔穴在民国时期，仅特指日本文部省经穴调查会审定的120穴，列举如下。

神庭、囟会、百会、后顶、脑户、痖（哑）门、曲差、承光、通天、天柱、临泣、正营、承灵、脑空、风池、攒竹、阳白、头维、曲鬓、紫（丝）竹空、率谷、窍阴、上关、听会、翳风、迎香、四白、巨髎、地仓、下关、颊车、大迎、颧髎、水沟、天鼎、天突、俞府、彧中、神藏、灵墟、神封、步廊、气户、库房、屋翳、膺窗、乳根、中府、鸠尾、巨阙、上脘、中脘、建里、下脘、关元、幽门、通谷、阴都、石关、商曲、肓俞、四满、大赫、不容、承满、梁门、关门、太乙、天枢、外陵、水道、腹哀、大横、腹结、冲门、胁髎、五枢、大椎、身柱、命门、长强、大杼、肺俞、心俞、膈俞、肝俞、胃俞、肾俞、大肠俞、白环俞、上髎、中髎、次髎、下髎、曲垣、肩胛、消泺、清泠（冷）渊、四渎、天井、侠白、尺泽、曲池、三里、肩髃、肩贞、支沟、合谷、阳池、阴廉、环跳、承扶、中渎、阳陵泉、三里、阴陵泉、飞扬、三阴交、悬钟、水泉。

"明堂"一词，在古籍腧穴书名中常见，如《黄帝明堂经》《明堂孔针灸治要》《黄帝内经明堂》等，似乎明堂与腧穴相关。其本义为古代帝王宣明政教和议事的场所。

天子居明堂太庙，乘朱路，驾赤骝，载赤旗，衣朱衣，服赤玉，食菽与鸡。（《礼记·月令》）

明堂者，古有之也。凡九室：一室而有四户、八牖，三十六户、七十二牖，以茅盖屋，上圆下方。（《大戴礼记·明堂》）

夫明堂者，王者之堂也。（《孟子》）

明堂，王者布政之堂……凡十二所，王者月居一室，告朔朝历，颁宣其政，谓之明堂。（《淮南子·精神训》）

明堂，《内经》16见，尤其《素问》中多指其本义。

黄帝坐明堂，始正天纲，临观八极，考建五常。（《素问·五运行大论》）

黄帝坐明堂，召雷公而问之。（《素问·著至教论》）

谨守此治，与经相明，上经下经，揆度阴阳，奇恒五中，决以明堂，审于始终，可以横行。（《素问·疏五过论》）

黄帝在明堂，雷公侍坐。（《素问·征四失论》）

黄帝在明堂，雷公请曰。（《素问·解精微论》）

又指鼻，见于《灵枢》，计11见。

脉出于气口，色见于明堂，五色更出，以应五时，各如其常，经气入脏，必当治里。（《灵枢·五阅五使》）

五色独决于明堂乎？岐伯曰：五官已辨，阙庭必张，乃立明堂。明堂广大，蕃蔽见外，方壁高基，引垂居外，五色乃治，平博广大，寿中百岁。（《灵枢·五阅五使》）

五官不辨，阙庭不张，小其明堂，蕃蔽不见，又埤其墙，墙下无基，垂角去外，如是者，虽平常殆，况加疾哉！（《灵枢·五阅五使》）

五色之见于明堂，以观五脏之气，左右高下，各有形乎？（《灵枢·五阅五使》）

五色独决于明堂乎？小子未知其所谓也。黄帝曰：明堂者鼻也。（《灵枢·五色》）

可见《内经》中"明堂"与腧穴无关，直到《明堂孔穴针灸治要》《针灸甲乙经》等腧穴专著的出现，似乎明堂与腧穴开始相关：明堂孔穴，表明这些孔穴的明堂性，即这些腧穴的经典性质可以进入国家典籍，已经可以入经、入典了。进而转义为腧穴的统称，更多表示腧穴专著、特别是腧穴图谱的统称。

又使人用针，自非究习医方，素识明堂流注者，则身中荣卫尚不知其所在，安能用针以治之哉！（《肘后备急方·序》）

凡欲为大医，必须谙《素问》《甲乙》《黄帝针经》、明堂流注、十二经脉、三部九候、五脏六腑、表里孔穴、本草药对。（《备急千金要方·大医习业》）

明堂，还用作腧穴名，实为上星穴别名。

烙心俞二穴、百会穴、巨阙穴、章门二穴、下廉二穴、明堂穴、神庭穴。（《太平圣惠方·治三十六种黄证侯点烙论并方》）

明堂一穴：在鼻直上入发际一寸。（《太平圣惠方·三十六种黄点烙应用俞穴处》）

明堂一穴：在鼻直上入发际一寸是穴。理风头，多鼻涕，鼻塞。三日一报，针入三分。（《太平圣惠方·具列一十二人形共计二百九十穴》）

二、《内经》腧穴分类

腧穴是针灸学的基本范畴，其概念和分类学的形成标志其腧穴理论的科学化，了解理论肇始时期的分类及其方法、依据，对科学理解腧穴概念十分必要。经仔细考察，《内经》的腧穴分类如下。

1.功能分类法

（1）脏俞：反应五脏功能并主治五脏病者，《气穴论》指五脏之五输穴，25组双穴，即"脏俞五十穴"，《水热穴论》指五脏之背俞穴5组双穴，所谓"五脏俞傍五，此十者，以泻五脏之热也"。

（2）腑俞：反应六腑功能并主治六腑病者，内涵有二：《九针十二原》《气穴论》指六腑之五输穴和原穴，36双穴，即"腑俞七十二穴"，《刺节真邪》中特指听宫一穴。

（3）热俞：主治热病者，指治疗"热病"的59穴，但其内容《水热穴论》与《热病》不同。

（4）寒热俞：主治寒热病者，《气穴论》治"寒热病"双穴，在"髀厌中"。

（5）水俞：主治水肿病者，指分布于骶尾及下肢的能治"水病"的57穴。

（6）井穴：指五脏六腑出于四肢最远端的腧穴总称。

（7）荥穴：指五脏六腑出于四肢次远端的腧穴总称。

（8）输穴（俞穴）：多位于掌指或跖趾关节后，是经气渐盛、由此注彼的穴位，见《本输》详论。

（9）经穴：经穴多位于腕、踝关节以上之前臂、胫部，经气盛大流行，，见《本输》详论。

（10）合穴：多位于肘膝关节附近，是经气由此深入进而会合于脏腑的穴位，见《本输》详论。

（11）络穴：络脉由经脉别出之处各有一穴，见《经脉》和《平人气象论》详论。计十二经脉和脾之大络双穴，以及任脉和督脉单穴。主治络脉病症，《经脉》极其详细论述。

（12）原穴：《九针十二原》《本输》详论"五脏有疾，当取之十二原""凡此十二原者，主治五脏六腑之有疾也，胀取三阳，飧泄取三阴"。具体内容《九针十二原》和《本输》不同，前者指太渊、大陵、太冲、太白、太溪双穴和鸠尾、脖胦单穴，计7穴；而后者指京骨、丘墟、冲阳、阳池、腕骨、合谷6双穴。

（13）本输："本输"一词见《本输》，指穴位有标本、根结之分，其属本、属根的腧穴为本输，包括四肢远端的五输穴。

（14）标输：与本输相对而言，属标、属结的腧穴为标输，颈项部的"天"穴10穴，即天突、人迎、扶突、天窗、天容、天牖、天柱、风府、天府、天池以及上关、下关、犊鼻。

2.部位分类法

（1）头面部穴："头上五行行五,五五二十五穴"，头上25穴在《素问》的《气穴论》《气府论》《水热穴论》和《灵枢》厥病明确记载，且为足太阳脉气所发，能治"厥头痛，贞贞头重而痛"和"越诸阳之热逆也"，但没有腧穴组成。

（2）面部腧穴：《内经》记载，计20穴。

上关，大迎，下关，目瞳子，浮白，眉本，曲牙。（《气穴论》）

眉上。（《口问》）

眉头。(《骨空论》)

眉间，廉泉。(《刺疟》)

听宫。(《刺节真邪》)

角孙，悬颅。(《寒热病》)

龈交，额颅发际傍，面鼽骨空，鼽骨下，客主人，眉后。(《气府论》)

耳中。(《厥病》)

（3）颈项部穴：主要见于《气穴论》《气府论》《骨空论》等《素问》的11论，《灵枢》的《本输》《根结》《寒热病》《热病》等23篇中。

即大椎、大椎上两旁、风府、风府两旁、天突、天牖、扶突、侠扶突、天窗、天柱、项中央、项中大筋两旁、项中足太阳之前、喑门、人迎、缺盆、缺盆外骨空、缺盆骨上切之坚痛如筋者、发际后中、喉中央、天容、廉泉、风池，计23穴。

（4）胸俞：即《气穴论》中胸俞十二穴，但无腧穴组成。

（5）膺俞：《气穴论》膺俞有12穴，但无腧穴组成，《水热穴论》指1个腧穴（双穴），且该穴即"膺俞"，定位在"膺"。

（6）背俞：《素问·血气形志》"背俞"有10穴组成，定位在背部。即肺俞、心俞、肝俞、脾俞、肾俞。

（7）骨（髓）空：《骨空论》指颅骨和脊柱大骨孔，《水热穴论》指1个腧穴（双穴），且该穴即"髓空"。

（8）五输穴：指分布于四肢远端的井、荥、输、经、合5组腧穴。

3.归经分类法

《内经》腧穴分类的第3种方法，即归经分类，分属于经脉的腧穴。《本输》明言"手太阴经也""任脉也""二次脉手阳明也"等。这类腧穴多分布于四肢肘膝以下和颈项部，计105穴。

（1）手太阴肺经：天府、尺泽、列缺、经渠、太渊、鱼际、少商，计7穴。

（2）手阳明大肠经：商阳、二间、三间、合谷、阳溪、偏历、曲池、扶突，计8穴。

（3）足阳明胃经：下关（足少阳）、大迎、人迎、缺盆（足少阳）、伏兔、足三里、上巨虚、下巨虚、丰隆、解溪、冲阳、陷谷、内庭、历兑，计14穴，其中下关、缺盆属足少阳经。

（4）足太阴脾经：隐白、大都、太白、公孙、商丘、阴陵泉、大包，计7穴。

（5）手少阴心经：通里，计1穴。

（6）手太阳小肠经：少泽、前谷、后溪、腕骨、阳谷、支正、小海、天窗、天容（足少阳）、肩贞（手少阳），计10穴，其中天容属足少阳经，肩贞属手少阳经。

（7）足太阳膀胱经：天柱、肺俞、心俞、膈俞、肝俞、脾俞、肾俞、委阳、委中、飞扬、昆仑、京骨、束骨、足通谷、至阴，计15穴。

（8）足少阴肾经：涌泉、然谷、太溪、大钟、复溜、阴谷，计6穴。

（9）手厥阴心包经：天池、曲泽、间使、内关、大陵、劳宫、中冲，计7穴。

（10）手少阳三焦经：关冲、液门、中渚、阳池、外关、支沟、天井、天髎，计8穴。

（11）足少阳胆经：角孙（足太阳）、完骨（手少阳）、阳陵泉、光明、阳辅、悬钟（绝骨）、丘墟、足临泣、侠溪、足窍阴，计10穴，其中角孙属足太阳经，完骨属足少阳经。

（12）足厥阴肝经：大敦、行间、太冲、中封、蠡沟、曲泉，计6穴。

（13）督脉：大椎、风府、长强、龈交（任脉），计4穴，其中龈交属任脉。

（14）任脉：鸠尾、天突，计2穴。

综上所述，《内经》有关腧穴分类与当代《针灸学》不同，主要按腧穴的功能、解剖部位进行分类，其次是归经分类，这种分类方法及其分类标准与现当代分类科学的标准一致。

三、腧穴的归经及其演变

腧穴的归经理论，始自《内经》，其本义仅是其一种分类方法，在宋代以前，确指某些腧穴归属于某一经脉，其科学内涵表现为这些腧穴的共性是其主治病候相同或相似，理论归纳为归属于某一经。具体的腧穴归入哪一经脉，直至唐代仍有不同观点（见表1）。

表1 唐以前三部医籍腧穴归经对照表

经脉	相同	《黄帝内经》	《针灸甲乙经》	《备急千金要方》
手太阴	少商、鱼际、太渊、经渠、列缺、尺泽、天府		孔最、侠白	孔最、侠白、臑会
手厥阴	中冲、劳宫、大陵、内关、间使、曲泽	天池	郄门、天泉	郄门、天泉
手少阴	通里		少冲、少府、神门、阴郄、灵道、少海、极泉	少冲、少府、神门、阴郄、灵道、少海、极泉
手阳明	商阳、二间、三间、合谷、阳溪、偏历、曲池	扶突	温溜、下廉、上廉、三里、肘髎、五里、臂臑	温溜、下廉、上廉、三里、肘髎、五里、臂臑、肩髎、秉风、肩井、天窗、肩髃、巨骨
手少阳	关冲、液门、中渚、阳池、外关、支沟、天井	天牖	会宗、三阳络、四渎、清冷渊、消泺	会宗、三阳络、四渎、清冷泉、消泺、天宗、臑俞、肩外俞、肩中俞、曲垣
手太阳	少泽、前谷、后溪、腕骨、阳谷、支正、小海	天窗、天容、肩贞	养老	养老、肩贞
足太阴	隐白、大都、太白、公孙、商丘、阴陵泉	大包	三阴交、漏谷、地机、血海、箕门	三阴交、漏谷、地机、血海、箕门、气冲
足厥阴	大敦、行间、太冲、中封、蠡沟、曲泉		中郄、膝关、阴包、五里、阴廉	中郄、膝关、阴包、五里、阴廉
足少阴	涌泉、然谷、太溪、大钟、复溜、阴谷		照海、水泉、交信、筑宾	照海、水泉、交信、筑宾、会阴
足阳明	历兑、内庭、陷谷、冲阳、解溪、丰隆、下巨虚、上巨虚、足三里、伏兔	缺盆、人迎、大迎、下关	条口、犊鼻、梁丘、阴市、髀关	条口、犊鼻、梁丘、阴市、髀关
足少阳	足窍阴、侠溪、足临泣、丘墟、悬钟（绝骨）、阳辅、光明、阳陵泉	完骨、角孙	地五会、外丘、阳交、阳关、中渎、环跳	地五会、外丘、阳交、阳关、中渎、环跳

经脉	相同	《黄帝内经》	《针灸甲乙经》	《备急千金要方》
足太阳	至阴、足通谷、束骨、京骨、昆仑、飞扬、委中、委阳	肾俞、脾俞、肝俞、膈俞、心俞、肺俞、天柱	申脉、金门、仆参、跗阳、承山、承筋、合阳、浮郄、殷门、扶承	申脉、金门、仆参、跗阳、承山、承筋、合阳、浮郄、殷门、扶承
督脉		大椎、风府、长强、龈交		
任脉		鸠尾、天突		

正如上表所示，《内经》已经将105穴系统归属于十二经脉及督、任二脉，详见于《灵枢·本输》，主要是四肢末端的本输及其颈项部的标输穴，后者还不被《黄帝明堂经》《针灸甲乙经》和《备急千金要方》等后世医籍所采纳，可见系统归纳腧穴归经的第一部腧穴理论专著《黄帝明堂经》，有关标本理论对经脉理论的构建作用，即已不彰。

《针灸甲乙经》已将四肢部138穴，系统归属于十二经脉；《备急千金要方》再将肩部14穴和会阴穴归经，已经达到153穴，二者的主要区别在于对肩部腧穴的理解，或许与上肢带肌的功能有关，但与唐后历代归经明显不同。

隋唐有关腧穴归经百家争鸣。除孙思邈外，隋唐时期还有杨上善、杨玄操、王焘、王冰四大名医均对腧穴归经进行研究，其中杨上善对《黄帝明堂经》所载349穴全部归入相应经脉，王焘《外台秘要》按十二经以画图人，将《甲乙经》分布排列的腧穴按列排成十二经，其中任脉腧穴归入足少阴肾经、督脉者归入足太阳膀胱经，并补入膏肓一穴，而王冰更有一穴归入多经的记载，其讨论的分歧主要在于"脉气所发"以及交会穴的归经，"脉气所发"来自《素问·气府论》，该篇主要论述了六阳经和督、任、冲三脉以及足少阴、足厥阴、手少阴、阴阳跷等共计十四经脉、232穴的归经，尽管没有具体腧穴名称记载，却为后世，尤其是隋唐时期展开腧穴归经的百家争鸣奠定了理论基础。

宋代归经模式的固化。固化后的经穴，其内涵已经发生了根本改变，从主治病候相同或相似的一类腧穴，变成国家法典规定的经典腧穴，其实质逆转为人文内涵，突出表现在宋代王惟一奉敕编撰《铜人腧穴针灸图经》，该书首创腧穴十四经分类法并对后世产生重大影响，以至于该法沿用至今，将《针灸甲乙经》349穴全部归经，并新增5穴：腰阳关、灵台、膏肓、厥阴俞、青灵，总计354穴。其腧穴归经根据脉气所发、交会穴、分布于经脉循行线三大原则，将头面躯干部腧穴归入十四经脉。

其后宋代王执中《针灸资生经》补风市、眉冲、督俞、气海俞、关元俞等5穴，经穴总数359穴；明代李梴补羊失；明代杨继洲《针灸大成》去羊失；明代张景岳《类经图翼》去风市、眉冲、督俞、气海俞、关元俞5穴，补中枢归入督脉，补急脉归入足厥阴肝经；清代吴谦等《医宗金鉴》补风市、督俞、气海俞、关元俞4穴，经穴总数360穴；清代李学川《针灸逢源》复又补眉冲。至此，经穴总数在古代达到鼎盛时期的361穴。虽然历代经穴总数有所增减，特别是眉冲一穴，补而又去，去而又补，历经反复，此类腧穴并非个例，但归经模式渐趋固定，总结自唐至清诸家增删准确者归经成361穴，现代以来，《针灸学》又归印堂入督脉，总计经穴总数为362穴。

近现代以来，将某些奇穴归经，始终是针灸理论界热衷的问题，变动如下。

当阳、下颐、廉泉、泉门4穴分别归经。（1935年《针灸经穴图考》）

印堂、太阳、阑尾穴、胃管下俞、龙门5穴分别归经。（上海中医学院编1965年版人民卫生出版社《腧穴学》）

印堂、太阳、阑尾穴、胆囊穴、十七椎5穴分别归经。（江苏新医学院主编1975年版上海人民出版社《针灸学》、中医研究院编1976年人民卫生出版社《针灸学简编》、上海中医学院针灸学教研组1983年内部资料《经络腧穴学教程》）

印堂穴归入督脉。（王华主编2005年版高等教育出版社《针灸学》）

印堂穴归入督脉。（中华人民共和国国家质量监督检验检疫总局和中国国家标准化管理委员会发布2006年版中国标准出版社《腧穴名称与定位》）

印堂穴归入督脉。（中华人民共和国国家质量监督检验检疫总局和中国国家标准化管理委员会发布2008年版中国标准出版社《腧穴定位图》）

以上讨论可以清楚看出，腧穴归经理论的演变过程，突出表现为两点：一是腧穴解剖属性的逐渐去理论化，从隋唐开始到宋代基本构建完成；二是腧穴的人文属性理论化。

四、腧穴的传统分类

腧穴根据其发现和认识程度，分为经穴、奇穴、阿是穴三类，该种分类法始自1957年江苏省中医学校针灸学科教研组编写的《针灸学》，其影响深远，至今历版《针灸学》均从之，梳理如下。

经穴之分类，有阴经、阳经、任脉、督脉。（承淡安编著，1955年人民卫生出版社《中国针灸学》）

腧穴分为阿是穴、经外奇穴、十四经穴。（江苏省中医学校针灸学科教研组编著，1957年江苏人民出版社《针灸学》）

腧穴分为阿是穴、经外奇穴、十四经腧穴。（南京中医学校针灸学科教研组编著，1959年江苏人民出版社《简明针灸学》）

腧穴的分类有如下几种，一、从大体上分，有以下几种：经穴、经外奇穴、阿是穴；二、从某些腧穴的部位和作用上分，又有以下的几种特定名称：背俞穴，募穴，井、荥、俞、原、经、合穴，络穴，郄穴，八会穴，会穴。（北京中医学院编著，1959年人民卫生出版社《简明针灸学》）

腧穴就包括了十四经经穴、经外奇穴和阿是穴三个部分。（上海中医学院针灸学教研组编著，1960年上海科学技术出版社《针灸学讲义》）

腧穴的分类，大体上可分为三种：十四经腧穴、经外奇穴、阿是穴。（中医学院试用教材，南京中医学院针灸教研组编，北京中医学院、上海中医学院、广州中医学院、成都中医学院、南京中医学院五院代表会议审订，1961年人民卫生出版社《针灸学讲义（1版）》）

腧穴分十四经腧穴、奇穴、阿是穴三类，特定穴。（中医学院试用教材重订本，南京中医学院主编，全国中医教材会议审订，1964年上海科学技术出版社《针灸学讲义（2版）》）

腧穴分为"经穴"、经外奇穴、"阿是穴"、特定穴。（北京中医学院革委会教育革命组，1971年内部试用讲义《新针灸学》）

穴位的分类：经穴、经外奇穴、阿是穴、新穴四类，提出穴位的性能与特定穴。（上海中医学院编，1974年人民卫生出版社《针灸学》）

一般分为"十四经腧穴""经外奇穴"和"阿是穴"三类，特定穴及其应用为治疗概述内容。（江苏新医学院主编，1975年上海人民出版社《针灸学（3版）》）

腧穴的分类，大体上可分为三类：十四经穴、奇穴、阿是穴，特定穴。（全国高等医药院校试用教材，南京中医学院主编，1978年上海科技出版社《针灸学（4版）》）

腧穴分为十四经穴、奇穴、阿是穴三类，特定穴。（高等医药院校教材，邱茂良主编，1985年上海科技出版社，《针灸学（5版）》）

人体的腧穴很多，大体上可归纳为十四经穴、奇穴、阿是穴3类，特定穴。（普通高等教育中医药类规划教材，孙国杰主编，1997年上海科技出版社《针灸学（6版）》）

人体的腧穴总体上可归纳为十四经穴（acupoints of fourteen meridians）、奇穴（extra points）、阿是穴（Ashi points）三类，特定穴。（普通高等教育"十五"国家级规划教材，新世纪全国高等中医药院校规划教材，石学敏主编，2002年中国中医药出版社《针灸学（7版）》）

人体有众多腧穴，按其是否归经、有无固定名称和位置，总体上可归纳为十四经穴（acupoints of fourteen meridians）、奇穴（extra points）、阿是穴（ouch points）三大类，特定穴。（普通高等教育"十一五"国家级规划教材，全国高等中医药院校规划教材，王华主编，2008年高等教育出版社《针灸学（8版）》）

如上所述，尽管自1957年始，腧穴的分类基本归纳为经穴、奇穴、阿是穴三类，但自1959年北京中医学院编著的《简明针灸学》开始讨论从腧穴的部位和作用上进行划分，故又有以下几种特定名称，背俞穴，募穴，井、荥、俞、原、经、合穴，络穴，郄穴，八会穴，会穴。直到1964年南京中医学院主编的中医学院试用教材重订本《针灸学讲义》试用"特定穴"名称，其后历版教材均从之。

特定穴之"特"，是在腧穴归经理论构建完成后，本该是基于腧穴作用及其部位进行理论归纳和分类的一般规律，而现行理论架构不能自洽的迫不得已之举。

五、奇穴与阿是穴

奇穴，与经穴相对而言，因此又名"经外奇穴"。自隋唐开始，随着腧穴的新发现日益增多，到元代《扁鹊神应针灸玉龙经》已有"奇穴"一词，并作系统整理，到明代《奇效良方》，将奇穴作为一个腧穴类别并收载26

穴，首设"奇穴"一门，奇穴理论构建完成。之后《针灸大成》作"经外奇穴"，其后历代从之。

牙痛阵阵痛相煎，针灸还须觅二间，翻呕不禁兼吐食，中魁奇穴试看看。（《扁鹊神应针灸玉龙经·一百二十穴玉龙歌》）

内迎香二穴，在鼻孔中，治目热暴痛，用芦管子搐出恶血，效。（《奇效良方·奇穴》）

内迎香二穴，在鼻孔中，治目热暴痛，用芦管子搐出血最效。（《针灸大成·经外奇穴》）

十宣十穴，在手十指端上是穴，宜三棱针出血，禁灸，治伤寒不识尊卑，发痧等证。（《针方六集·附针经不载诸家奇穴二十八》）

实际上，奇穴早在《内经》即已应用。《备急千金要方》《千金翼方》《外台秘要》等书记载大量奇穴实践，历史只是到了明代才得以完成理论构建。

表2　古代奇穴文献收录穴数表

医籍	奇穴穴数
《外台秘要》	7（其中"前腋"脱失穴名）
《窦太师针经》（综合现存两种抄本）	35（其甲本"关门"与"兰门"，实为一穴而两出之）
《奇效良方·奇穴》	24（其中不见于《窦太师针经》者9穴）
《医学入门》	17
《针灸大成》	36（其中不见于《窦太师针经》和《奇效良方》者2穴：高骨、睛中）
《针方六集》	35（除睛中见于《针灸大成》外，均见于《窦太师针经》《奇效良方》）
《医经会元·针灸原枢》	31（其中不见于《窦太师针经》和《奇效良方·奇穴》者10穴，另有同穴异名者3穴）
《类经图翼》	76
《针灸秘法全书》	67
《医学原始》	26

只是，这里的"经外奇穴"之"经"，其本义是指《针灸甲乙经》或《铜人腧穴针灸图经》，即"经典"之义，与现在的"经脉"概念不同，梳理如下。这里需要说明的有两点：第一，所谓"经外"，仅是表示它不在原

来的三百六十多个经穴之内，并非说它与经脉循行道路绝对无关，例如印堂、"崇骨""腰奇"等的所在部位，均为督脉循行所过之处。第二，实际上并非经外的腧穴，而是一经或数经的腧穴组成的小型处方，对某些疾患有特殊之疗效，如急救常用的十二井穴，即是手六经的指端第一穴所组成。

奇穴是指既有一定的穴名，又有明确的位置，但尚未列入十四经系统的腧穴，又称"经外奇穴"。（邱茂良《针灸学》）

"阿是穴"一词，首见于唐·孙思邈《备急千金要方》：

故吴蜀多行灸法。有阿是之法，言人有病痛，即令捏其上，若里当其处，不问孔穴，即得便快或痛处，即云阿是。灸刺皆验，故曰阿是穴。（《备急千金要方·灸例》）

"阿是之法"行于吴蜀，至今吴地方言中"阿是"即"是不是、可是"之意，表示询问，系对针灸医师诊疗实践过程的生动描述。后世宗之，也常将阿是穴与其他经穴并列：

项强：风门、肩井、风池、昆仑、天柱、风府、绝骨，详其经络治之。兼针阿是穴，随痛随针之法，详在于手臂酸痛之部，能行则无不神效。（《勉学堂针灸集成·颊颈》）

也有将阿是穴称作"天应穴""不定穴"者：

散刺者，散针也。因杂病而散用其穴，因病之所宜而针之，初不拘于流注，即天应穴。《资生经》所谓阿是穴是也。（《东医宝鉴·针法有巨刺缪刺散刺》）

其所取之腧穴，即痛处是也。俗云天应穴者是也。（《灵枢注证发微·经筋》）

浑身疼痛疾非常，不定穴中宜细详。（《扁鹊神应针灸玉龙经》）

天应穴，即《千金方》阿是穴，《玉龙歌》谓之不定穴。（《针方六集·附针经不载诸家奇穴》）

直至1957年，江苏省中医学校针灸学科教研组《针灸学》，将阿是穴作为腧穴的一个类别，完成其理论构建。

六、腧穴学的基本内容

腧穴研究的基本内容包括定位、解剖、主治、操作等4部分。现存第一部针灸学专著《针灸甲乙经》关注了定位、操作、穴名、别名、交会穴或脉气所发等5个文本描述部分，但无系统分类和概念命名，以脑户穴（或百会）为例。

脑户，一名匝风，一名会颅，在枕骨上，强间后一寸五分，督脉、足太阳之会。此别脑之会，刺入三分，留三呼。不可灸，令人喑。《素问·刺禁论》云刺头中脑户入脑立死。王冰注云灸五壮。又《骨空论》云不可妄灸。《铜人经》云禁不可针，针之令人哑。（《针灸甲乙经·头直鼻中入发际一寸循督脉却行至风府凡八穴第二》）

唐代甄权首次将腧穴主治与其他内容合并讨论，关注了定位、操作、主治等3部分，见专有名词"主"。

尺泽，甄权云：在臂屈伸横文中，筋骨蠕陷中，不宜灸，主癫病，不可向手臂，不得上头。（《针灸资生经》）

唐代孙思邈始将穴位主治归类，并出现"孔穴主对"法，仍无系统归类，主治的专有名词为"主"。

上星、囟会、前顶、脑户、风池，主面赤肿。

风池、脑户、玉枕、风府，主目痛不能视。先取谚讟后取天牖。

脑户、听会、风府、听宫、医风，主骨疼，眩狂瘈疭口噤，喉鸣沫出，瘖不言。

脑户、通天、消泺、天突，主颈有大气。（《孙真人千金方·孔穴主对法》）

宋代王惟一关注了穴名、别名、定位、交会穴、操作、主治等6部分，见专有名词"治"。

脑户一穴，一名合颅。在枕骨上，强间后一寸五分。督脉、足太阳之会。禁不可针，针令人哑不能言。治目睛痛不能远视，面赤目黄，头肿。可灸七壮，亦不可妄灸，令人失喑。（《铜人腧穴针灸图经·偃伏头部中行凡一十穴》）

《内经》见"主治"12次，已有腧穴主治之端倪。

五脏有六腑，六腑有十二原，十二原出于四关，四关主治五脏，五脏有疾当取之十二原。（《灵枢·九针十二原》）

凡此十二原者，主治五脏六腑之有疾者也。（《灵枢·九针十二原》）

二曰员针，取法于絮针，筒其身而卵其锋，长一寸六分，主治分间气。（《灵枢·九针论》）

五日谓之候，三候谓之气，六气谓之时，四时谓之岁，而各从其主治焉。（《素问·六节藏象论》）

客色见上下左右，各在其要。其色见浅者，汤液主治，十日已。其见深者，必齐主治，二十一日已。其见大深者，醪酒主治，百日已。（《素问·玉版论要》）

肝主春，足厥阴少阳主治……心主夏，手少阴太阳主治……脾主长夏，足太阴阳明主治……肺主秋，手太阴阳明主治……肾主冬，足少阴太阳主治。（《素问·脏气法时论》）

自唐代首次将腧穴主治与其他内容合并讨论后，其后历代宗之，或曰"主"，或曰"治"，明代张介宾《类经图翼》见"主治"概念。

脑户一穴一名合颅，在枕骨上，强间后一寸半，禁针，针令人痖，可灸七壮，亦不可妄灸，令人夭。《明堂经》云：灸令人失音，针三分。《素问注》云：针四分。《甲乙经》云：不可灸。《铜人经》云：一名仰风，一名会颅，是督脉、足太阳之会。主目睛痛，不能远视，面赤头肿，目黄。又《铜人经》云禁针，《素问》《明堂经》乃云针入三分、四分，亦可疑矣，何如不针为稳。《素问》盖云刺脑户，入脑立死故也。（《普济方·卷四百十四腧穴头部中行十穴》）

脑户一名合颅，枕骨上，强间后一寸半。足太阳、督脉之会。《铜人》：禁灸。灸之令人哑或灸七壮，妄灸令人喑。《明堂》：针三分。《素注》：针四分。《素问》：刺脑户，入脑立死。主面赤目黄，面痛，头重肿痛，瘿瘤。按：脑户一穴，《资生》《明堂》《素问》所论深针，妄灸，医家当知所戒矣。（《针灸聚英·奇经督脉穴》）

脑户一名合颅，枕骨上，强间后一寸半。足太阳、督脉之会。《铜人》：禁灸，灸之令人哑。《明堂》：针三分。《素注》：针四分。《素问》：刺脑户，入脑立死。主面赤目黄，面痛，头重肿痛，瘿瘤。此穴针灸俱不宜。（《针灸大成·督脉图考证穴法》）

脑户一穴　一名合颅，在枕骨上，强间后一寸五分，督脉、足太阳之会。治目睛痛不能远视，面赤目黄，头肿。灸五壮，禁针。（《针灸秘法全书·奇经八脉流注始终督脉气穴疗病解》）

脑户一穴　一名合颅，音卢。在枕骨上强间后一寸五分，督脉、足太阳之会。禁不可针，针之令人哑不能言。治目睛痛，不能远视。可灸七壮，亦

不可妄灸，令人失音。(《秘传眼科龙木论·针灸经》)

古代文献中，有关腧穴的穴名、别名、定位、交会穴或脉气所发、刺灸法5个部分，除外"主治"，始终无系统分类和概念命名。

1931年，张俊义编译《高等针灸学讲义经穴学、孔穴学》，将日本猪又启岩原著的日本延命山针灸学院教材在国内作为教科书出版，腧穴的研究内容始系统归类，其特点有三：①分类为位置、解剖的部位、疗法、主治，并附有说明；②引入解剖学研究腧穴，设"解剖"一类；③"主治"一词得以沿用。原文摘录如下。

脑户（禁针）

位置：强间之后一寸五分。枕骨之上。

解剖的部位：在帽状腱膜中。循后头动脉。分布大后头神经。

说明：禁针禁灸。疗法主治从略。（猪又启岩原著张俊义编译《高等针灸学讲义经穴学、孔穴学》）

曾天治从之，赵尔康亦如上述，分为位置、解剖、主治、手术、考证、附录六类。

脑户

位置：枕骨下强间后一寸五分。

疗法：禁针。禁灸。（曾天治《针灸医学大纲》）

脑户　合颅　匝风　会额

位置：在强间后一寸五分。居枕骨之上。

解剖：在帽状腱膜中。循后头动脉。分布大后头神经。

主治：面赤。目黄。面痛。头重。肿痛。瘿瘤。

手术：禁灸。针三分。正头取之。

考证［甲乙］瘈目不眴刺脑户。［又］寒热刺脑户。［又］头重项痛。目不明。风眩。脑中寒。重衣。不热汗出。头中恶风。刺脑户主之。［又］癫疾骨痠。眩狂瘈疭。口喙羊鸣。刺脑户。［又］瘖不能言。刺脑户。［外台］脑户主目赤痛不可视。面赤肿。舌本出血。

附录　此穴为足太阳膀胱经。督脉之会。［素刺禁论］刺头。中脑户。入脑立死。［铜人］禁灸。灸之令人哑。［甲乙］此别脑之会。不可灸。令人瘖。［儒门事亲］后顶强间脑户风府四穴。不可轻用针灸。以避忌多故也。若有误不幸。令人瘖。［少林拳术秘诀］点按致死九穴之一。脑后名脑海穴。

按本穴各书均列入禁针禁灸之例。惟明堂与素骨空论王氏注中。俱有针三分之文。兹录参考。学者慎勿妄施。宜注意及之。（赵尔康《针灸秘笈纲要》）

朱琏、承淡安、王野枫等从之，但分类略有区别。

脑户

位置：在强间穴之下一寸五分，正在后头部。

解剖部位：在枕外粗隆上缘，有枕动脉的分支，分布着枕大神经。

针灸疗法：古书载禁针、禁灸。我们在临床上也没有用过此穴。（朱琏《新针灸学》）

脑户（一名匝风、会额、合颅）

【部位】在外后头结节之直上。

【局所解剖】有头后肌、大小头后神经、头后动脉。

【主治症】脑充血（风眩、头中恶风、痙目不眴）、三叉神经痛、颜面神经痉挛或麻痹、中耳炎。

【取穴法】从风府穴之上一寸五分取之。

【针灸法】不宜针，灸一壮至三壮。（承淡安《中国针灸学讲义》新编本）

脑户

部位：后头结节之下陷中。

针灸：禁针，禁灸。

备考（王野枫《针灸十四经穴位考订》）

1949年以后，针灸教育一脉相承，原文梳理如下。

脑户（匝风、会额、会颅、西风）

穴位：枕骨上强间穴后一寸五分。

解剖：在枕外粗隆上缘，有枕动脉的分枝，分布着枕大神经。

主治：癫痫，头风，颈项强痛，睛痛不能远视。

取穴：从风府上一寸五分取之。

针灸法：灸一至三壮。

备考：足太阳、督脉之会。（江苏省中医学校针灸学科教研组《针灸学》）

脑户

穴位：枕骨上强间穴后一寸五分。

主治：癫痫，头风，颈项强痛，睛痛不能远视。

取穴：从风府穴上行一寸五分，枕骨之上骨陷中取之。

针灸法：灸一至三壮。按文献记载，本穴禁针。（南京中医学校针灸学科教研组《简明针灸学》）

脑户（足太阳、督脉之会）

穴位：在枕骨上，强间后一寸五分（发挥）。

取穴：从风府上一寸五分，当枕外粗隆上缘处。

主治：癫痫，头风，颈项强痛，睛痛不能远视。

针灸：灸一至三壮。

解剖：在枕外粗隆上缘，有枕动脉的分支，分布着枕大神经。

引证：素刺禁论：刺头，中脑户，入脑立死。（北京中医学院《简明针灸学》）

脑户

位置：在枕骨上强间后一寸五分。

取穴：从风府直上一寸五分，当枕外粗隆上缘取之。

针灸法：刺三分，不灸。

解剖：在枕外粗隆上缘，左右枕骨肌之间；布有左右枕动脉、静脉分支，深层常有导血管；有枕大神经之支。

主治：癫痫，头重项痛，睛痛目不明，黄疸，舌本出血。

备考：督脉、足太阳之会。（上海中医学院针灸学教研组《针灸学讲义》）

脑户（足太阳、督脉、阳维之会）

穴位 枕骨上强间穴后一寸五分。

主治 癫痫，头风，颈项强痛，目痛，视物模糊。

取穴 从风府上行一寸五分枕骨之上骨陷中取之。

针灸 灸一至三壮。按文献记载，本穴禁针。（南京中医学院针灸教研组《针灸学讲义》）

脑户

【位置】在枕骨上，强间后一寸五分。《甲乙》

【取穴】头部正中线上，在风府上一寸五分，当枕骨粗隆上缘取之。

【主治】癫痫，喑不能言，头晕，颈项强痛。

【针灸】艾条灸1～3分钟。

【附注】本穴为督脉、足太阳经交会穴。《甲乙》（南京中医学院《针灸学讲义》）

脑户

【定位】风府穴直上1.5寸。

【主治】癫痫，喑不能言，头晕，颈项强痛。

【操作】平刺0.5～0.8寸。（南京中医学院《针灸学》）

脑户 nǎohù

【定位】风府穴直上1.5寸。

【解剖】在枕外粗隆上缘，左右枕骨肌之间；有左右枕动、静脉分支；布有枕大神经分支。

【主治】头晕，项强，失音，癫痫。

【操作】平刺0.5～0.8寸。

【附注】督脉与足太阳经交会穴。（邱茂良《针灸学》）

脑户 nǎohù（DU17）

【定位】在头部，后发际正中直上2.5寸，风府上1.5寸，枕外隆凸的上缘凹陷处。

【解剖】（1）针刺层次：皮肤→皮下组织→枕额肌枕腹。（2）穴区神经、血管：浅层有枕大神经分布；深层有面神经耳后支和枕动脉分布。

【主治】头痛、头晕、项强、失音、癫痫。

【操作】平刺0.5～0.8寸；可灸。（孙国杰《针灸学》）

脑户（nǎo hù，DU17）

【定位】风府穴直上1.5寸，当枕骨粗隆上缘凹陷处。

【解剖】在左右枕骨肌之间；有左右枕动、静脉分支；布有枕大神经分支。

【主治】头晕，项强；失音；癫痫。

【操作】平刺0.5～0.8寸。（石学敏《针灸学》）

脑户（nǎohù，GV17）

【定位】在头部，枕外隆凸的上缘凹陷中。

【解剖】布有枕大神经的分支和枕动、静脉的分支或属支。

【主治】头痛，眩晕，项强；癫痫。

【操作】平刺0.5~0.8寸。（王华《针灸学》）

腧穴的表面解剖学位置，1949年之前始称"位置""部位"，或称"穴位""定位"，见1975年江苏新医学院《针灸学》，其后沿用。

位置：强间之后一寸五分。枕骨之上。（猪又启岩著，张俊义编译，《高等针灸学讲义经穴学、孔穴学》）

位置：枕骨下强间后一寸五分。（曾天治《针灸医学大纲》）

位置：在强间后一寸五分。居枕骨之上。（赵尔康《针灸秘笈纲要》）

位置：在强间穴之下一寸五分，正在后头部。（朱琏《新针灸学》）

【部位】在外后头结节之直上。（承淡安《中国针灸学讲义》新编本）

部位：后头结节之下陷中。（王野枫《针灸十四经穴位考订》）

穴位：枕骨上强间穴后一寸五分。（江苏省中医学校针灸学科教研组《针灸学》）

穴位：枕骨上强间穴后一寸五分。（南京中医学校针灸学科教研组《简明针灸学》）

穴位：在枕骨上，强间后一寸五分（发挥）。（北京中医学院《简明针灸学》）

位置：在枕骨上强间后一寸五分。（上海中医学院针灸学教研组《针灸学讲义》）

穴位：枕骨上强间穴后一寸五分。（南京中医学院针灸教研组《针灸学讲义》）

【位置】在枕骨上，强间后一寸五分。《甲乙》（南京中医学院《针灸学讲义》）

定位（百会）：在后发际上7寸，约当两耳尖连线的中点。（江苏新医学院《针灸学》）

【定位】风府穴直上1.5寸。（南京中医学院《针灸学》）

【定位】风府穴直上1.5寸。（邱茂良《针灸学》）

【定位】在头部，后发际正中直上2.5寸，风府上1.5寸，枕外隆凸的上缘凹陷处。（孙国杰《针灸学》）

【定位】风府穴直上1.5寸，当枕骨粗隆上缘凹陷处。（石学敏《针灸学》）

【定位】在头部，枕外隆凸的上缘凹陷中。（王华《针灸学》）

腧穴的针灸方法，民国始称"疗法""手术"，或称"针灸疗法""针灸法"，或径称"针灸""操作"见1978年《针灸学》，其后沿用，原文梳理如下。

疗法主治从略。（猪又启岩著，张俊义编译，《高等针灸学讲义经穴学、孔穴学》）

疗法：禁针。禁灸。（曾天治《针灸医学大纲》）

手术：禁灸。针三分。正头取之。（赵尔康《针灸秘笈纲要》）

针灸疗法：古书载禁针、禁灸。（朱琏《新针灸学》）

【针灸法】不宜针，灸一壮至三壮。（承淡安《中国针灸学讲义》新编本）

针灸：禁针，禁灸。（王野枫《针灸十四经穴位考订》）

针灸法：灸一至三壮。（江苏省中医学校针灸学科教研组《针灸学》）

针灸法：灸一至三壮。按文献记载，本穴禁针。（南京中医学校针灸学科教研组《简明针灸学》）

针灸：灸一至三壮。（北京中医学院《简明针灸学》）

针灸法：刺三分，不灸。（上海中医学院针灸学教研组《针灸学讲义》）

针灸：灸一至三壮。按文献记载，本穴禁针。（南京中医学院针灸教研《针灸学讲义》）

【针灸】艾条灸1~3分钟。（南京中医学院《针灸学讲义》）

【操作】平刺0.5~0.8寸。（南京中医学院《针灸学》）

【操作】平刺0.5~0.8寸。（邱茂良《针灸学》）

【操作】平刺0.5~0.8寸；可灸。（孙国杰《针灸学》）

【操作】平刺0.5~0.8寸。（石学敏《针灸学》）

【操作】平刺0.5~0.8寸。（王华《针灸学》）

中国腧穴解剖学，始于民国时期，直接推进了腧穴研究的科学化进程，沿用至新中国成立初期的针灸教育体系，现代高等针灸教育自1985年重新纳入，原文梳理如下。

解剖的部位在帽状腱膜中。循后头动脉。分布大后头神经。（猪又启岩著，张俊义编译，《高等针灸学讲义经穴学、孔穴学》）

解剖：在帽状腱膜中。循后头动脉。分布大后头神经。赵尔康（《针灸

秘笈纲要》）

解剖部位：在枕外粗隆上缘，有枕动脉的分支，分布着枕大神经。（朱琏《新针灸学》）

【局所解剖】有头后肌、大小头后神经、头后动脉。（承淡安《中国针灸学讲义》新编本）

解剖：在枕外粗隆上缘，有枕动脉的分支，分布着枕大神经。（江苏省中医学校针灸学科教研组《针灸学》）

解剖：在枕外粗隆上缘，有枕动脉的分支，分布着枕大神经。（北京中医学院《简明针灸学》）

解剖：在枕外粗隆上缘，左右枕骨肌之间；布有左右枕动脉、静脉分支，深层常有导血管；有枕大神经之支。（上海中医学院针灸学教研组《针灸学讲义》）

【解剖】在枕外粗隆上缘，左右枕骨肌之间；有左右枕动、静脉分支；布有枕大神经分支。（邱茂良《针灸学》）

【解剖】（1）针刺层次：皮肤→皮下组织→枕额肌枕腹。（2）穴区神经、血管：浅层有枕大神经分布；深层有面神经耳后支和枕动脉分布。（孙国杰《针灸学》）

【解剖】在左右枕骨肌之间；有左右枕动、静脉分支；布有枕大神经分支。（石学敏《针灸学》）

【解剖】布有枕大神经的分支和枕动、静脉的分支或属支。（王华《针灸学（8版）》）

第十三讲
腧穴研究举隅

一、八邪

1.名实考

"八邪"之穴名首见于元代《盘石金直刺秘传》，没有明确定位，但《窦太师秘传》中定位即明确为"手指缝中"，而其穴早见于《灵枢·热病》篇之"五十九刺"，《千金翼方》又将其用于治疗疟疾。至明代《奇效良方》更明确为"在手五指歧骨间"，此后历代文献记载均从之而无分歧。只是《奇效良方》进一步明确了获取该穴的体位为"握拳取之"，并"在手大指次指虎口，赤白肉际"取大都，以及在"手指歧骨间"取上都、中都、下都诸穴。至第6版《针灸学》教材始用现代解剖学术语规范定位，"在手背侧，微握拳，第1至第5指间，指蹼缘后方赤白肉际处，左右共8穴"。

然而，明代《奇效良方》始，区分八邪穴为大都、上都、中都、下都诸穴，四穴中上都、中都、下都三穴的定位在古代没有分歧，均在手指本节歧骨间缝中，至现代针灸学教材进一步修订为"指间指蹼缘后方赤白肉际处"，也很容易理解，古今无分歧。但是，为什么对大都一穴，自《奇效良方》始单独析出，并作了详细定位，而且文字的表述与其他三穴明显不同，如下：

其一大都二穴，在手大指次指虎口，赤白肉际，握拳取之。(《奇效良方》)

盖因为拇指的结构特殊所致，拇指只有两节指骨，这导致对第一掌骨的属性发生分歧，到底这第一掌骨是拇指的近端指骨，还是掌骨的一部分，实际上现代解剖学虽然其分属于掌骨，但讨论功能时又划入指骨范畴，对这一点也明显存在理论纠结，这直接导致如何理解"手指缝中是穴"中"大指与大指次指缝中"的"缝"的具体部位的理解，极易出现分歧，共有三种，其一在第一、二掌骨基底联合处；其二即第一、二掌骨之间赤白肉际，也即指蹼缘上方，至于到底是赤白肉际的中点，还是赤白肉际的其他部位，例如其尺侧端或桡侧端，未有文献明确说明，按一般的理解为赤白肉际的中点；其三即第一、二掌骨之间的大三角区域。明以后历代文献均明确为第二种。从其主治来看，大都穴与其他三穴也明显不同，大都主治头风牙痛，而其他三穴均主要主治手臂（背）红肿，从临床上给出了最好的注解，梳理如下。

所谓五十九刺者，两手外内侧各三，凡十二痏；五指间各一，凡八痏，足亦如是。（《灵枢·热病》）

诸疟而脉不见者，刺十指间出血，血去必已，先视身之赤如小豆者，尽取之。

治诸疟而脉不见者，刺十指间见血，血去必已，先视身赤如小豆者，皆取之。（《千金翼方》）

八邪在手指缝中是穴。（《窦太师秘传》）

八邪八穴，在左右手十指歧骨间缝中。其一，大都二穴，在手大指次指虎口，赤白肉际间，握拳取之。

其二，上都二穴，在手食指中指本节歧骨间缝中，握拳取之。

其三，中都二穴，在手中指无名指本节歧骨间缝中，一名液门。

其四，下都二穴，在手无名指小指本节歧骨间缝中，一名中渚穴，中渚在液门下五分。（《针方六集》）

八邪八穴，在手五指歧骨间，左右手各四穴。其一大都二穴，在手大指次指虎口，赤白肉际，握拳取之。

其二上都二穴，在手食指中指本节歧骨间，握拳取之。

其三中都二穴，在手中指无名指本节歧骨间，又名液门也。

其四下都二穴，在手无名指小指本节歧骨间，一名中渚也。中渚之穴，本在液门下五分。

两手共八穴，故名八邪。（《奇效良方》）

八邪八穴，在手十指歧缝中。（《针灸秘法全书》）

八邪八穴，在手十指歧缝中是穴。（《医经会元》）

八邪八穴，在手五指歧骨间，左右手各四穴。其一大都二穴，在手大指次指虎口，赤白肉际，握拳取之。

其二上都二穴，在手食指中指本节歧骨间，握拳取之。

其三中都二穴，在手中指无名指本节歧骨，又名液门也。

其四下都二穴，在手无名指小指本节后歧骨间，一名中渚也。中渚之穴，在液门下五分。

两手共八穴，故名八邪。（《针灸大成》）

穴位：手五指歧缝间，左右计八穴。（第1版《针灸学讲义》）

位置：在两手指缝间，左右共八穴。取穴：在指蹼缘上方赤白肉际，握拳取穴。（第2版《针灸学讲义》）

定位：在手背的指缝间，左右两侧共八穴。（第3版《针灸学》）

定位：手背各指缝中的赤白肉际，左右共八穴。（第4、5版《针灸学》）

定位：在手背侧，微握拳，第1至第5指间，指蹼缘后方赤白肉际处，左右共8穴。（第6、7版《针灸学》）

定位：在手背，第1～5指间，指蹼缘后方赤白肉际处，左右共8穴。（第8版《针灸学》）

2.定位、主治与操作文献疏理

定位：在手背，第1～5指间，指蹼缘后方赤白肉际处，左右共8穴。其中，第1～2指间又称大都，第2～3指间称上都，第3～4指间称中都，第4～5指间称下都。

注：其中下都，在手背，第4、5指间，指蹼缘上方赤白肉际凹陷中即液门（TE2）。

主治：手指麻木、拘挛；大都主治头风，牙痛；上都、中都、下都主治手臂诸疮红肿。

操作：微握拳，刺0.1寸，沿皮透向阳池2.0～3.0寸，或三棱针点刺出血，灸5～7壮。

大麻风，足指未落者，可治：先刺八邪，弹针出血，次灸百会，更三棱针四旁出血，灸曲池、足三里、八风、五脏腧穴，委中多出血。（《盘石金直刺秘传》）

手背生疮，刺八邪。（《盘石金直刺秘传》）

八邪在手指缝中是穴。针一分，沿皮向后二寸半。治诸风，能散手背诸疮，热毒风邪。（《窦太师秘传》）

八邪八穴　在左右手十指歧骨间缝中。其一，大都二穴，在手大指次指虎口，赤白肉际间，握拳取之。针入一分，灸七壮。治头风牙痛。其二，上都二穴，在手食指中指本节歧骨间缝中，握拳取之。针入一分，灸五壮。治手臂红肿。其三，中都二穴，在手中指无名指本节歧骨间缝中，一名液门。针入一分，灸五壮。治手臂红肿。其四，下都二穴，在手无名指小指本节歧骨间缝中，一名中渚穴，中渚在液门下五分。针入一分，灸五壮。治手背红肿。窦氏：针八邪穴，针入一分，更沿皮向后一寸五分，宜出血。治手膊红肿，手上诸疾。（《针方六集》）

中都二穴　在手次指本节陷中。针入一分，沿皮透阳池穴。治手背红肿痛，泻，宜三棱针出血。（《针方六集》）

上都二穴　在手小指次指歧骨间。针入一分，沿皮透阳池穴。治手臂红肿生疮。（《针方六集》）

八邪八穴　在手五指歧骨间，左右手各四穴。其一大都二穴，在手大指次指虎口，赤白肉际，握拳取之。可灸七壮，针入一分，治头风牙痛；其二上都二穴，在手食指中指本节歧骨间，握拳取之。治手臂红肿，针入一分，可灸五壮；其三中都二穴，在手中指无名指本节歧骨间，又名液门也。治手臂红肿，针入一分，可灸五壮；其四下都二穴，在手无名指小指本节歧骨间，一名中渚也。中渚之穴，本在液门下五分。治手背红肿，针入一分，可灸五壮。两手共八穴，故名八邪。（《奇效良方》）

八邪八穴，在手十指歧缝中。治偏风半身不遂，五指麻木，疬风拘挛。针五分。（《针灸秘法全书》）

八邪八穴　在手十指歧缝中是穴。针一分，沿皮向后三寸，治病。（《医经会元》）

〔洁〕眼痛睛欲出者，须八关大刺十指间。（《医学纲目》）

八邪八穴　在手五指歧骨间，左右手各四穴。其一：大都二穴，在手大指次指虎口，赤白肉际，握拳取之。可灸七壮，针一分。治头风牙痛。其二：上都二穴，在手食指中指本节歧骨间，握拳取之。治手臂红肿，针入一分，可灸五壮。其三：中都二穴，在手中指无名指本节歧骨，又名液门也。治手臂红肿，针入一分，可灸五壮。其四：下都二穴，在手无名指小指本节后歧骨间，一名中渚也。中渚之穴，在液门下五分。治手臂红肿，针一分，灸五壮。两手共八穴，故名八邪。（《针灸大成》）

统编针灸学教材

穴位：手五指歧缝间，左右计八穴。主治：手臂红肿，头风，牙痛。针

灸：针1～5分，或刺出血。(第1版《针灸学讲义》)

位置：在两手指缝间，左右共八穴。取穴：在指蹼缘上方赤白肉际，握拳取穴。主治：手背红肿，头风痛，牙痛。针灸：针3～5分，或点刺出血。(第2版《针灸学讲义》)

定位：在手背的指缝间，左右两侧共八穴。主治：手背及指掌关节病症。操作：向上斜刺0.6～1寸或用三棱针点刺。(第3版《针灸学》)

定位：手背各指缝中的赤白肉际，左右共八穴。主治：烦热，目痛，毒蛇咬伤手背肿痛。操作：斜刺0.5～0.8寸，或点刺出血。附注：从桡侧起，四穴分别名为大都、上都、中都、下都。(第4版《针灸学》)

定位：手背各指缝中的赤白肉际，左右共8穴。主治：烦热，目痛，毒蛇咬伤手背肿痛。操作：斜刺0.5～0.8寸，或点刺出血。(第5版《针灸学》)

定位：在手背侧，微握拳，第1～5指间，指蹼缘后方赤白肉际处，左右共8穴。主治：手背肿痛、手指麻木、烦热、目痛、毒蛇咬伤、手背肿痛。操作：斜刺0.5～0.8寸，或点刺出血。(第6版《针灸学》)

定位：在手背侧，微握拳，第1～5指间，指蹼缘后方赤白肉际处，左右共8穴。主治：①手背肿痛，手指麻木；②烦热，目痛；③毒蛇咬伤。操作：斜刺0.5～0.8寸，或点刺出血。(第7版《针灸学》)

定位：在手背，第1～5指间，指蹼缘后方赤白肉际处，左右共8穴。主治：①毒蛇咬伤，手臂肿痛，手指麻木；②目痛；③烦热。操作：斜刺0.5～0.8寸；或点刺出血。(第8版《针灸学》)

3.文献分析

有关该穴的针灸方法，自《灵枢》始，即是"五十九刺"的基本内容，至《千金翼方》明确为"刺出血"，元代《盘石金直刺秘传》仍沿袭以上刺出血法，之后明清文献缺乏，但现代统编《针灸学》教材重新起用。而在《窦太师秘传》中其针刺方法，即"针入一分，沿皮向后二寸半"，虽然也有《医经会元》"沿皮向后三寸"，或《针方六集》"沿皮向后一寸五分"的区别，然其基本刺法均是沿皮向心刺；更有《针方六集》沿皮透阳池穴可以佐证；只在《针灸秘法全书》中记载"针五分"，然现代统编《针灸学》教材从第1版开始即是针1～5分，至第2版的3～5分，3版的向上斜刺6～10分，直至第4版开始至今规范为斜刺0.5～0.8寸，与古代文献有关该穴的刺法明显不同，并可以看出针刺深度逐渐增加的趋势，值得引起注意。令人不解的是，该穴自《奇效良方》始即采用灸法，并在明代文献中多次出现，但在现代针灸学教材中却消失了。

有关该穴的主治，自明代《奇效良方》始，古代文献中大都穴主治头风牙痛，其余上都、中都、下都三穴均主治手臂（背）红肿。这些主治信息在统编《针灸学》1～2版教材中仍完整保留，虽然没有区分大都与其他三穴的差异，只是从第3版开始保留了手臂红肿，但头风、牙痛的主治信息已经荡然无存；更有必要深考的是，从第4版开始"手臂（背）红肿"变成了"手背（臂）肿痛"，这里改"红"为"痛"，从"臂"逐渐转为"手背"，其主治的范围明显缩小；另一个匪夷所思的主治是第6版开始出现了"毒蛇咬伤"一症，实际上从第4版开始出现"毒蛇咬伤手背肿痛"，很明显此症的原意是由于毒蛇咬伤所致的手背肿痛，现代临床文献也支持这一意义，但至第6版开始直接区分为两个独立疾病，变为"毒蛇咬伤"和"手背肿痛"了，其意义大相径庭，值得深究；实际上元代《盘石金直刺秘传》中即记载该穴可治疗"手背生疮"，甚至是"大麻风"，而这些"疮"是由于"热毒风邪"所致；综上所述，八邪，尤其是其中的上都、中都、下都三穴，主治手背诸疮红肿，文献依据充分，即便是由于毒蛇咬伤所致的手背红肿，也有充分的现代文献支撑；而大都穴主治头风、牙痛，历代文献依据充分。

手指麻木一症，自《针灸秘法全书》始被采用以来，近来应用越来越广泛，特别是脑血管病导致的上肢远端的手指麻木、手指拘挛，也有较为充分的使用文献依据。

至于烦热、目痛，始自第4版《针灸学》教材，以后历版教材均采用，但是的确没有发现可靠的文献依据，待考。

二、四缝

1.名实考

"四缝"之穴名见于明代《奇效良方》，其定位即明确为"手四指内中节"，但对其理解后世有分歧为三：一为在手指，第2～5指掌面的近侧指间关节横纹的中央，一手四穴；二为在手指掌面，第4指近侧指间关节横纹的中央，一手一穴；三为在手指，第2～5指掌面的近侧指间关节横纹的两头，一手八穴。之所以有上述三种定位分歧，主要源于对原始定位文字理解的差异，对"四指"的理解是指第2、3、4、5，四个手指，导致了第一种定位，这也是至今为止的主流认识，与《奇效良方》"四缝四穴"相合，当是；对"四指"理解为"第4指"，见于《针灸秘法全书》，并特别注明"四缝二穴"，即为第四指之一个手指，当为一穴，现代《中华针灸学》对"二穴"又加以说明为"每手各一穴，左右共二穴"，但明显与四缝之"四"字不合，终不成为共识；《中国针灸学》见到的第三种定位，实为第一种，只是对横纹缝的针刺操作作了详细记载，更符合临床实际，临床多见两条或多条怒张之小静脉。文献梳理如下。

四缝四穴　在手四指内中节。（《奇效良方》）

四缝四穴　在手四指内中节是穴。（《针灸大成》）

四缝二穴，在手第四指内廉中节中。（《针灸秘法全书》）

位置：在手第四指内，即无名指内中节。附录：每手各一穴，左右共二穴。（《中华针灸学》）

位置：在第二、第三、第四、第五指的指掌面，第一指骨和第二指骨关节部的横纹中点。（《新针灸学》）

位置：两手除拇指外之四指，掌面之第一指节与第二指节横纹缝之两头（每指二穴）。（《中国针灸学》）

2.定位、主治与操作

四缝位于手指，第2~5指掌面的近侧指间关节横纹的中央，一手4穴。主治小儿疳积、百日咳。操作时以三棱针点刺0.1~0.2寸，挤出少量黄白色透明样黏液或出血为宜。四缝四穴的定位、主治与操作文献梳理如下。

四缝四穴　在手四指内中节。是穴用三棱针出血，治小儿猢狲劳等证。（《奇效良方》）

四缝四穴　在手四指内中节是穴。三棱针出血。治小儿猢狲劳等症。（《针灸大成》）

四缝二穴，在手第四指内廉中节中。治猢狲劳。（《针灸秘法全书》）

位置：在手第四指内，即无名指内中节。主治：小儿猢狲劳等症。手术：取三棱针出血，手掌向上，伸指取之。附录：每手各一穴，左右共二穴。（《中华针灸学》）

位置：在第二、第三、第四、第五指的指掌面，第一指骨和第二指骨关节部的横纹中点。防治：对手指关节炎、手指发麻或运动障碍、小儿呕吐、疳积、消化不良效果很好。有的医者用此穴治百日咳与肠道蛔虫症。针灸：速刺法，针0.3厘米深，挤出少量黄白色黏液。灸5~10分钟。（《新针灸学》）

位置：两手除拇指外之四指，掌面之第一指节与第二指节横纹缝之两头（每指二穴）。主治：小儿疳疾。针灸：刺出黄白色之透明液体。（《中国针灸学》）

定穴法：除大拇指外，其他四指掌面的第一节、第二节横纹缝中取之。主治症：小儿疳积；消化不良。疗法：用三棱针刺一分，挤出黄白色之透明液体，至流清血为止。（《实用针灸学》）

穴位：手部，食、中、环、小四指掌面中节横纹缝中取之。主治：小儿疳疾。针灸：用三棱针刺出黄白色之透明液。（第1版《针灸学讲义》）

位置：在手指掌面，食、中、环、小四指中节横纹中。取穴：手掌向上，在食、中、环、小四指第一、二指骨关节的横纹正中取穴。主治：小儿疳疾。针灸：浅刺后，从针孔中挤出黄白色的透明黏液。（第2版《针灸学讲义》）

定位：在第二、三、四、五指掌面，近端指关节横纹中点。主治：小儿消化不良，营养不良；百日咳。操作：浅刺，从针孔中挤出黄白色透明黏液。（第3版《针灸学》）

定位：第二、三、四、五指掌面，近端指关节横纹中点。主治：小儿疳疾；百日咳。操作：点刺出血，或出少许黄白色透明黏液。（第4版《针灸学》）

定位：第二、三、四、五指掌面，近端指关节横纹中点。主治：小儿疳积；百日咳。操作：点刺出血或挤出少许黄白色透明黏液。（第5版《针灸学》）

定位：在第2至第5指掌侧，近端指关节的中央，一手4穴，左右共8穴。主治：①小儿疳积；②百日咳。操作：点刺出血或挤出少许黄色透明黏液。（第6、7版《针灸学》）

定位：在手指，第2~5指掌面的近侧指间关节横纹的中央，一手四穴。主治：①小儿疳积；②百日咳。操作：三棱针点刺出血或挤出少量黄白色透明样黏液。（第8版《针灸学》）

3.文献分析

《奇效良方》载本穴治疗猢狲劳等证，考"猢狲"即为现代所称之猕猴，劳证最常见之症状即咳嗽，也就是指小儿如猕猴咳样咳嗽，其实现代儿科学也有类似的症状描述，如"鸡鸣样咳嗽""犬吠样咳嗽"等，可见现代用于百日咳的治疗，的确有文献证据的支持。至于现代更多用于小儿疳积的治疗，也有只用于治疗小儿疳证，临床以及试验证实的确有效，尚需更早文献补充。基于以上分析，对于由食积导致的食管反流性刺激性咳嗽，当为最佳主治。

三、委中穴现代疾病谱

腧穴主治病症是腧穴学的重要内容，其重要性毋庸置疑。近60年的针灸临床为我们提供了异常丰富的研究素材，但是有关这些腧穴的现代适应证研究却极为少见。因此，及时科学归纳、概括这些内容，找到腧穴的现代疾病谱成为腧穴学现代研究的重要内容，对针灸学的临床以及基础研究极为重要。

委中属足太阳膀胱经之腧穴，在膝后区，腘横纹中点。最早出自《素问》："云门、髃骨、委中……以泻四肢之热也，"为"四总穴"之一。随着社会的发展，人们的生产、生活的方式、水平有很大变化，随之而来的是人类疾病谱的改变，与之相对应的腧穴适用病种、症候亦应发生相应的变化。但现代关于腧穴的适用病种、症候少有研究、整理、归纳、总结。因此，对腧穴适用疾病谱的研究日益紧迫。

（1）近60年与近20年委中现代疾病谱的比较：通过文献调查表明，使用频次≥1%的疾病中都有腰椎间盘突出症、坐骨神经痛、腰痛、瘫痪、梨状肌综合征、类风湿性关节炎、脑梗死、颈椎病、脑出血、脑梗死，只是频次先后有所变动；近60年中有头痛、高血压，近20年有第三腰椎横突综合征、小儿脑性瘫痪。

使用频次<1%且≥0.5%的疾病中相同的有：骨折、糖尿病、脑血栓形成、肩周炎、带状疱疹、水肿、强直性脊柱炎、骨质疏松、脊髓损伤，只是频次先后有所不同；不同处：近60年中有发热、第三腰椎横突综合征、小儿脑性瘫痪、咳嗽、呕吐；近20年有高血压、头痛。

使用频次＜0.5%且≥0.1%的疾病中相同的有：腹痛、抽搐、坐骨神经损伤、中暑、荨麻疹、三叉神经痛、眩晕、腹泻、偏头痛、血栓闭塞性脉管炎、脑损伤、韧带损伤、癫痫、泌尿系结石、脑栓塞、多发性神经炎、盲、痛、遗尿、银屑病、痤疮、胃脘痛、脊髓灰质炎、慢性前列腺炎、痴呆、关节痛、肾结石、神经性皮炎、蛛网膜下腔出血、关节扭伤、便秘、痛经、脱水、流注、踝关节扭伤、肝肾阴虚、腰椎骨折、腓总神经损伤、落枕、重症肌无力、心悸、消渴、肱骨外上髁炎、支气管哮喘、耳鸣、痛风、丹毒、多发性硬化、湿疹、腰背肌筋膜炎、原发性高血压、皮肤瘙痒症、急性扁桃体炎、肝阳上亢、一氧化碳中毒、抑郁症、骨性关节病。但使用频次多有不同。不同处：近60年中有膀胱结石、脊髓炎、痢疾、休克、小儿脊髓灰质炎、疟疾、麻疹、霍乱、疖、耳聋、牙痛、肋间神经痛、脊柱骨折；近20年有咳嗽、发热、呕吐、肥胖病、肾阳虚、慢性支气管炎、溃疡性结肠炎、肝硬化。

（2）委中主治疾病的趋位性：腰背下肢疾病（腰椎间盘突出症、坐骨神经痛、腰痛、梨状肌综合征、第三腰椎横突综合征）均为近60年与近20年使用频次≥1%的疾病；另有强直性脊柱炎（＜1%且≥0.5%）；坐骨神经损伤、血栓闭塞性脉管炎、踝关节扭伤、腰椎骨折、腓总神经损伤、腰背肌筋膜炎（＜0.5%且≥0.1%）。

头面疾病：脑梗死、脑出血、小儿脑性瘫痪（使用频次≥1%）；脑血栓形成（＜1%且≥0.5%）；三叉神经痛、眩晕、偏头痛、脑损伤、癫痫、脑栓塞、盲、痴呆、耳鸣、急性扁桃体炎（＜0.5%且≥0.1%），耳聋、牙痛（近60年使用频次＜0.5%且≥0.1%）。

全身疾病：类风湿关节炎（使用频次≥1%）；骨折、糖尿病、带状疱疹、水肿、骨质疏松、发热（使用频次＜1%且≥0.5%）；中暑、荨麻疹、多发性神经炎、脊髓灰质炎、蛛网膜下腔出血、脱水、重症肌无力、痛风、湿疹（使用频次＜0.5%且≥0.1%），休克、小儿脊髓灰质炎、疟疾、麻疹、霍乱（近60年使用频次＜0.5%且≥0.1%）。

脏腑病：咳嗽、呕吐（使用频次＜1%且≥0.5%）；腹痛、腹泻、泌尿系结石、遗尿、银屑病、胃脘痛、慢性前列腺炎、肾结石、便秘、痛经、心悸、消渴、支气管哮喘（使用频次＜0.5%且≥0.1%），膀胱结石、痢疾（近60年使用频次＜0.5%且≥0.1%），慢性支气管炎、溃疡性结肠炎、肝硬化

（近20年使用频次＜0.5%且≥0.1%）。

其他：颈椎病（使用频次≥1%）；肩周炎、脊髓损伤（＜1%且≥0.5%）；抽搐、韧带损伤、痈、痤疮、关节痛、神经性皮炎、关节扭伤、流注、肝肾阴虚、落枕、肱骨外上髁炎、丹毒、多发性硬化、原发性高血压、皮肤瘙痒症、肝阳上亢、一氧化碳中毒、抑郁症、骨性关节病（使用频次＜0.5%且≥0.1%），脊髓炎、疖、肋间神经痛、脊柱骨折（近60年使用频次＜0.5%且≥0.1%），肥胖病、肾阳虚（近20年使用频次＜0.5%且≥0.1%）。

从以上结果可看出，委中使用频次最高的是腰背下肢疾病，其次是头面疾病、全身疾病，但从2000多篇文献来看，诸如颈椎病、类风湿关节炎、糖尿病、带状疱疹、荨麻疹等疾病，委中多作为治疗其腰背下肢部位症状的配穴。而黄氏对古代针灸腧穴文献的系统分析中发现，委中主治学中，厥、腰痛、痉、痓虽属疾病不同，但均出现项背、腰部病变，因而提出用特定部位概括腧穴主治的观点。因此，我们提出委中主治的趋位性为腰、背、下肢。

（3）疾病分级：按以上标准和检索结果，推荐委中现代疾病谱一级疾病有：腰椎间盘突出症、坐骨神经痛、腰扭伤、急性缺血性脑血管病、梨状肌综合征、脑出血、第三腰椎横突综合征、小儿脑性瘫痪、强直性脊柱炎、脊髓损伤、膝骨关节炎、腰肌劳损、尿潴留、遗尿；二级疾病有类风湿性关节炎、颈椎病、糖尿病、高血压、带状疱疹、肩周炎、头痛、荨麻疹、发热、骨折；三级疾病有咳嗽、骨质疏松、坐骨神经损伤、三叉神经痛、脑损伤、韧带损伤、泌尿系结石、呕吐、腹痛、痤疮、眩晕、血栓闭塞性脉管炎、银屑病、慢性前列腺炎、抽搐等。

腧穴是针灸各种疗法的刺激部位，治疗方法必须通过作用于腧穴方能产生疗效，故此腧穴研究是提高针灸疗效、探明针灸机理的基础。故研究委中穴的现代疾病谱可为腧穴主治的规范化做基础。

四、大椎穴浅筋膜厚度与颈椎病相关性研究

颈椎病又称颈椎综合征或颈肩综合征，是颈椎间盘退行性变及其继发引起脊髓、神经、血管损害而表现出的临床症状。属中医项痹范畴，病位在颈

项部，涉及督脉、足太阳经、手太阳和手阳明经经脉及其经筋。基本病机是颈部寒湿痹阻，气滞血瘀或肝肾不足，肌肉筋骨失养。国内外学者在颈椎病的发病机制方面已达成一定共识，颈椎周围软组织病变与颈椎病发病有密切关系。颈部肌肉动力性平衡因素在颈椎病发病机制中意义重大。且有学者发现肌肉挛缩与肌肉结缔组织的纤维化有关，因此推测颈部结缔组织可能与颈椎病有关。大椎穴作为治疗颈椎病的重要穴位，其形态改变俗谓之"富贵包"，临床常见。穴位敏化是当代腧穴研究的热点，敏化表现为腧穴理化和形态结构的改变，大椎穴的形态结构改变临床意义尚待研究，兹就大椎穴形态改变与颈椎病的相关性进行研究。

采用回顾性研究方法，收集自2016年1月至2020年12月在山东大学齐鲁医院影像科行颈椎MRI影像学检查者344例，收集并整理其病历及影像学资料。

所有患者图像取正中矢状位，第7颈椎下缘水平面为测量面。把皮肤至黄韧带的距离称为大椎穴解剖结构整体厚度，即大椎穴穴位深度；表皮至浅筋膜上缘的距离为大椎穴处皮肤厚度；皮肤下缘至斜方肌腱膜上缘的距离称为大椎穴浅筋膜的厚度；斜方肌腱膜上缘至黄韧带下缘的距离，包括斜方肌腱膜、棘上韧带、棘间韧带、黄韧带等解剖结构称为大椎穴腱膜韧带厚度。分别测量各厚度统计分析。

研究结果显示，大椎穴穴位深度组间比较，观察组大椎穴穴位深度为56.6 ± 8.8mm，对照组大椎穴穴位深度为49.8 ± 7.0mm（见表1），两组间大椎穴穴位深度具有显著性差异，观察组明显大于对照组。

表1　两组间大椎穴穴位深度比较（mm，$\pm s$）

组别	例数	大椎穴穴位深度（mm）
观察组	271	56.6 ± 8.8[1]
对照组	73	49.8 ± 7.0

注：与对照组比较，[1] $P < 0.01$。

大椎穴皮肤厚度组间比较，观察组大椎穴皮肤厚度为1.1 ± 0.4mm，对照组大椎穴皮肤厚度为1.0 ± 0.3mm（见表2），观察组与对照组大椎穴皮肤厚度比较，差异无统计学意义。

表2 两组间大椎穴皮肤厚度比较（mm，$\bar{x} \pm s$）

组别	例数	大椎穴皮肤厚度（mm）
观察组	271	1.1 ± 0.4
对照组	73	1.0 ± 0.3

大椎穴浅筋膜厚度组间比较，观察组大椎穴浅筋膜厚度为22.8 ± 7.6mm，对照组大椎穴浅筋膜厚度为16.6 ± 6.6mm（见表3），观察组明显大于对照组。

表3 两组间大椎穴浅筋膜厚度比较（mm，$\bar{x} \pm s$）

组别	例数	大椎穴浅筋膜厚度（mm）
观察组	271	22.8 ± 7.6[1]
对照组	73	16.6 ± 6.6

注：与对照组比较，[1] P < 0.01。

大椎穴腱膜韧带厚度组间比较，观察组大椎穴腱膜韧带厚度为33.8 ± 3.8mm，对照组大椎穴腱膜韧带厚度为33.3 ± 3.4mm（见表4），观察组与对照组比较，差异无统计学意义。

表4 两组间大椎穴腱膜韧带厚度比较（mm，$\bar{x} \pm s$）

组别	例数	大椎穴腱膜韧带厚度（mm）
观察组	271	33.8 ± 3.8
对照组	73	33.3 ± 3.4

观察组中不同颈椎病分型与相应对照组比较，其中脊髓型颈椎病、颈型颈椎病和神经根型颈椎病的大椎穴浅筋膜厚度与对照组相比较有明显差异，颈椎病三种分型的大椎穴浅筋膜厚度均明显大于对照组大椎穴浅筋膜厚度。

交感型与椎动脉型颈椎病大椎穴浅筋膜厚度与对照组相近，差异无统计学意义（见表5）。

表5 颈椎病各分型大椎穴浅筋膜厚度比较（$\bar{x} \pm s$）

组别	例数	大椎穴浅筋膜厚度（mm）
对照组	73	16.6 ± 6.6
脊髓型颈椎病	111	23.8 ± 8.1[1]

组别	例数	大椎穴浅筋膜厚度（mm）
颈型颈椎病	87	$23.0 \pm 7.3^{1)}$
神经根型颈椎病	45	$22.6 \pm 6.5^{1)}$
交感型颈椎病	13	17.8 ± 8.1
椎动脉型颈椎病	15	19.9 ± 5.9

注：与对照组比较，[1] $P < 0.01$。

研究结果表明，在颈椎病状态下大椎穴腧穴形态敏化的结构变化有统计学意义，其形态改变主要集中在浅筋膜层面，腱膜韧带结构形态改变不大。并且发现大椎穴浅筋膜厚度的改变与颈椎病分型有相关性。其中，脊髓型颈椎病、颈型颈椎病和神经根型颈椎病的大椎穴浅筋膜明显增厚，大椎穴浅筋膜厚度相比较为脊髓型颈椎病≥颈型颈椎病≥神经根型颈椎病。交感型颈椎病和椎动脉型颈椎病的大椎穴浅筋膜厚度无明显改变，但两者比较而言，椎动脉型颈椎病大椎穴浅筋膜厚度≥交感型颈椎病大椎穴浅筋膜厚度。

腧穴敏化是指机体在病理状态下人体脏腑经络之气输注于体表的特殊部位发生功能改变或形态改变。临床常见的大椎穴腧穴敏化形态改变包括隆起、凹陷、结节等。大椎穴形态敏化即大椎穴形态结构发生改变。通过观察研究，结合大椎穴的局部解剖，发现大椎穴腧穴形态敏化与颈椎病有关，且与颈椎病分型中脊髓型颈椎病、颈型颈椎病和神经根型颈椎病关系密切，其形态结构改变的实质是大椎穴浅筋膜增厚。浅筋膜又称皮下筋膜，位于真皮下，即组织学上的皮下组织，包被全身各处，大部分由富含脂肪组织的疏松结缔组织构成。因背部浅筋膜的致密纤维结缔组织的厚度不足1mm，变化范围不超过0.14mm，相较于脂肪组织的厚度改变，致密纤维结缔组织影响不大。因此大椎穴浅筋膜的增厚主要为脂肪组织的改变，致密纤维结缔组织改变不大。因此结合MRI成像，可以将大椎穴浅筋膜增厚看作是增生的脂肪包块，但造成这一现象的机制仍需进一步研究。

以中医皮、脉、肉、筋、骨层次分类，结合现代解剖，表皮、真皮及皮下组织属于中医"皮"部分类，将腱膜韧带归属于"筋"。"皮"部分类中，表皮厚度约为0.1mm，真皮厚度为0.4~2.4mm，皮下组织位于真皮下，由疏松结缔组织和脂肪小叶组成，厚度差异较大。研究分析发现，大椎穴腧穴形态敏化时大椎穴各解剖结构中虽然皮肤厚度改变无明显差异性，但皮下组织浅筋膜变化显著，主要为脂肪组织的改变。因此，大椎穴腧穴形态敏化的临床表现之一，即大椎穴处隆起的包块主要是"皮"部敏化改变。因大椎穴本身血管特点以及MRI成像限制，大椎穴处"脉"的敏化改变还未体现。大椎穴现代解剖不涉及肌肉组织，所以在此不考虑"肉"的敏化改变。通过观察分析发现，大椎穴处腱膜韧带厚度无明显差异性，因此颈椎病状态下大椎穴腧穴形态敏化在"筋"的解剖结构上改变不大。结合发病机制分析，颈椎病为筋骨同病，筋病为先，但其腧穴形态敏化规律并非全部体现在"筋"这一解剖结构上，"隆起"这一形态改变就与"皮"部关系密切。颈椎病中医病因病机属"筋伤""筋病""痹症"范畴，结合《内经》中"筋病"之症有"筋痹""筋急""筋挛""筋缓"等病名，颈椎病在"筋"这一解剖结构的形态敏化是否不体现于"筋"的厚度改变而是体现在"筋"的长度、张力等改变，这都有待进一步研究。所以凹陷、结节等其他腧穴形态敏化与哪种解剖结构有关也有待进一步研究探讨。"骨"亦有一定的形态结构改变，表现为骨赘增生、骨质疏松等。从以上分析看来，大椎穴浅筋膜增厚主要为"皮"部形态改变，"脉"部、"筋"部敏化的形态结构改变需进一步研究分析。"骨"的形态结构改变与此有何关系有待进一步探讨。

大椎穴浅筋膜厚度改变与颈椎病分型有关，但各型颈椎病之间的大椎穴浅筋膜厚度比较有待进一步研究，各型颈椎病在大椎穴"皮"部的形态敏化是否有差异还有待进一步探讨。

"腧穴敏化"这一概念自20世纪80年代提出，腧穴敏化研究一直是近年来研究的热点，不管是从循证医学角度还是文献整理溯源角度，腧穴敏化理论都取得了一定进展。如陈日新教授团队对腧穴热敏化概念的提出与研究，不仅肯定了腧穴热敏化的存在，而且证实了热敏腧穴在临床治疗疾病的疗效。张亚等通过对古代文献进行整理溯源发现腧穴敏化现象由来已久，且有一定的特征规律，以协助临床诊断，指导临床治疗。对于腧穴形态敏化，古今研究内容均侧重于腧穴外在形态改变与疾病之间的联系，对于腧穴形态敏化引起的穴位内部解剖结构的改变研究甚少，因此以大椎穴与颈椎病为基点，初步探索腧穴形态敏化穴位解剖结构的变化。功能影响结构，结构决定功能。疾病发生时，腧穴解剖结构是如何变化的；治疗疾病时，敏化的腧穴结构是否会随之发生改变，这都将是下一步腧穴形态敏化研究的方向。

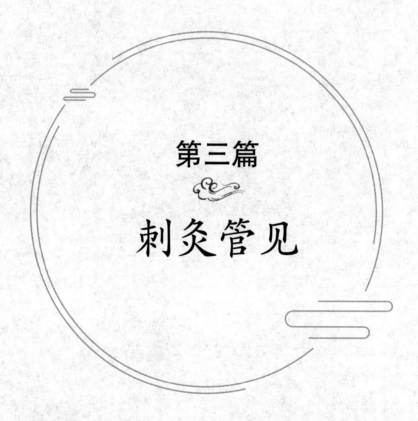

第三篇

刺灸管见

实践是理论之源。针灸成为专门学问之前，源于动物本能的原始医学已经存在数千年之久，或按或摩，或针或灸，或刺青，或放血，或拔罐，或祝由等诸种疗法，是医学之启明星，深挖细掘，以当代之思想，赋新时代内涵，助针灸科学化。临床卅载，略有管见。

第十四讲
针刺神经及血管刺激术

一、云门臂丛神经刺激术

1.云门概述

云门穴位于胸部，锁骨下窝凹陷中，肩胛骨喙突内缘，前正中线旁开6寸。云门横平内侧的气户、俞府、璇玑，4穴略呈一弧形分布，其弧度与锁骨下缘弧度相应。

云门穴，首见于《素问·水热穴论》篇："云门、髃骨、委中、髓空，此八者，以泻四肢之热也"。对于该穴部位、刺灸法的完整记述则始于《黄帝明堂经》："云门，在巨骨下，气户两旁各二寸陷者中，动脉应手，足太阴脉气所发，举臂取之。"其定位古今差异极小，但是在将古代文献转换成现代解剖术语时出现一定偏差。黄龙祥认为，古代文献记述该穴时有两个明显的解剖标志：①巨骨下，胸中行两旁相去各六寸凹陷中，此凹陷即为三角肌胸肌三角；②动脉应手，指腋动脉。另外，云门与喙突和锁骨的关系是位于喙突内侧，而非上方；锁骨外侧，而非外端，正是腋动脉体表投影。

云门取穴，《黄帝明堂经》载"动脉应手，举臂取之"，近70年来，"举臂取之"法消失殆尽。事实上"举臂"时，才能充分暴露锁骨下窝，云门即位于该窝底部中心。是窝由胸大肌外缘、锁骨及三角肌内缘围成三角形，又称三角肌胸肌三角、锁胸三角。深处正当喙突内缘，皮下有头静脉通过，其内下方有通往上肢的大血管——腋动脉。深部有胸肩峰动脉分支，分布有胸前神经的分支、臂丛外侧束、锁骨上神经中后支。

嘱患者仰卧位，拇指向上，双手掐腰，此时适当用力收缩胸大肌和三角肌，即可在体表显现锁骨与胸大肌和三角肌之间形成的三角凹陷区，凹陷中心即为云门。如图1所示。

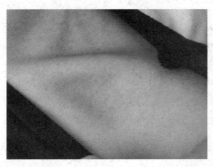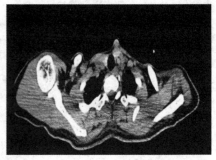

图1

关于该穴主治，其源头文献出自《素问·水热穴论》篇："云门、髃骨、委中、髓空，此八者，以泻四肢之热也"；《明堂经》载："主暴心腹痛，疝积时发，上冲心。咳逆，喘不得息，坐不得卧，呼吸气索，咽不得，胸中热。喉痹，胸中暴逆，先取冲脉，后取三里、云门皆泻之。肩痛不可举，引缺盆。脉代不至寸口，四逆，脉鼓不通。"历代所载文献多源于此，至现代其主治病症多针对上肢病症、咳嗽气喘等肺部病症。尤其是颈项痛、肩背痛等上肢疾患，颈椎病、肩关节外展受限者，有奇效。

2.臂丛神经刺激术

臂丛神经刺激术指通过刺激臂丛神经防治疾病的技术，治疗时患者常有触电样放射感伴患肢肌肉抽动。

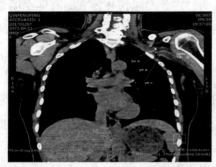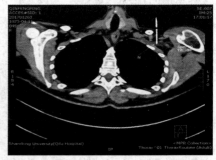

图2

由图2可见，针刺云门产生的触电放射感是针尖刺到臂丛神经所致。

云门针刺，首先刺中皮肤和皮下组织，再向深层为胸大肌与三角肌间沟，如果针稍偏，可刺中胸大肌和或三角肌。继续深入，即进入胸小肌三角。该三角由锁胸筋膜（喙锁筋膜）封闭，在锁胸筋膜深层有腋动脉第一段；在腋动脉第一段后方，有臂丛内侧束和胸长神经，外侧有臂丛外侧束和后束，前内侧有腋静脉。从腋动脉第一段有胸肩峰动脉分支，它与发自臂丛的胸内、外侧神经伴行，穿锁筋膜浅出。来自上肢的头静脉在锁骨下穿锁胸筋膜汇入腋静脉。

针刺时，嘱患者仰卧位，拇指向上，双手叉腰，适当用力，准确定位云门穴，常规穴区消毒，选用30号毫针，垂直进针，直刺0.8～1.2寸，缓慢提插，以患者有麻电感放射到肩、肘、指尖为度，不留针。针刺不及或患者年老，则取正坐位，直刺2～2.5寸，以酸胀为度，以感肩胛骨发热，或胀感放射至肩及前臂为佳。针刺时先用手扪及腋动脉搏动，后将其推向腋动脉下方，然后用右手持针再沿肩胛骨喙突内侧缘且稍稍离开锁骨下缘刺入，针刺方向保持垂直或稍向外侧偏，保证针刺的安全性。针刺不宜留针或电针。

云门臂丛神经针刺，针感要传至肩、臂、手指，不可为求针感过度提插，以防刺伤肺尖造成气胸，我们曾有类似病案35例，发生率似乎在5/10000左右。

气胸为闭合性，若肺萎陷在10%以下，且未发现明显症状体征，嘱患者休息，不宜重体力运动，约3周左右再行胸部X线检查，气胸可自行吸收；肺萎陷在30%以下，尽管患者没有胸闷、气急等低氧血症表现，亦嘱注意休息，可自行吸收。

肺萎陷＞30%、大量气胸，则需呼吸科、胸心外科等多学科会诊，行胸腔穿刺抽气，若抽气不尽、抽气不久又达其前积气量，宜胸腔闭式引流，注意与张力性气胸相鉴别。云门针刺前，事先告知风险，高危人群特别是体型瘦弱的女性，针刺前后宜行X光检查，若针感传向前胸者，尤宜重视，以保安全。

二、中脘腹腔神经丛针灸刺激术

1.中脘概述

中脘位于上腹部，脐中线上4.0寸，前正中线上。即胸剑结合与脐中连线的中点处。主治胃痛、腹胀、纳呆、呕吐、吞酸、呃逆、小儿疳积等脾胃病症，亦用于治疗黄疸，癫狂、脏躁。

临床用于术后腹胀、术后呃逆、术后胃肠瘫等术后胃肠并发症以及腰痛的治疗，均有良好效果。

2.中脘腹腔神经丛针灸刺激术

以左手探及中脘部穴下有包块，无触痛，固定包块，右手持3寸毫针，快刺过皮，缓慢深刺，刺中包块，或盘针，使其有太阳状向四周散射性触电感，或深及腰骶部，或向下腹部放射，或向大腿放射，刺中即止，右手持针出针，左手按压片刻、不留针，患者往往针后获得舒适感。乃针尖刺激腹腔丛所致，深刺或可刺激腰丛。

嘱患者仰卧位，屈髋屈膝，使腹部完全放松，取胸剑联合中点与脐连线的中点，准确定位中脘穴，常规穴区消毒，选用3寸30号毫针，双手垂直进针，押手舒张穴位周围皮肤，并按压拨开皮下组织，刺手垂直缓慢进针，边进针边注意观察患者的反应，如有不适，立即停止针刺。中脘穴直刺进针，穴下依次为皮肤、皮下组织、腹白线、腹横筋膜、腹膜外脂肪、壁腹膜，深达腹主动脉周围腹腔神经丛，见图3。

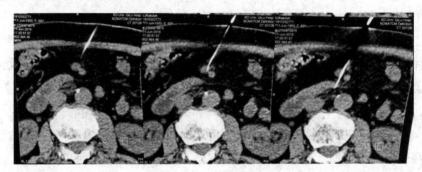

图3　CT下针刺中脘穴

注：由于针刺角度不同，深刺中脘穴常会刺穿胃体、横结肠、小肠、胰头、肝左叶、十二指肠等脏器，只要左手深压固定、缓慢进针、不反复提插捻转、得气即止，出针，十余年未见出血等并发症。即便如此，最好能避开脏器，直达腹主动脉前方的腹腔神经丛。经验表明，若押手运用得当，刺手巧妙施术，正如上图所示，完全拨开重要组织、器官，可避免损伤。

三、足三里电针术

1.足三里概述

足三里位于小腿外侧，犊鼻下3寸，犊鼻与解溪的连线上。于胫骨前肌上取穴。

足三里作为腧穴名称，首次见于《灵枢·九针十二原》："阴有阳疾者，取之下陵三里，正往无殆，气下乃止，不下复始也。"关于"足三里"的定位及取穴方法，古代文献记载颇丰，其纵向定位"膝下三寸"是十分明确的，但是后世对"膝下"的理解似乎出现了偏差。金元时期《扁鹊心书》中描述足三里定位时为"膝眼下三寸"，《类经图翼》《针灸逢源》《神灸经纶》皆从之，发展至清朝《刺灸心法要诀》中描述为"从犊鼻下行，胻骨外侧大筋内宛宛中"，其中指出犊鼻即膝眼处也，此种描述沿用至今。其横向定位则众说纷纭，《素问》《灵枢》《针灸甲乙经》中均未明确，《肘后备急方》载"附胫骨外边，捻之，凹凹然也"。结合其纵向定位，与现代定位相合，《备急千金要方》《千金翼方》《外台秘要》皆同。王冰注《内经》"胻外两筋肉分间。极重按之，则足跗上动脉止矣，故曰举膝分易见"，此定位较今之部位偏向外侧。现代《针灸学》教材中，第1、2版基本按照古代文献进行定位取穴，第3版之后，"犊鼻下3寸，胫骨前嵴外一横指"明确"膝下"为犊鼻，"胻骨"为胫骨前嵴，但在取穴时未说明体位，事实上临床应用中坐位与仰卧位时取穴有很大差异。在临床上应灵活选取。

足三里主治胃痛、呕吐、噎膈、腹胀、腹泻、痢疾、便秘等胃肠病症，下肢痿痹证，癫狂等神志病，乳痈、肠痈等外科疾患，亦治虚劳诸症，为强壮保健要穴。临床上还可用于术后腹胀、术后呕吐、术后胃瘫等术后胃肠并发症，疗效确切。

2.足三里电针术

嘱患者仰卧位，穴区常规消毒，选用1.5寸30号毫针，足三里取穴以下肢胫骨前肌外侧缘为主要刺激部位，取穴后按压揣穴，直刺1.5~2.5寸，针尖到达骨膜，行提插捻转得气后，在此穴旁开1mm处针刺一辅助针，深度仅到皮下即可，分别连接电针治疗仪的两级导线，采用连续波，刺激量的大小以出现明显的局部肌肉颤动或患者能够耐受为宜。

四、次髎穴骶神经丛针灸刺激术

1.次髎穴概述

次髎穴位于骶部，正对第二骶后孔。次髎穴，在《内经》等早期古籍针灸方中与上髎、中髎、下髎总称为"八髎"，《黄帝明堂经》中将其分为4个穴位。据文献研究，次髎穴的定位无争议，即"第二空夹脊陷中"。除《针灸资生经》《素问绍识》中为"第一空侠脊陷中"，然两书中均载上髎为"第一空夹脊陷中"，两穴不可能同处一个位置，由此可推测此处均为误抄。

次髎穴定位描述简单，然其准确取中腧穴极难，黄龙祥教授于《实验针灸表面解剖学：针灸学与表面解剖学影像学的结合》中载："于髂后上棘与后正中线连线的外三分之一与内三分之二交点处取上髎穴，骶角稍外上方为下髎穴，然后将四指指尖等距排列在上髎和下髎之间，四指指尖所指即为八髎穴。"从临床实践的角度看，此种体表投影在针刺时更易刺入骶后孔，达到强烈针感。

次髎穴的定位虽明确，但是因其解剖结构的复杂，臀骶部肌层较厚，于体表难以触及骶后孔，因此在临床取穴及操作过程中面临较大难度，是临床治疗的难点。临床很多医者认为已经刺入第二骶后孔，但事实上却有很大偏差。在CT下嘱患者俯卧位，根据第二骶后孔的定位进行针刺，多次调整之后才准确刺入第二骶后孔。下图分别为刺入第一骶后孔与L_5/S_1椎间孔的CT影像图。见图4。目前大家公认的次髎穴进针深度要刺激到骶神经丛才能达到治疗效果，然而临床操作过程中，却不尽然。因此，次髎穴更简捷、精准的取穴及刺激成了亟待解决的问题。

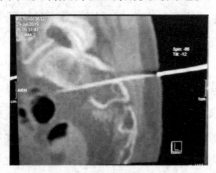 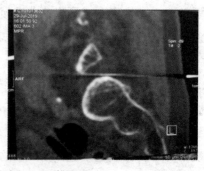

图4　针刺入第1骶后孔和L_5/S_1椎间隙

主治方面对比古今次髎穴的主治，主要集中在腰背痛、下肢痿痹等肢体经络病，带下、疝气等生殖系统疾病，小便不利等泌尿系统疾病。其中古代文献中有两个主治"肠鸣注泻""偏风"，经考证，并非次髎穴主治，现代文献中均未采用。临床上用于术后尿潴留、痛经、腰背痛等，均有较好疗效。

2.骶神经丛刺激术

骶神经丛刺激术指通过刺激骶丛神经来治疗相关疾病的一种技术，施术时患者常有触电样放射感至盆底、前阴或下肢、足趾。

嘱患者俯卧位，穴区常规消毒，选用30号3寸毫针，垂直进针，进针层次依次是皮肤、皮下组织、腰肌筋膜浅层、竖脊肌、第二骶后孔。若取穴准确，针尖可穿入第2骶后孔，刺激到第2骶神经后支，继续深入可穿过第2骶后孔，到达骶前孔，刺激到第2骶神经干，患者会产生强烈的麻电感。临床上治疗术后尿潴留及痛经时，针刺次髎针感要放射至前阴部；而在治疗腰腿痛等下肢疾患时需向下肢放射。下图为CT下针刺次髎穴。见图5。

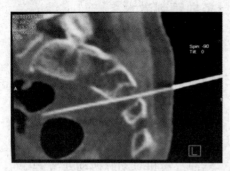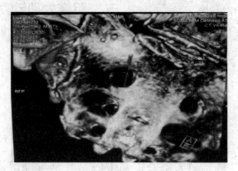

图5　CT下针刺次髎穴

3.临床验案

高某，男，69岁。因"进行性排尿困难1年，加重1周"就诊。患者1年前无明显诱因出现排尿困难，尿线变细，淋漓不尽，夜间明显，每晚夜尿5～6次，无尿痛，无肉眼血尿，平素腰酸腰痛。泌尿系超声显示：前列腺体积增大，大小为5.8cm*4.0cm，残余尿量为191ml。诊断为：1.前列腺增生。2.尿潴留。为求进一步治疗，于针灸推拿科门诊就诊。

诊断：尿潴留。

治疗：普通针刺+电针治疗。

处方：次髎（双）、肾俞（双）、膀胱俞（双）、命门、腰阳关、委阳、阴陵泉、三阴交、太溪、太冲。

嘱患者俯卧位，准确定位次髎穴，穴区常规消毒，选择3寸毫针，垂直进针，使患者产生麻电感放射至前阴部，余穴常规针刺，得气后选择双侧次髎、三阴交分别连接电针仪的正负极，选择连续波，强度以局部肌肉微微颤动或患者耐受为度。每日治疗1次。嘱患者晚饭减少液体摄入，睡前减少进水量。

治疗1周后，患者自诉夜尿3～4次，腰痛较前缓解。继续治疗1月，排尿滴沥较前改善，残余尿量减少至85ml，后继续治疗1月，残余尿量减少至30ml，腰酸腰痛较前好转，余症状均有所好转。

按语： 骶神经丛刺激术在治疗过程中对下肢神经营养障碍导致的色素沉着、皮屑增多，尤其是足底部的皮肤组织纤维硬化，如"皮革样"改变亦有改善作用，在针刺一段时间后，足底部皮肤颜色逐步恢复红润，皮肤逐渐变软，神经营养障碍状况得到不同程度的缓解。

五、阴廉穴股动脉针灸血管刺激术

1.阴廉穴概述

阴廉穴在股前区，气冲穴直下2寸。稍屈髋屈膝外展，大腿抗阻力内收时显露出长收肌，在其外缘取穴。

阴廉，首见于《针灸甲乙经》："阴廉，在羊矢下，去气街二寸动脉中。"有关阴廉穴的定位，译介古代文献中"羊矢""气街""动脉中"三个概念至关重要，其中后二者基本确定为"气冲"穴和"动脉搏动处"，争议最大者即"羊矢"，且羊矢在早期文献中主要作为辅助定位阴廉的标志，据李建民考证，"羊矢"位于腋动脉、股动脉两处，与按压两处动脉的触感有关，此处讨论阴廉穴定位，仅及股动脉处的"羊矢"，然股动脉搏动范围较广，仍不能精准定位。《医心方》载"羊矢亦曰鼠鼷，阴之两廉，腹与股相接之处"，《类经图翼》"羊矢在阴旁股内约文缝中，皮肉间有核如羊矢"。此时的描述已与西医学中腹股沟区淋巴结的形态类似，盖羊矢即腹股沟区淋巴结也。在后续的针灸学相关教材中，阴廉定位以"五里""曲骨""气冲"为参考位置，虽辅助定位点不同，但阴廉穴的定位是一致的，即"腹股沟区，气冲直下2寸股动脉搏动处"。

阴廉穴主治，其原始文献出自《针灸甲乙经》"妇人绝产，若未曾生产，阴廉主之"，直至承淡安《中国针灸学》提出主治"大腿之索引性疼痛、淋疾、股关节炎、不感症、白带过多、阴门瘙痒等"，然自第2版《针灸学》教材，阴廉最初的主治症"妇人绝产"已消失，且历版《针灸学》教材宗之。

阴廉古代文献中的主治为"妇人绝产"，为其唯一主治，此处的"妇人绝产"指的是"全不产"，明代以前文献并无异议。直至明代《类经图翼》

"经不调未有孕者，灸三壮即有子"，其主治即月经不调的不孕患者，属于西医学"排卵障碍性不孕症"范畴，现代《针灸学》教材中沿袭了其中"月经不调"的部分，而"绝产"自第2版《针灸学》删除，历版皆宗之。查阅现代文献期刊，其治疗不孕症的机理研究尚未有进一步阐释，因此在选穴中阴廉并未得到足够重视。"妇人绝产"作为阴廉穴的最初主治，历代文献证据充分，然至现代似乎本末倒置。

"月经不调"自明代《类经图翼》后，逐渐有取代"妇人绝产"的趋势，至第2版《针灸学》教材成为首要主治。事实上，此处的月经不调为"排卵障碍性不孕症"的临床症状之一，至于"腿股痛""小腹痛""带下"，在历代文献中并未记载，均需更严谨的文献支撑。

查阅1959—2021年相关期刊文献发现，关于阴廉穴的研究尚少，其临床疾病谱仅为月经不调、带下、少腹痛，然而在实际应用中，治疗膝股痛亦收效甚佳，至于其原始主治症"妇人绝产"在日后的研究中须进一步挖掘验证。

2.股动脉针灸血管刺激术

嘱患者仰卧，下肢伸展并外旋髋关节，于阴廉穴触及股动脉搏动处，局部常规消毒，选用30号3寸毫针，垂直缓慢进针，进针过程中要注意观察患者反应，出现沿大腿前面、膝关节前面、小腿前面直至足背的温热放射性针感即可出针，临床上用于治疗膝股痛均取得良好疗效。

第十五讲
瘢痕灸

　　灸法起源于我国周秦代际以前，其最先者为直接灸，即将艾于患病皮部点燃直接烧灼。随着对人体腧穴的深入认识，逐渐灸疗特定腧穴，归纳形成灸疗理论。现存灸法最早中医文献《足臂十一脉灸经》载"诸病此物者，皆灸少阳脉"；《阴阳十一脉灸经》载"少阴之脉，灸则强食生肉，缓带，披发，大杖，重履而步，灸几息则病已矣"。两书均对十一脉的主病提出了灸疗方法，然其中并未详细记录施灸的具体操作。《内经》《五十二病方》《脉法》详细记载了施灸的部位，至两晋南北朝时期出现了应用除艾草以外其他药物的灸法，如独头蒜灸、豆豉灸、巴豆灸、隔盐灸等，而到隋唐五代时期则灸法的种类更加丰富，主要分为直接灸、间接灸、药物艾卷灸、药物冷灸法。其中艾炷灸又是最经典的灸法，借助火的热力给人体腧穴以温热性刺激，其经典的施灸原料是纯净而细软的艾绒。相关重要文献记载梳理如下。

　　北方者，天地所闭藏之域也，其地高陵居，风寒冰冽，其民乐野处而乳食，脏寒生满病，其治宜灸焫。故灸焫者，亦从北方来。)(《素问·异法方宜论》)

　　疟脉小实，急灸胫少阴，刺指井。(《素问·刺疟》)

　　大风汗出，灸譩譆；失枕在肩上横骨间，折使揄臂齐肘正，灸脊中。(《素问·骨空论》)

　　北方为冬，故为万物闭藏之方也。北方其地渐高，是阴中之阴。故风寒也。所乐之处既于寒，所美之食非温，故五脏寒而生病，宜以灸焫。焫，烧也，而悦反。(《黄帝内经太素》)

　　灸焫，艾灸火灼也，亦火针之属。凡治牛马，类行此法，北人宜用之，故后世所用灸焫之法，亦自北方来也。(《医经原旨》)

脏寒虚夺者，治以灸焫，脉病挛痹者，治以针刺，血实蓄结肿热者，治以砭石。故言补者，必专以金石灸焫为务。（《圣济总录》）

《异法方宜论》：野处乳食，脏寒生满病，其法宜灸焫，故灸焫者，亦从北方来。王太仆注：水寒冰冽，故生病于脏寒也。火艾烧灼，谓之灸焫。（《厘正按摩要术》）

一、瘢痕灸足三里

1.足三里概述

足三里位于小腿外侧，犊鼻下3寸，犊鼻与解溪连线上，在胫骨前肌上取穴。

关于足三里的定位及取穴方法，古代文献记载颇丰，其纵向定位"膝下三寸"是十分明确的，但是后世对"膝下"的理解似乎出现了偏差。金元时期《扁鹊心书》中描述足三里定位时为"膝眼下三寸"，《类经图翼》《针灸逢源》《神灸经纶》皆从之，至清朝《刺灸心法要诀》中描述为"从犊鼻下行，胻骨外侧大筋内宛宛中"，其中指出犊鼻即膝眼处也，此种描述沿用至今。其横向定位则众说纷纭，《素问》《灵枢》《针灸甲乙经》中均未明确，《肘后备急方》载"附胫骨外边，捻之，凹凹然也"，结合其纵向定位，与现代定位相合，《备急千金要方》《千金翼方》《外台秘要》皆同。王冰注《内经》"胻外两筋肉分间。极重按之，则足跗上动脉止矣，故曰举膝分易见"此定位较今之部位偏向外侧。现代《针灸学》教材中，第1、2版《针灸学讲义》基本按照古代文献进行定位取穴，第3版之后，"犊鼻下3寸，胫骨前嵴外一横指"，明确"膝下"为犊鼻，"胻骨"为胫骨前嵴，但在取穴时未说明体位，事实上临床应用中坐位与仰卧位时取穴有很大差异。

主治胃痛、呕吐、噎膈、腹胀、腹泻、痢疾、便秘等胃肠病症，亦治疗下肢痿痹证、癫狂等神志病，以及乳痈、肠痈等外科疾患、虚劳诸症，为强壮保健要穴。

2.瘢痕灸足三里

工具准备：碘伏、棉签、镊子、线香、打火机。

艾炷制作：使用金艾绒制成质量30mg、边长5.69mm、密度1.38mg/mm^{3}的正四面体形艾炷。

操作方法：嘱患者仰卧位，暴露小腿部，于犊鼻下3寸，胫骨前肌外缘取穴，用碘伏在足三里局部消毒，碘伏还可对艾炷起到一定的粘附作用；用镊子将艾炷直接置于一侧足三里，用线香从艾炷上端点燃施灸，待1壮完全燃尽后，祛除艾灰，连灸7壮；再次用碘伏消毒。3月1次，双侧足三里交替施灸。

主治：中风预防。

注意事项：①灸后出现局部的轻微疼痛、瘙痒属于正常现象，嘱患者勿揉搓局部皮肤，施灸部位4小时内忌沾水，防止发生感染。②患有糖尿病、血小板减少等疾病的患者根据病情酌情考虑，若病情控制稳定，两次施灸间隔时间可适当延长。

二、瘢痕灸膏肓

1.膏肓概述

定位：在背部，第4胸椎棘突下，后正中线旁开3寸。

取穴：在X线辅助下，用直径19.5mm，厚2.4mm的铝合金片固定在体表作为标记，准确定位第4胸椎棘突，取肩胛骨内侧线与第4胸椎棘突下水平线的交点。膏肓双侧取穴。

主治：《备急千金要方·杂病第七》载"膏肓俞，无所不治"，灸此穴主"羸瘦虚损，梦中失精，上气咳逆，狂惑忘误……若能用心方便求得灸之，无疾不愈矣"；《针灸资生经》曰"主无所不疗，羸瘦虚损，梦中失精，上气咳逆，发狂健忘"；《急救广生集·妇科》曰"治五劳七伤，身形羸瘦，男子失精，女子失血，骨蒸咳逆，怔忡健忘等症，以致无嗣。灸之，百病俱愈，交接即孕"。据此，膏肓穴为强壮要穴，疗效确切。

2.瘢痕灸膏肓

工具准备：碘伏、棉签、镊子、线香、打火机。

艾炷制作：使用金艾绒制成质量30mg、边长5.69mm、密度1.38mg/mm^{3}的正四面体形艾炷。

操作方法：患者俯卧位，以碘伏局部消毒并粘附艾炷，用镊子将艾炷置双侧膏肓穴上，用线香从上端点燃施灸，1壮燃尽后，祛除艾灰，连灸7壮；再以碘伏消毒后结束。

主治：虚劳。

注意事项：灸后局部出现轻微疼痛、瘙痒，勿揉搓，4小时内勿沾水，一般2~3天见灸晕，1周左右见灸疮，约1月愈合，超过时限往往预示体虚多病。

第十六讲
药线灸

药线灸，又称"壮医药线点灸疗法"，是以壮医理论为指导，采用经过特殊药物浸泡的苎麻线，点燃之后直接灸灼腧穴或特定部位，以防治疾病的一种壮医传统疗法。

药线灸从灯火灸演变而来，此法起源年代有待商榷，至少民国时期四川尧天民《中国针灸医学》仍有记载。有调整脏腑、疏通经络、消肿散结、通痹止痛、活血化瘀、祛风散寒等作用。

一、疣的药线点灸

1.概述

疣（Warts）是由感染人类乳头瘤病毒HPV所引起的一种皮肤黏膜良性增生性疾病，可发生于皮肤表面的各个部位，其中寻常疣、扁平疣、跖疣和尖锐湿疣最为常见，本节仅讨论寻常疣药线灸。

中医称为"疣目""疣疮"，其发生常与感染、情志不调、风热邪毒等相关，病位在肌肤腠理，病机是肝郁气滞、毒聚瘀结或风热邪毒蕴结皮肤。

2.临床表现

全身各处皮肤均可出现角化型丘疹，突出皮肤表面，呈圆形或椭圆形，颜色呈皮色或黄褐色，边界清楚，触之坚硬，数目不等，患者一般无自觉症状，或有轻微瘙痒感。本病潜伏期一般为1～6个月，可长达3年，可接触传染。

3.诊断及鉴别诊断

诊断：①有直接或间接接触史；②皮肤出现寻常疣相应的皮损特点；③诊断不清时可借助组织病理检查：寻常疣表皮角化过度，颗粒层和棘层肥厚，呈乳头瘤样增生，颗粒层及棘层上部可见到HPV感染的细胞及空泡细胞，表现为核皱缩，周边绕以空泡和粗糙透明的角质颗粒。表皮突延长，朝向皮损中心排列，真皮乳头毛细血管扩张、扭曲。

鉴别诊断：①线性表皮痣：常于出生后不久即出现，好发于躯干及四肢，皮损为密集的褐色丘疹，质地较硬，表面呈疣状，常呈条形分布。组织病理显示表皮角化过度，棘层肥厚，表皮突延长，可伴发皮脂腺痣或汗管囊肿腺瘤。②皮赘：见于中老年人，好发于颈部和腋窝，皮损为柔软赘生物，有蒂，表面光滑，或有沟纹，单发或多发。组织病理显示表皮角化过度，棘层肥厚，肿物由疏松结缔组织、纤维细胞、胶原纤维等组成。

4.治疗

处方：阿是穴（疣生长部位）。

操作：患者取适当体位，充分暴露疣所在皮肤局部，用碘伏消毒，一手持酒精灯，另一手拿提前炮制好的Ⅱ号药线（直径0.7mm），用拇指、食指捏住药线的一端，露出1~2cm的线头，在酒精灯上点燃，然后熄灭明火，线头带有火星，迅速将带有火星的药线直接点按在寻常疣的根部，灸火一按一灭为1壮，每日点灸1次，3次为1个疗程。

注意事项：①施灸时要掌握好药线燃烧程度，在火星最旺时为点按的最佳时机，切忌明火点按；②施灸手法有轻重之分，要做到轻、快、准、稳；③药线灸治疗疣的疗程根据疣的大小、数目来决定。④灸后使疣体自行脱落，不宜抓搔或扣剥，防止发生感染或自行接种。

药线点灸是根据疣的发病机理，遵循中医辨证取穴原则和壮医经验取穴，通过穴位局部刺激和经络传导，调整人体气血阴阳的平衡，提高人体免疫力，促进疣体消退。

二、急性湿疹的药线灸

1.概述

急性湿疹属于变态反应性皮肤病，病因不明，好发于头面、躯干、四肢皮肤。其发病与Ⅰ型、Ⅳ型超敏反应有关，目前认为与免疫球蛋白IgE介导的超敏反应及T淋巴细胞介导的细胞免疫作用相关。紧张、焦虑、劳累等精神因素及湿热、干燥、化妆品等外在因素均可导致湿疹。

本病中医学称为"湿疮""浸淫疮"，《医宗金鉴·外科心法》记载："此症初生如疥，瘙痒无时，蔓延不止，抓津黄水，浸淫成片。"中医学认为该病是由于禀赋不耐，湿热内蕴，外感风邪等致风、湿、热之邪相搏，浸于肌肤，以湿热为主，有偏于热者，有偏于湿者。壮医学认为"疾病并非无中生，乃系气血不均衡"，该病属于壮医学"湿毒病"范畴。临床和实验研究表明，壮医药线点灸疗法能通痹止痛、止痒祛风、消炎解毒、消肿散结，提高机体免疫力。

2.临床表现

初起皮肤局部出现成片的红斑及粟粒大小的丘疹或者水疱，自觉瘙痒，呈阵发性加重，抓搔之后丘疹、水疱破溃，出现点状糜烂、渗出，皮损融合成片向周围蔓延，边界不清，破溃区域若继发感染，则形成脓疱，严重时还会伴发全身症状。本病起病急，发病快，可发生于体表任何部位，多对称分布，易反复发作。

3.诊断及鉴别诊断

诊断：①皮损呈多形性，可出现红斑、丘疹、水疱、糜烂、渗出、结痂等多种形态皮疹；②多呈对称性分布，可全身性分布；③伴有剧烈瘙痒；④病程慢性，可反复发作；⑤组织病理：表皮内形成海绵样组织，真皮浅层血管周围淋巴组织浸润，可见数量不等的嗜酸性粒细胞。

鉴别诊断：与接触性皮炎相鉴别，接触性皮炎患者一般有过敏原接触史，患病局部界限清晰，轻度仅出现局部充血，呈淡红或鲜红色斑，重度则出现丘疹、水疱、糜烂、渗出等，更甚者会发生皮肤溃疡或坏死。急性湿疹患病局部边缘弥漫不清，瘙痒剧烈，抓搔后易破溃、渗出，皮损可广泛发生。

4.治疗

处方：长子穴、阿是穴（皮疹患处）、曲池、手三里、足三里、膈俞、血海。

操作：嘱患者取坐位或卧位，充分暴露皮疹患处，避免强迫体位。选用壮医药线Ⅱ号药线（直径0.7mm）。根据"寒手热背肿在梅，萎肌痛延麻络央，唯有痒疾抓长子，各疾施灸不离乡"的取穴原则，先取长子穴，即选取最先出现的疹子或最大的疹子顶端为穴；瘙痒诸证，先取痒处部位的腧穴为主。其次再对皮疹外围的梅花穴、莲花穴及葵花穴围灸一圈（注：根据局部皮损的形状大小，沿中点和周边选取一组穴位，呈梅花分布，即梅花穴，呈莲花分布，即莲花穴；呈葵花分布，即葵花穴）。然后再点灸曲池、手三里、足三里、膈俞、血海。

操作时应注意如下事项。一是整线，把已松散的药线搓紧；二是持线，用右手食指和拇指持线的一端，露出线头 1～2 cm；三是点火，将露出的线端在灯火上点燃，如有火焰必须扑灭，只需线头有炭火星即可；四是施灸，将炭火星线端对准穴位，顺应腕和拇指屈曲动作，拇指指腹稳重而敏捷地将炭火星线端直接点按于穴位上，一按火灭即起为1壮，一般一穴点灸1壮即可。每日点灸1次，3次为1个疗程。

点灸时局部有蚁咬样灼热感，其关键是顺应手腕和拇指的屈曲动作，拇指指腹稳重而又迅速敏捷地将火星线头扣压向下，碰到穴位表面即行熄灭；点灸体穴时，切勿像扎针一样拿着药线将炭火星线端刺向穴位，也不能将药线炭火端平压于穴位上，前者不但容易烧伤皮肤，而且特别疼痛，后者不能令炭火集中刺激穴位，无法达到预期效果；灸后勿吹冷风及用水清洗。

药线点灸的作用机制是通过药线对穴位进行刺激，可起到明显的局部减压和杀菌消炎作用，因而使痒痛迅速缓解，改善局部血液循环，加快炎症的吸收和消退，增强皮肤的自身调节功能及免疫力，并通过经络传导来调节人体阴阳、气血之平衡，使人体各部恢复正常功能，从而抑制菌群生长，促进皮肤上皮细胞的恢复，达到治愈本病的目的。

施灸后可配合壮医常用外洗方，即地肤子30g，苦参20g，苍术30g，黄柏30g，甘草10g，冰片15g（另包），将上药除冰片外，水煎沸腾30min后去渣留液，待药液凉却后将冰片溶于药液中擦洗患处，每次15 min，每日3次。药线点灸配合中药外洗，以其药效及温热的局部刺激，通过经络传导，调整气血归于平衡，使风湿邪毒得以祛散；而且增强脏腑功能，使天地人三气同步运行，瘙痒自解，肿痛自除，病体得安。

第十七讲
放血疗法

放血疗法，又称"刺血疗法""刺络疗法"，是指用针具或刀具刺破或划破人体特定穴位或部位，放出少量血液的一种外治法。放血疗法是一种古老的治疗方法，最早可追溯到远古旧石器时代，距今已有20万年的历史。《脉法》一书最早记载放血疗法，书中用放血疗法治疗痈肿。《内经》中有"凡治病必先去其血"，其后《肘后备急方》《扁鹊神应针灸玉龙经》《针灸大成》等均有关于放血疗法的记载，其作为一种古老而有效的治病疗法历代都得到广泛应用。

一、下肢静脉曲张

1.概述

下肢静脉曲张（primary lower extremity varicose veins）是一种临床常见疾病，仅涉及大隐静脉，浅静脉伸长、迂曲而呈曲张状态。多见于久站、久坐、重体力劳动者。早期仅有浅表静脉的细小屈曲扩张，无其他不适。随着病程推移，较大的静脉血管受累，出现浅表静脉扩张，伴小腿胀痛，可触及条索状血管，长期可出现皮肤色素沉着、脱屑等缺血性营养障碍症状。

本病属于中医学"筋瘤"范畴，也称为"恶脉"，因先天禀赋不足，筋脉薄弱，后天久行、久立、过度劳累等，伤筋耗气，中医认为气乃人体生命活动之动力，气为血之帅，气行则血行，气足则生命活力旺盛，血液化生充沛，血流通畅。反之，气虚则血液化生不足，血行无力推动，进而血液瘀滞于内，脉络扩张充盈，久之交错盘曲，类似瘤体之状。

2.临床表现

初起可无任何症状，不易引起患者的注意，极易延误病情。随着病情发展，可出现不同程度的下肢沉重感、酸胀、轻微疼痛等不适，局部静脉迂曲、扩张、隆起，还有部分患者会伴有水肿，久坐、久立后加重，晨起可缓解。小腿下段皮肤可并发皮炎、色素沉着、溃疡等营养障碍性病变，多局限于足踝附近。病变严重程度不同，静脉曲张的发生范围及并发症也不同，可持续数年甚至数十年。见表1。

表1　下肢静脉曲张临床严重程度评分

属性	临床严重程度			
	无 =0	轻 =1	中 =2	重 =3
疼痛	无	偶发，活动未受限，未使用止痛药	每天，活动中度受限，偶用止痛药	每天活动受限，常规使用止痛药物
静脉曲张	无	几乎无，单支血管曲张	多发，大隐静脉或小隐静脉曲张，仅腓肠肌	广泛的，大隐静脉或小隐静脉曲张，腓肠肌和大腿
静脉水肿	无	夜间，踝部	下午，踝部以上	上午，踝部以上，需活动、抬高
皮肤色素沉着	无或集中，低密度棕褐色	弥漫性，位置局限，陈旧色	弥漫分布，小腿下1/3，或新的色素沉着（紫色）	范围更广，超出小腿的1/3，新的色素沉着
严重	无	轻度蜂窝织炎，溃疡边缘	中度蜂窝织炎，小腿下1/3	严重的蜂窝织炎，超出小腿的1/3，湿疹
硬结	无	病灶，绕踝部<5cm	中侧部，小腿的下1/3	整个小腿超出下1/3

3.诊断及鉴别诊断

诊断：有长期站立及习惯性便秘、盆腔肿瘤等导致腹压增加的病史，有下肢静脉曲张病史；下肢有明显的静脉迂曲、扩张，站立时更加明显，随着病情进一步加重，足靴部皮肤出现色素沉着、纤维化、溃疡等并发症；彩色多普勒超声可见大隐静脉和/或小隐静脉迂曲、扩张，部分患者可见静脉瓣闭合不全，血液由深至浅、由近向远逆流；下肢静脉造影显示大隐静脉扩张、迂曲，静脉瓣膜功能不全。

鉴别诊断：与下肢动静脉瘘相鉴别，下肢动静脉瘘是指动脉血液通过瘘口直接进入静脉，导致静脉压力明显增加，使浅静脉出现扩张，甚至瘤样变。患肢皮肤温度明显高于健肢，瘘口附近的静脉可闻及血管杂音，同时伴有患肢增粗、多汗、多毛等症状。

4.治疗

处方：局部阿是穴（静脉凸起处）。

操作：患者坐位，施术部位用碘伏消毒，使用介入针头对准凸起的静脉垂直迅速刺入，随即出针，令其出血，多呈喷射状，以其出血自止或颜色发生改变为度，最后以酒精棉球对针孔消毒，用输液贴覆盖针孔，防止感染。7天为1个疗程。

注意事项：①放血时多采取坐位，防止出现晕血等不适，放血过程中医生要密切关注患者的反应，如有不适，立即停止放血；②要注意把握放血量，不能超过总血量的10%（安全放血量）；③放血疗法治疗下肢静脉曲张的疗程较长，要有长期治疗的心理准备；④有糖尿病、血友病、血小板减少性紫癜等出血倾向性疾病禁止使用放血疗法。

二、带状疱疹

1.概述

带状疱疹是由水痘–带状疱疹病毒再感染引起的急性传染性皮肤病，为沿身体一侧的周围神经呈带状分布的密集疱疹，伴有明显神经痛。带状疱疹病毒沿神经纤维进入感觉神经节，当机体免疫功能下降时，潜伏的病毒被激活，沿感觉神经到达神经支配的皮肤细胞内，引起皮肤病变，并伴随持续性灼烧样疼痛，年龄越大疼痛越重，病情严重者触衣而痛。本病痊愈之后，可形成终身免疫，罕见复发。

本病中医称为"腰缠火丹""蛇串疮""蛇丹"等，多因外感风火、湿毒，或肝郁化火、脾虚湿蕴、气滞血瘀，导致肌肤之营卫壅滞，发为疱疹。

2.临床表现

前驱症状为发疹之前可出现低热、乏力等全身症状，患处皮肤自觉灼热，触之疼痛明显，持续1~3天。发疹时，患处先出现红斑，随后出现粟粒样丘疹，呈簇集带状分布，继之迅速变为水疱，沿周围神经呈带状分布，一般不超过正中线，水疱紧张发亮，疱液澄清，水疱间皮肤组织正常，伴有明显神经痛。病程为2~3周，少数会持续1个月以上，水疱结痂愈合后留有色素沉着，有些会遗留后遗神经痛。

带状疱疹病毒侵犯不同的周围神经，会在相应的神经支配区域发生疱疹。病毒侵犯三叉神经眼支时，表现为眼带状疱疹，皮损分布于一侧的头面部；侵犯面神经及听神经时，表现为外耳道和鼓膜疱疹，还可发生面瘫；随血液播散时会发生广泛性水痘疱疹，严重的可侵犯肺、脑等器官，引发相应系统的症状。

3.诊断及鉴别

诊断：①局部皮肤出现密集簇集水疱，沿一侧周围神经呈带状分布；②有明显神经痛，伴局部淋巴结肿大；③组织病理：神经及皮肤细胞变性，核内出现嗜酸性包涵体。

鉴别诊断：与单纯性疱疹相鉴别，该病多见于皮肤与黏膜交界处，分布无规律，疼痛不明显，无自觉烧灼感，多见于发热病的过程中，痊愈后多易复发。

4.治疗

取穴：局部阿是穴（疱疹处）。

操作：根据患者疱疹的发生部位，选择合适的体位，局部使用碘伏严格消毒，采用一次性采血针刺破疱疹，使疱液流出，周围皮肤微充血，迅速在病变范围内拔适宜大小的火罐，留罐3～5min，拔出黄白色液体及红色血液，起罐后用干棉球擦拭干净，并用碘伏再次消毒，若创面较大，用无菌纱布覆盖，嘱患者勿抓挠病变局部。1周为1个疗程。

刺络放血1周治疗1次，其余时间配合常规针刺，沿神经分布的病变区域局部围刺，头、尾各斜刺一针，周围根据疱疹的分布区域选取合适的点沿皮刺，针尖沿病灶边缘进针，向病灶中心刺入0.5～1寸。在头和尾分别加一组电针，强度以肌肉微微颤动或患者耐受为宜。

注意事项：①治疗期间局部出现轻微瘙痒、灼热是正常现象，嘱患者勿抓搔局部，防止患处感染，同时忌患处沾水；②治疗期间患者饮食清淡，忌烟酒、辛辣刺激、海产品等。

第十八讲
轴突反射易化现象与拔罐疗法

针刺或推拿后局部皮肤出现片状红晕现象，即所谓轴突反射易化现象。据我们观察，常见于项背肩部或上腹脐周，似乎与风证有关，或由于外受风寒，或由于胃肠受风。该现象在针灸初期，常在起针1~2小时后逐渐消退，随着针灸次数的累积，渐次面积变小、颜色变浅、时间缩短，直至最后消失，其消失往往预示风证消除，疾病痊愈，即便再次针灸，也不会再发。与皮肤科所谓"针刺反应"不同，似乎是针灸风证患者腧穴的特有反应，与轴突反射有关，系针刺风池、风府、肩井、风门、曲垣、秉风等项背部以及中脘、下脘、水分、食窦、天枢、大横等脐周腧穴时，局部神经感受器受到刺激，兴奋冲动直接通过传入神经元轴突的分支到达另一部位的神经末梢，使之释放化学递质而引起。

拔罐疗法是以杯、罐等中空器皿为工具，借热力或抽吸排出其中空气，造成负压，使之吸着于皮肤，产生瘀血的一种疗法。对颈肩腰腿痛患者，特别是风寒袭表者，有较好疗效，在患侧项背腰部行闪罐法，沿肌肉走行方向拔罐，常能取得立竿见影之效，且能透过瘀血程度窥测局部病变部位以及病情轻重。我们曾观察64例颈椎病患者，凡在受凉或受风后症状加重，辨证属外感风寒者计有29人，其中25例拔罐后10min以内即出现瘀血，颜色紫黯，且速度和程度极其迅速，甚至出现水疱；而由于年老体弱、跌扑损伤等辨证为肝肾不足、气滞血瘀者35例，其中只有5例在拔罐后10min以内出现瘀血。即便是同一病例，在项背部的不同位置，在时间和罐内压力相同的条件下，拔罐后的反应也不相同，我们观察，往往是颈椎病的阳性压痛点反应明显而迅速，给临床取穴提供了一个很好的佐证。

第十九讲
射频针灸疗法

　　射频针灸疗法是将现代射频热凝技术引入传统针灸领域，以射频针灸腧穴防治疾病的一种针灸疗法。近年来的研究表明，已应用于肠易激综合征、椎间盘源性腰痛、带状疱疹后遗神经痛、颈椎病、腰椎间盘突出症等。

　　既往观察射频热凝IBS模型大鼠足三里穴对肠易激综合征的影响，结果表明射频针灸足三里后，其腧穴局部组织坏死，可以逆转结肠高敏感和运动功能紊乱异常状态。其后姜珊等行下腰部华佗夹脊穴射频针灸治疗椎间盘源性腰痛的临床研究，李红等行射频针灸配合神经阻滞治疗胸段带状疱疹后遗神经痛10例疗效观察，赵军等行三天穴射频针灸治疗颈型颈椎病临床观察，陈莉莉等行射频针灸治疗以下肢发凉为主的腰椎间盘突出症的临床观察。

　　射频针灸是通过特定的穿刺针输出仪器发出类似无线电波的超高频电流，精确地使针尖周围组织的离子产生振荡，使病变组织局部温度升高，致使热凝固，起到治疗疾病的目的。这属于一种微创技术，目前临床多用于治疗疼痛性疾病，精准地起到镇痛而不损伤神经的效果。

　　射频针灸技术是将射频热凝电极套管针刺入既定腧穴，并在C臂引导下将射频套管针精准地刺到所需刺激的神经部位，随后将射频电极送入到套管内，选择合适的射频参数、阻抗，进行射频治疗。

　　射频热凝技术与传统针灸技术的结合，共同起到温针灸、电针的作用，实现经络腧穴各层次的精准控温，对靶点穴位精准输送热刺激、电磁刺激，尤其对于神经引起的疼痛性疾病，射频针灸的靶点热效应可更有效的松解卡压神经，从而缓解疼痛。目前临床对颈椎病、腰椎间盘突出等引起的疼痛均有良好疗效。

　　但是，射频技术可识别神经，却不能效识别血管与内脏组织，因此，在进行射频针灸治疗时要避开血管和内脏组织，且在治疗过程中要精准定位目标神经，防止损伤周围神经、脊髓、肌腱等，以免造成严重并发症。

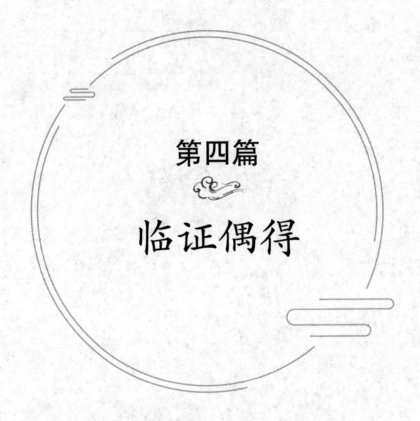

第四篇

临证偶得

第二十讲
针灸疾病谱的演变

　　针灸的临床适应证是针灸学理论的源头。上古以前的临床主要以针灸为主的外治疗法通用于临床各科；及至上古，由于本草药物的发现，针灸的临床适应证日趋明晰，针药结合开始应用；中近古时期，发达的天然药物使本草药物疗法占据临床的主角，针灸演变为一科，药针结合成为临床医师的常态。近代以来，西医的引入，西医疾病的针灸临床开始研究，中西医结合成为潮流。现代以来，化学药物的广泛应用、外科手术的日渐流行、放化理疗的深入临床，逐渐蚕食了部分针灸适应证，与此同时针灸补充治疗学的兴起，使针灸这一古法得以新用，期间与其他疗法日渐融合，针灸适应证愈发明晰。

一、古代针灸临床适应证的成就

　　针灸适应证历经2000余年的医学沉淀，经循证医学的代代验证，主要体现在腧穴主治和临床文献中。

1.腧穴主治文本反应的针灸适应证

　　据黄氏《针灸腧穴通考》后的研究结论，以腧穴主治文本反应的针灸适应症，包括症状和疾病计有347种，按现代疾病分类大略分类如下。

　　呼吸系统：咳嗽、气喘、短气、痰多、咯（咳）血。

　　消化系统：噎膈、干呕、呕吐、食入即出、吐血、胃脘痛、泄泻、腹痛、少腹痛、脐周痛、腹胀、腹部胀满坚硬、小腹胀、少腹胀痛、肠鸣、呃逆、气逆、嗳气、吞酸、腹满、不思饮食、食欲不振、食饮不下、便秘、大便难、脱肛、便血、大便脓血、黄疸。

　　泌尿生殖系统：水肿、小便不利、小便黄、小便黄赤、遗精、梦遗、阳痿、早泄、白浊、阴中痛、前阴痛、阴上缩、睾丸肿痛、尿血、癃闭、遗尿、尿频、尿痛。

心血管系统：胸痛、胸痹、胸满、胸闷、无脉症、心痛、心悸、脉微细时止、惊悸、善惊、心烦、烦满。

精神神经系统：半身不遂、上肢不遂、肘臂不遂、下肢不遂、四肢不用、口眼㖞斜、口㖞、中风、中风脱证、中风瘫痪、中风失语、语言謇涩、口噤、头痛、头重、眉头痛、偏头痛、面痛、癫、狂、痫、痴呆、悲恐、善笑、神昏、健忘、多梦、失眠、嗜卧、易惊、惊风、抽搐、筋急拘挛。

内分泌系统：多食善饥、身体消瘦、消渴、消渴多饮、瘿瘤、瘿气。

肌肉骨关节系统：头项强痛、颈项强痛、项强、脊强、颈肿、缺盆中痛、背痛、肩背痛、肩背拘急、胸背痛、腰背痛、肩痛、腋痛、腋下肿、腋下肿痛、肩臂痛、肩臂麻木、臂痛、臂外侧痛、肘臂痛、肘臂麻木、肘臂筋挛、上肢（痹）痛、肩臂腕指痛、手臂痛、手臂肿痛、手腕无力或疼痛、手指挛痛、手指拘挛、手指麻木、手指肿痛、手背肿痛、手背酸痛或无力、掌中热、胁下痛、胁痛、胁肋痛、胸胁痛、胸胁胀满、腹股沟肿痛、腰胁痛、腰痛、腰脊痛、腰脊强痛、脊痛、腰骶痛、腰胯痛、骶尾疼痛、骶臀股痛、下肢痿痹、下肢麻木、下肢屈伸不利、下肢厥冷、股腘疼痛、股腘麻木、膝股内侧痛、膝股痛、膝冷、膝肿痛、膝肿、膝痛、膝腘肿痛、膝腘挛急、腰腿脚痛、腰腿痛、小腿挛痛、小腿酸痛、小腿麻木、腿痛转筋、膝脚肿痛、脚肿痛、脚踝痛、腿足痛、足胫挛痛、足胫无力、足踝无力、足踝肿痛、外踝肿痛、足痿无力、足肿痛、足痛、足背肿痛、足跗肿痛、足寒、足跟痛、足心热。

传染病：疟疾、痢疾、下痢、肺痨。

外科系统疾病：乳痈、乳癖、乳痛、乳房胀痛、产后缺乳、肠痈、疔疮、疮肿、瘰疬、痈疽、背部痈疽、疝气、疝瘕、阴疝、痔疮、痔瘘、痔痛。

妇产科系统疾病：痛经、闭经、月经不调、月经过多、难产、恶露不绝、胎位不正、不孕、胞中瘕、瘕聚、阴疝、阴痒、妇人阴冷、阴部肿痛、前阴痛、崩漏、带下、产后诸症、阴挺（子宫脱垂）。

儿科系统疾病：惊风、抽搐、目上视、脐风、遗尿、惊痫、癫痫、龟背、食积、面部疮癣、疳积。

耳鼻咽喉科系统疾病：喉痹、失音、鼻衄、鼻塞、鼻流清涕、鼻渊、鼻息肉、鼻部疮疡、咽喉肿痛、咽痛、咽干、吞咽困难、耳鸣、耳聋、聤耳、眩晕、目眩。

眼科系统疾病：视物不清、目痛、目外眦痛、目赤肿痛、目赤痛痒、目赤、目痒、目涩、目黄、目疾、流泪、夜盲、青盲、近视、眼睑眴动、眼睑下垂、目翳、内障、目上视、目眩。

口腔科系统疾病：齿痛、牙龈肿痛、牙龈出血、颊肿、面肿、面痒、面肌抽搐、口角流涎、口苦、口干、唇干、口疮、口臭、口渴、多唾、流涎、唾血、牙关开合不利疼痛、张口困难时有弹响、牙车脱臼、吐舌、舌强不语或舌缓、舌下肿痛、舌肿、鹅掌风。

皮肤科系统疾病：紫白癜风、隐疹、湿疹、风疹、荨麻疹、脚气红肿、腋臭、疣目、遍身瘙痒、皮肤不泽、头皮屑。

全身病状：虚劳、虚劳羸瘦、虚脱、保健强壮、痰饮、积聚疼痛、痞块、身痛、身重、身肿、全身筋骨挛痛、四肢倦怠、四肢重痛、无汗、面赤无汗、多汗、骨蒸、潮热、盗汗、发热无汗、发热头痛、发热气喘、发热恶寒、寒热、有汗、发热、热病、恶风、中暑、内伤、善太息、善怒、多愁善悲。

2.临床文献反应的适应证

以针灸临床文献反应的古代针灸适应证，不似腧穴文献代代整理，已形成传统，历史上仅有晋代皇甫谧《针灸甲乙经》，唐代孙思邈《千金方》和南宋王执中的《针灸资生经》等少数医家医籍系统整理，形成可贵的针灸学临床文献，据马氏研究，以临床文献反应的适应证约有319种。

呼吸系统：热病、伤寒、中寒、结胸伤寒、寒热病、咳嗽、喘息、上气、胸满、气短、暴瘖气鞕、欠、唏、嚏、太息、咯血、饮、痰饮、肺痈、肺痿。

消化系统：哕、噎膈、噫、呕吐、飧泄、泄泻、病注下血、便血、肠鸣、腹痛、腹满、胀满、膈、积、不嗜食、便秘、下痢、黄疸、呕血、奔豚、反胃、癥瘕、疝气、疝癖、伤食、痞、脱肛、膈气呃逆。

泌尿生殖系统：小便不利、遗溺、癃闭、失精、水病、水肿、梦遗、淋、漏浊、尿血、阴癫、遗精。

脉管系：心痛、心律失常、胸痛、胸痹、失血、怔忡。

精神神经系统：头痛、头风、巅痛、痉、瘈、癫、狂、痫、惊、多梦、

167

不得眠、嗜睡、偏枯、不仁、中风、中风半身不遂、风痱、风懿、偏风、偏枯、腲腿风、角弓反张、卒魇寐不寤、卒喑、风眩、口僻、口眼㖞斜、疯、痴呆、卒忤、鬼击、蛊毒、遁注。

内分泌系统：消渴、颈瘿。

肌肉骨关节系统：转筋、筋急、肌急、痿、淫烁、弹、痹、项痛、肩背痛、胁痛、腰痛、肩前臑痛、脚气、痿痹、臂痛。

传染病及中毒：天行时病、疟疾、霍乱、绞肠痧、痧、沙虱毒、射工毒、蛇螫、魤毒、蜂螫、蜈蚣毒、蝎毒、时行黄疸、瘴气、骨蒸、劳瘵、气疫、传尸、杨梅疮、破伤风、疬风、犬啮。

外科系统疾病：痈、项痈、疽、附骨疽、堕坠、鼠瘘、瘘、瘰疬、马刀肿瘘、痔、痔瘘、丹毒、蚨厥、乳疾、妒乳、乳痈、乳汁不下、疝气、疝瘕、积聚、疔疮、红丝疔、疮疡、疖、天疱疮、发背、血瘤、瘤、㿗疝、疣目、癫病、箭毒、肠痈。

妇产科系统疾病：肠覃、石瘕、瘕聚、癥瘕、白淫、带下、不孕、绝子、阴痒、阴挺、阴痛、阴肿、胞中痛、转胞、血不通、月事不以时下、月经不调、月水不利、漏血、崩漏、难产、横产、妇女产后病、妇女痼病、产后癃闭。

儿科系统疾病：痫、惊风、天钓、脐风、食晦、咳、脱肛、疝气、赤白痢、尿闭、中客忤、温疟、疟疾、疣目、重舌、囟陷、癫疝、阴疮、口噤、脱肛、风疳、口疮、吐逆、行迟、夜啼、中风不遂、哺露、初生不吃奶、语迟、龟背、胎赤眼、乳癖、眉炼、搐搦、风搐反张、偏坠、鹤膝、癣、龟胸。

耳鼻咽喉科系统疾病：耳聋、耳鸣、耳痛、耳中有脓、耳中生风、鼻科鼽衄、鼻息肉、鼻痈、喉痹、喉肿、嗌干、嗌肿、咽痛、尸咽、喉风、白喉。

眼科系统疾病：目痛、目赤肿痛、目无所见、不能视、目不明、眼暗、青盲、白翳、目中生翳、白障、雀目、充风流泪、瞖、疳眼。

牙科系统疾病：流涎、口干、口热如胶、口甘、口苦、啮舌、舌卷、舌强、齿痛、齿唇寒、龋齿、牙痛、牙疳、龈肿、舌下肿、舌肿、口舌疮、口中出血、张口不合、口噤不开、失欠颊车蹉（下颌关节脱臼）、牙槽风、对口疮、唇疔、走马牙疳。

皮科系统疾病：浮痹皮肤、须发脱落、白发发下、白癜风、疥癣、干癣、隐疹、冻疮。

全身症状或其他：虚劳、虚脱、自汗、盗汗、厥、尸厥、飞尸、猝死、中暑、自缢、溺死。

针灸预防：中风、瘴疠、温疟、毒气、初生儿痉病、小儿伤寒、养胎、小儿伤风、犬啮、预防死马所致疫病。

总之，在中国古代至少有300余种症状或疾病，成为针灸临床的常见病、多发病，甚至更多体现在急症的处理上。

二、近代针灸临床适应证的开放与融入

随着西医的引入，西医疾病的针灸临床研究开始发展，中西医结合成为潮流。其临床适应证由于中西医学术体系的不同，产生了两种疾病名词体系，其一为传承古典针灸学术的中医疾病名词体系，其二为西医疾病名词体系，两者互相借鉴，极大促进了针灸临床研究的发展。

1.中医疾病名词体系反应的针灸适应证

中医疾病名词体系的发展更趋理论化、系统化，如尧氏《中国针灸医学》、承氏《增订中国针灸治疗学》等，其中，后者治疗篇总计57类231种疾病如下。

（1）针灸治疗各论计42门231种疾病

伤寒门：太阳病、阳明病、少阳病、太阴病、少阴病、厥阴病。

温热病门：春温、暑温、温毒、湿温、疟温、冬温。

暑病门：中暑、暑厥、伏暑。

霍乱门：寒霍乱、热霍乱、干霍乱。

中风门：中经络、中血脉、中脏腑、类中风。

惊风门：急惊风、慢惊风、类惊风。

痉厥门：柔痉、刚痉、痰厥、食厥、气厥、寒厥、热厥。

癫狂门：狂病、癫病、痫病。

疟疾门：热疟、寒疟、间日疟、疟母。

泻痢门：寒泻、热泻、白痢、赤白痢、休息痢、噤口痢。

咳嗽门：风寒咳嗽、痰热咳嗽、虚劳咳嗽、痰饮。

痰饮门：湿痰、燥痰、风痰、热痰、寒痰、痰饮、悬饮、溢饮、支饮、伏饮。

哮喘门：热哮、冷哮、实喘、虚喘。

虚劳门：阳虚、阴虚、虚劳。

吐衄门：吐血、衄血。

呕吐门：热吐、寒吐、干呕。

噎膈门：寒膈、热膈、气膈、痰膈、食膈、虚膈。

臌胀门：水臌、气臌、实胀、虚胀。

癥瘕门：癥病、瘕病。

五积门：心积、肝积、脾积、肺积、肾积。

三消门：上消、中消、下消。

黄疸门：阳黄、阴黄、酒疸、女劳疸、黑疸、食疸。

汗病门：实汗、虚汗、盗汗、黄汗。

寤寐门：不眠症、多寐症。

脚气门：湿脚气、干脚气。

痿痹门：痿症、痹症。

疝气门：冲疝、癥疝、厥疝、狐疝、瘕疝、溃疝、癃疝。

遗精门：梦遗、滑精。

淋浊门：五淋、白浊。

癃闭门：小便癃、大便闭。

便血门：大便血、小便血。

痔漏门：痔漏。

头部病门：头痛（脑顶痛、正头痛、额角眉棱痛、头项强痛、颈项强急脊反折、偏头痛、痰厥头痛、酒醉头痛）、头风、眩晕（头眩而呕、头眩晕、脑昏目赤）、头面肿（头额肿、颊肿、面痒面肿、头目浮肿、大头瘟）。

目疾门：目赤（目赤不甚痛、目赤有翳）、目肿胀（目赤肿翳羞明隐涩、眼暴赤肿痛、眼肿痛睛如裂出）、目痛（眼赤暴痛而不肿、目痛不甚红、目眦急痛）、目痒、目泪（迎风冷泪、冷泪自流）、风弦烂眼、拳毛倒睫、胬肉攀睛、目昏花、暴盲、青盲、雀目、翳膜。

耳疾门：耳聋（耳暴聋、耳聋实证、重听无所闻）、耳鸣（耳内虚鸣、耳内实鸣、耳鸣不能听远）、聍耳（耳红肿痛、聍耳生疮出脓水）。

鼻疾门：鼻塞、鼻痔、鼻渊、鼻齄。

牙齿门（牙痛）：齿肿痛、上片牙痛、下片牙痛、蛀齿痛、牙疳疮。

口舌门：唇病（唇肿、唇动如虫行、唇干咽不下、唇噤不能开合）、口病（口干燥、口中干而有黏液、口渴、口噤不开）、舌病（舌干、舌疮、舌强、重舌、舌风舞、舌出血、舌肿难言、舌卷、舌纵不收、舌急不能伸出）。

咽喉门（喉风）（喉鹅）：喉闭、喉痹、喉中如梗、咽肿、咽外肿、喉痛、单乳鹅、双乳鹅。

手足病门：手挛痛、指挛痛、臂肿痛连腕疼、臂顽麻、肘拘挛痛、手筋急难伸、手战动摇、手腕无力、臂连背痛、手连肩痛、肩端红肿、手掌背生疮、臂内廉痛、臂寒冷、肘挛、肘臂手指强直、手臂冷痛、手指拘挛、手臂红肿、五指疼痛、腰连脚痛、腰连腿痛、脚膝痛、脚膝麻木、膝痛、脚连胁痛、膝红肿、腿膝无力、腿疼、腿股红肿、脚膝肿、脚跟痛、脚气痠痛、足痠麻、脚气肿、草鞋风、足不能步、脚胻挛急、腿冷如冰、股膝内痛、足寒冷、脚心痛、足挛急、鹤膝风。

胸腹门：心胸痞满、胸中苦闷、胸满噎塞、胸胁支满、气胀攻心、胁肋痛、两乳刺痛、心下酸悸、胸痹、胸胁痛、腹胀、腹痛。

腰背门：肩背痛、背连胛痛、背疼、脊强、脊内牵痛不能屈伸、背拘急、脊膂强痛、腰痛、肾弱腰痛、腰疼不能立、腰连脚痛、腰痠痛耳鸣。

（2）其针灸治疗分类摘要计57类疾病

内景篇：精门（五条）、气门（九条）、神门（六条）、血门（九条）、梦门（五条）、声音门（四条）、言语门（四条）、津液门（六条）、痰饮门（四条）、胞门（六条）、虫门（一条）、小便门（十一条）、大便门（十五条）。

外景篇：头部门（十六条）、面部门（四条）、目门（二十条）、耳门（五条）附灸暴聋法、鼻门（七条）、口门（七条）、舌门（六条）、齿门（三条）、咽喉门（十二条）、颈项门（五条）、背部门（十条）、胸部门（二十一条）附灸结胸法、胁部门（八条）、乳门（五条）、腹部门（八条）、腰部门（八条）、手部门（二十五条）、足部门（三十六条）、皮门（三条）、肉门（一条）、脉门（二条）、筋门（六条）、骨门（三条）、前阴门（二十四条）附灸疝法、后阴门（十六条）附灸痔法。

杂病篇：风门（十四条）附三条、寒门（二十六条）附伤寒汗吐下三法针法、湿门（一条）、火门（十四条）、内伤门（九条）、虚劳门（五条）、咳喘门

（十六条）附灸哮法、呕吐门（九条）、胀满门（七条）、浮肿门（五条）、积聚门（九条）、黄疸门（四条）、疟疾门（十四条）、瘟疫门（二条）、霍乱门（七条）、癫痫门（二十一条）、妇人门（十六条）、小儿门（十七条）、溃疡门（十二条）。

2.西医疾病名词体系反映的针灸适应证

16世纪末西方科学传入中国，西医直到清末民初（日本明治、大正间）开始影响东方针灸学，西医疾病的针灸临床研究始于日本，西医病名最初以病理学名词的形式进入针灸体系，日本延命山针灸专门学院《病理学》于民国时期由缪召予译介，载有11类156种疾病的针灸处方，如下。

呼吸器病：急性及慢性鼻加答儿、衄血、恶臭性瘦削鼻炎、急性慢性喉头加答儿、声门痉挛、喉头筋麻痹、急性气管支加答儿、慢性气管支加答儿、气管支喘息、肺气肿、肺脏水肿、加答儿性肺炎、肺结核或肺痨、肋膜炎、胸水。

消化器病：口腔加答儿、鹅口疮、咽头加答儿、扁桃体炎、耳下腺炎、加答儿性食道炎、食道扩张症（附食道憩室）、食道狭窄、食道癌肿、神经性食道痉挛、神经性胃病、急性胃加答儿、慢性胃加答儿、胃溃疡、胃癌、胃扩张、神经性消化不良、胃痉挛及胃神经痛、神经性呕吐、急性肠加答儿、慢性肠加答儿、神经性肠疝痛、常习便秘、盲肠炎及其近部之炎症、肠管狭窄及闭塞症、痔疾、黄疸、肝脏硬化症或间质性肝脏炎、肝脏肥大、肝脏充血及淤血肝、胆石症、膵脏病、急性腹膜炎、慢性腹膜炎、腹水。

泌尿器及生殖器病：淤血肾、急性肾脏炎、慢性肾脏炎、萎缩肾或慢性间质性肾脏炎、化脓性肾脏炎、肾脏水肿、肾盂炎、膀胱炎、膀胱结石、遗尿病、膀胱痉挛、膀胱麻痹、淋疾、尿道加答儿、睾丸及附睾丸炎、遗精症、阴痿症、阴囊水肿。

血行器病及心脏病：急性心内膜炎、后天性心脏瓣膜障害。

运动器病：急性关节偻麻质斯、慢性关节偻麻质斯、急性及慢性筋肉偻麻质斯。

神经系病：三叉神经痛、后头神经痛、颈膊神经痛、肋间神经痛、腰腹神经痛、股神经痛、外股皮下神经痛、闭锁神经痛、精系神经痛、坐骨神经痛、常习头痛或神经性头痛、关节神经痛、肢端知觉异状症、颜面神经麻痹、三叉神经麻痹或咀嚼筋麻痹、眼筋麻痹、副神经麻痹、舌下神经麻痹、横膈膜神经麻痹、桡骨神经麻痹、尺骨神经麻痹、联合性肩膊神经麻痹或神经丛麻痹、肩胛筋部之麻痹、背筋及腹筋麻痹、股神经麻痹、闭锁神经麻痹、下肢神经末梢性麻痹、颜面神经痉挛、咀嚼筋痉挛或运动性三叉神经痉挛、舌下神经痉挛或舌筋痉挛、颈筋及背筋痉挛、横膈膜痉挛、腓肠筋痉挛。

脑髓疾患：脑贫血、脑充血、脑溢血或卒中或中风、失神、脊髓炎、压迫性脊髓炎、脊髓痨、大人急性脊髓前角炎、急性脊髓膜炎或脊髓软膜炎、癫痫、舞蹈病、多发性对侧筋肉痉挛症、书痉、偏头痛、歇斯底里、神经衰弱。

法定传染病：虎列刺或亚细亚虎列刺、赤痢、肠窒扶斯、巴拉窒扶斯、痘疮、发疹窒扶斯、猩红热、实布垤里亚或格鲁布、百斯笃、麻疹、齿痛、齿龈炎。

小儿科：小儿急痫（搐搦症）、夜惊症或睡怖症或夜怯症、小儿消化困难症、急性脑性小儿麻痹、慢性脑水肿、结核性脑膜炎、小儿急性脊髓前角炎。

妇人科：恶阻、子宫内膜炎、月经过多症、月经困难症、子宫痉挛、乳腺炎、乳房痛、急性慢性膣炎。

眼科：眼睑缘炎、单纯性结膜炎、小儿急性肿胀性结膜炎、托拉霍谟、脓漏眼、角膜实质炎、夜盲症。

3.西医疾病名词体系的传入

民国时期缪召予译介的日本延命山针灸专门学院教材《病理学》传入国内后产生了广泛影响，曾氏《科学针灸治疗学》、朱氏《新针灸学》、赵氏《针灸秘笈刚要》、承氏《中国针灸学》等承其体系，均采用西医疾病名词，即从《病理学》中析出名曰"治疗学"而已。以下系朱氏《新针灸学》治疗篇目录，计11类209种疾病。

呼吸器官疾病：急性支气管炎、慢性支气管炎、支气管哮喘、小叶性肺炎、大叶性肺炎、肺结核、肺气肿、胸膜炎、胸膜粘连、胸水、气胸。

消化器官疾病：食道炎、神经性食道痉挛、食道扩张、食道狭窄、食道麻痹、急性胃炎、慢性胃炎、胃十二指肠溃疡、幽门狭窄、胃癌、胃扩张、胃下垂、胃神经痛、胃酸过多症、胃酸过少症、急性肠炎、慢性肠炎、肠结核、肠绞痛或痉挛、便秘、胃肠神经官能症、黄疸、肝硬化、慢性腹膜炎、腹水。

泌尿生殖器官疾病：急性肾炎、慢性肾炎、肾盂肾炎、慢性肾功能衰竭、膀胱炎、膀胱痉挛、膀胱麻痹、淋病、遗精、阳痿、男性不育症。

循环系统疾病：急性细菌性心内膜炎、亚急性细菌性心内膜炎、风湿性心脏瓣膜病、心绞痛、心脏神经官能症、阵发性心动过速、心包炎、高血压病、动脉硬化。

血液和造血器官疾病：贫血、红血球过多症、淋巴结核、淋巴腺炎。

内分泌腺疾病：突眼性甲状腺肿、单纯性甲状腺肿、黏液性水肿、尿崩症。

新陈代谢疾病：糖尿病、痛风。

肌肉关节疾病：肌肉风湿病、皮肌炎和多发性肌炎、风湿性关节炎、类风湿性关节炎、结核性关节炎、关节神经痛。

神经系疾病：三叉神经痛、枕神经痛、臂丛神经痛、肋间神经痛、坐骨神经痛、腰骶神经痛、股神经痛、股外侧皮神经痛、闭孔神经痛、精索神经痛、头痛、偏头痛、面神经麻痹、面肌痉挛、三叉神经运动支麻痹与咀嚼肌痉挛、舌下神经麻痹与痉挛、眼肌麻痹、副神经麻痹、膈神经麻痹与膈肌痉挛、臂神经丛及其分支的麻痹、股神经麻痹、闭孔神经麻痹、坐骨神经麻痹、胫神经麻痹、腓神经麻痹、腓肠肌痉挛、书痉、神经官能症、反应性精神病、精神分裂症、躁狂抑郁性精神病。

脑脊髓的疾病：脑出血、脑动脉血栓形成、脑血管栓塞、脑缺血、震颤麻痹、癫痫、舞蹈病、脊髓炎、脊髓痨。

传染性疾病：血吸虫病、感冒、麻疹、流行性腮腺炎、流行性乙型脑炎、传染性肝炎、痢疾、流行性斑疹伤寒、百日咳、霍乱、疟疾。

外科疾病：疖、痈、静脉炎、血栓闭塞性脉管炎、狭窄性腱鞘炎、腱鞘囊肿、阑尾炎、痔疮、直肠脱垂、急性腹膜炎、胆石症、肾结石、膀胱结石、睾丸和副睾丸炎、睾丸鞘膜积液、乳腺炎、乳房瘘管、破伤风。

小儿科疾病：小儿惊厥、小儿夜惊症、小儿消化不良症、急性脊髓前角灰质炎（小儿麻痹症）、小儿遗尿症。

妇产科疾病：妊娠剧吐、子痫、妊娠水肿、其他妊娠疾病、胎盘早期剥离、滞产、急产、流产、子宫复旧不全、子宫内膜炎、泌乳异常、痛经、闭经与月经过少、月经过多、阴道炎、阴门瘙痒、卵巢炎、更年期症候群。

眼科疾病：结合膜充血、结合膜炎、神经麻痹性角膜炎、夜盲症、淋病性结合膜炎、沙眼、眼睑缘炎、白内障、青光眼、视神经炎、视网膜出血、巩膜炎、角膜白斑。

耳鼻喉科疾病：欧式管闭塞、中耳炎、神经性耳鸣、神经性耳聋、美尼尔氏综合征、鼻衄、急性鼻炎、慢性鼻炎、萎缩性鼻炎、嗅觉异常、急性咽炎、慢性咽炎、扁桃体炎、急性喉炎、慢性喉炎、喉肌麻痹。

口腔疾病：牙痛、口腔炎、鹅口疮、流涎症。

皮肤科疾病：毛囊炎、湿疹、荨麻疹、神经性皮炎、牛皮癣、多汗症、寻常痤疮、秃发、酒渣鼻。

三、现代针灸临床适应证的融合、传出和发展

1949年后，尤其是中医药高等教育的开办，积极推动了传统针灸临床的传承，极具创新意义的是针灸逐渐介入了西医手术并发症、放化疗不良反应以及药物毒副反应的治疗，形成了针灸补充治疗体系，在中医和西医的碰撞、补充和协作下，形成了极具现代特点的现代针灸治疗学，临床体系逐渐融合，并在世界卫生组织的倡导下，逐渐传出海外。

1.《针灸学》教材针灸适应证疾病名词体系的融合

1957年版《针灸学》教材治疗章节较好传承了古代针灸治疗学的成就，其治疗各论包括内、妇、儿、五官和外科病症，计5类78种，验方集包括内景、外形、杂病3类57种，其临床适应证合计8类135种，如下。

内科疾患：中风、类中风、感冒、中暑、呕吐、泄泻、急性吐泻、痧胀、疟疾、痢疾、便秘、痔血、脱肛、尿闭、遗尿、疝气、淋浊、痨瘵、遗精、阳痿、失眠、咳嗽、哮喘、噎膈、水肿、臌胀、黄疸、癫狂痫、头痛、眩晕、胃脘痛、胁痛、腹痛、腰痛、痹症、痿症、脚气。

妇科疾患：经闭、痛经、崩漏、带下、阴挺、妊娠恶阻、滞产、胞衣不下、恶露不下、恶露不绝、产后血晕、产后腹痛、乳少、脏燥。

儿科疾患：小儿发热、吐泻、急惊风、小儿瘫痪、慢惊风、脐风、疳疾。

五官疾患：耳疾（附：聋哑）、目疾、鼻疾、齿疾、喉疾、梅核气、口噤、口眼㖞斜。

外科疾患（附：杂症）：破伤风、疔疮、痄腮、乳痈、瘰疬、瘿气、秃发（又称油发）、湿疥、风疹、挶伤、落枕、鸡眼。

内景：精、气、神、血、梦、声音、言语、津液、痰饮、胞宫、虫、小便、大便。

外形：头、面、目、耳、鼻、口、舌、齿、咽喉、颈项、背、胸、胁、乳、腹、腰、手、足、皮、肉、脉、筋、骨、前阴、后阴。

杂病：风、寒、湿、火、内伤、虚劳、咳喘、呕吐、胀满、浮肿、积聚、黄疸、疟疾、瘟疫、霍乱、癫痫、妇人、小儿、疡肿。

其后历版《针灸学》教材基本沿袭其治疗学内容，只是逐渐融入了部分西医疾病的针灸治疗，2012年第9版《针灸学》治疗篇，其临床适应证已经融入了西医病名计24种，或以附病的形式，或直接列入。其适应证，合计8类92种，如下。

头面躯体痛证：头痛、面痛、落枕、漏肩风、臂丛神经痛、肘劳、腰痛（附：急性腰扭伤）、坐骨神经痛。

内科病证：眩晕（附：高血压）、中风（附：假性球麻痹）、面瘫、痿证、痹证、癫狂、痫病、颤证、不寐、郁证、痴呆、心悸、感冒、咳嗽、哮喘、疟疾、呕吐、呃逆、胃痛、腹痛、胁痛、泄泻、痢疾、便秘、阳痿、遗精、癃闭、消渴。

妇科病证：月经不调、痛经、经闭、崩漏、绝经前后诸症、带下、不孕症、胎位不正、滞产、缺乳、阴挺。

儿科病证：遗尿、小儿惊风（附：抽动障碍）、积滞、疳证、小儿脑性瘫痪、注意力缺陷多动障碍、孤独症。

皮外伤科病证：隐疹、湿疹、蛇串疮、扁平疣、神经性皮炎、痤疮、斑秃、疔疮、丹毒、痄腮、乳痈、乳癖、肠痈、痔疮、颈椎病、踝关节扭伤、腱鞘囊肿、腱鞘炎。

五官科病证：目赤肿痛、麦粒肿、近视、耳鸣耳聋、鼻渊、鼻衄、咽喉肿痛、牙痛、口疮。

急症：晕厥、虚脱、高热、抽搐、内脏绞痛。

其他病证：慢性疲劳综合征、戒断综合征、肥胖症、衰老、肿瘤、美容。

2.西医疾病名词体系的广泛应用

与《针灸学》教材形成鲜明对比，针灸临床实践中更多采用西医病名体系，并反应在期刊中，依据中国知网数据库及杜氏研究，1949—2005年期间，据ICD-10的分类，针灸疾病谱已经载入19类509种疾病，如下。

某些传染病和寄生虫病35种：带状疱疹、病毒性疣、流行性腮腺炎、病毒性肝炎、蛔虫症、细菌性痢疾、阿米巴痢疾、脊髓灰质炎后遗症、癣、颈淋巴结结核、乙型脑炎后遗症与并发症、病毒性脑膜炎及后遗症、艾滋病、百日咳、肺结核、疟疾、尖锐湿疣、风疹、破伤风、丹毒、流行性出血热、传染性软疣、病毒性心肌炎、鹅口疮、骨结核、钩虫病、霍乱、流行性脑脊髓膜炎、淋菌性关节炎、单纯性疱疹、白喉后遗症、脑囊虫病、丝虫病象皮腿、胆道蛔虫症、滴虫病。

肿瘤10种：血管瘤、子宫肌瘤、肝癌、宫颈癌、食道癌、胃癌、乳腺肿瘤、鼻咽癌、肺癌、甲状腺良性肿瘤。

血液及造血器官疾病和涉及免疫机制的某些疾患5种：白细胞减少症、血小板减少性紫癜、变应性（过敏性）紫癜、再生障碍性贫血、贫血。

内分泌、营养和代谢类疾病9种：肥胖症、糖尿病及并发症、甲状腺功能亢进症、痛风、高脂血症、甲状腺肿及甲状腺瘤、高催乳素血症、甲状腺炎、多囊卵巢综合征。

精神和行为障碍26种：睡眠障碍、痴呆症、癔病、性功能障碍、抑郁症、戒断综合征、精神分裂症、多动障碍、抽动障碍、精神发育迟滞、慢性疲劳综合征、胃肠神经官能症、神经官能症、神经衰弱、心脏神经症、焦虑症、竞技综合征、反应性精神病、脑震荡综合征、强迫症、儿童孤独症、情感交叉擦腿综合征、神经性呕吐、睡行症、成人夜磨牙、咽喉异感症。

神经系统病症56种：面神经麻痹、坐骨神经痛、小儿脑瘫、偏头痛、三叉神经痛、面肌痉挛、癫痫、截瘫和四肢瘫、血管神经性头痛、股外侧皮神经炎、震颤麻痹、枕神经痛、格林巴利综合征、桡神经病变、臀上皮神经病变、带状疱疹后遗神经痛、不宁腿综合征、多发性（末梢）神经炎、臂丛神经损伤、重症肌无力、运动神经元病、椎基底动脉综合征、眶上神经痛、腕管综合征、腓神经麻痹、肋间神经痛、紧张性头痛、舞蹈病、幻肢痛、多发性硬化、脑膜炎及其后遗症、发作性睡病、脊髓空洞症、跖管综合征、脊髓炎、周期性麻痹、正中神经损伤、丛集性头痛、股神经及闭孔神经痛、大脑脚综合征、非典型面痛、眶上裂及眶尖综合征、视神经脊髓炎、胸廓出口综合征、假性球麻痹、失语、吞咽障碍、植物状态、眼睑痉挛、昏厥、脑萎缩、听幻觉、共济失调、睡眠呼吸暂停、头痛、脑鸣。

眼和附器病症30种：近视、麻痹性斜视、眼睑炎、视神经萎缩、结膜炎、白内障、青光眼、脉络膜炎及脉络膜视网膜炎、视网膜色素变性、弱视、视网膜炎、先天性色素障碍、视网膜血管闭塞、角膜溃疡、视神经炎、眼炎（急性电光性眼炎）、角膜炎、慢性泪囊炎、玻璃体混浊或变性、巩膜炎、视网膜静脉周围炎、视疲劳综合征、眼睑下垂、皮质盲、复视、结膜干燥及干眼症、眼睑关闭不全、目眨、溢泪症、眉棱骨痛。

耳和乳突病症7种：美尼尔氏综合征、聋哑（儿童听力语言障碍）、中耳炎、耳前窦道和囊肿、耳郭浆液性软骨膜炎、耳聋、耳鸣。

循环系统病症26种：脑血管病、高血压病、冠心病、心律失常、痔疮、雷诺氏病、动脉硬化症、闭塞性血栓性脉管炎、慢性肺源性心脏病、心肌梗死、多发性大动脉炎、红斑性肢痛症、静脉炎、下肢深静脉血栓形成、心肌炎、动脉炎、风湿性心脏病、心肌缺血及心绞痛、脑供血不足、低血压、静脉曲张、休克、心力衰竭、高黏血症、厥症、心悸及惊悸。

呼吸系统病症26种：哮喘、慢性鼻炎、变应性及血管舒缩性鼻炎、慢性咽炎、支气管炎、感冒、急性扁桃体炎、鼻窦炎、肺炎、急性喉炎、气管炎、声带疾病、慢性阻塞性肺病、流行性感冒、呼吸道病易感儿、呼吸暂停综合征、急性咽炎、呼吸衰竭、声嘶、嗅觉障碍、咳嗽、鼻衄、失音、咯血、咽喉肿痛、鼻窒。

消化系统病症52种：呃逆、肠易激综合征、颞下颌关节紊乱综合征、胃下垂、慢性胃炎、慢性结肠炎、胆石症、口腔溃疡、消化性溃疡、小儿厌食症、胆囊及胆管炎、肠梗阻、功能性消化不良、阑尾炎、直肠及肛门脱垂、急性胃肠炎、胃扭转、疝、肛裂、慢性肠炎、胃轻瘫综合征、贲门失弛缓症、牙龈炎和牙周病、急性胰腺炎、肛门神经痛、急性牙髓炎、胃石症、反流性食管炎、肠系膜淋巴结炎、急性胃炎、胆绞痛、肠麻痹、胃肠痉挛、肠粘连、唾液分泌障碍、肝硬化、幽门痉挛、脂肪肝、肠胀气、上消化道出血、腹泻、便秘、放射性肠炎、胃痛、牙痛、腹痛、呕吐、小儿疳积、胁肋痛、臌胀、口臭、便血。

皮肤和皮下组织病症32种：寻常痤疮、黄褐斑、荨麻疹、局限性脱发、皮肤瘙痒症、神经性皮炎、色素沉着、银屑病、鸡眼、湿疹、白癜风、褥疮、急性淋巴管炎、局限性硬皮病、酒糟鼻、毛囊炎、腋臭、多形红斑、接触性皮炎、粉瘤、甲沟炎、进行性色素性皮病、玫瑰糠疹、结节性痒疹及痒疹、斑秃、寻常疣、萎缩纹、脂溢性脱发、皮肤浅表溃疡、疖痈、疔疮、慢性皮肤溃疡。

肌肉骨骼系统和结缔组织病症71种：颈椎病及由颈椎病引起的综合征、肩关节周围炎、腰椎间盘突出症、肱骨内上髁炎及肱骨外上髁炎、膝关节骨性关节炎、第三腰椎横突综合征、类风湿性关节炎、风湿性关节炎、梨状肌损伤综合征、腱鞘炎、腱鞘囊肿、筋膜炎、强直性脊柱炎、风湿病、髌下脂肪垫病变、增生性脊椎炎、小关节紊乱症、肌腱炎、肩手综合征、软骨炎、髌骨软化症、纤维肌痛综合征、滑膜炎、滑囊炎、股骨头坏死、下颌关节炎、肌炎、干燥综合征、骨膜炎、创伤性关节炎、棘上韧带炎、致密性骨炎、白塞氏病、骶髂筋膜脂肪疝、氟骨症、跟腱炎、冈下肌综合征、骨骺炎、挥鞭综合征、髋关节骨关节炎、前斜角肌综合征、系统性红斑狼疮、腰椎肥大症、冈上肌肌腱钙化症、股内收肌肌管综合征、肩胛肋骨综合征、指炎、回旋套损伤、肱二头肌长头肌腱炎、肩撞击综合征、扁平足、掌筋膜挛缩、创伤性骨化性肌炎、骨筋膜室综合症、关节痛、骨质增生症、肌肉劳损、骨质疏松症、腕指功能障碍、腰骶痛、腓肠肌痉挛、椎管狭窄、尾骨痛、腘窝囊肿、腱膜积液、痹症、背腰腿痛、落枕、足跟痛、腰痛、颈肩痛。

泌尿生殖系统病症50种：痛经、慢性前列腺炎、乳腺增生病、急性乳腺炎、尿石病、不孕症、围绝经期综合征、慢性盆腔炎、功能性子宫出血、男性不育症、前列腺肥大、外阴营养不良、尿道综合征、子宫脱垂、慢性宫颈炎、泌尿系感染、闭经、经前期紧张综合征、慢性附件炎、慢性肾炎、睾丸炎和附睾炎、膀胱炎、子宫内膜异位症、睾丸鞘膜积液、急慢性肾功能衰竭、盆腔瘀血综合征、肾下垂、乳糜尿、卵巢囊肿、多囊卵巢综合征、尿道炎、乳腺纤维囊肿、肾病综合征、弱精症、良性乳腺发育不良、子宫腺肌病、急性肾损伤、肾绞痛、神经源性膀胱、宫颈糜烂、夜尿症、遗尿症、癃闭、月经不调、尿频、带下病、淋证、遗精、水肿、乳痛。

妊娠、分娩和产褥期病症14种：安胎、胎位不正、妊娠恶阻、滞产或难产、胎盘滞留、产后耻骨联合分离症、过期妊娠、子宫复旧不全、自然流产、异位妊娠、乳汁过少、产后出血、分娩痛、急性乳汁淤积症。

先天性畸形、变形和染色体异常病症8种：先天性脑发育不全、脑积水、隐性脊柱裂、唐氏综合征、神经纤维瘤、小儿肌性斜颈、肌肉骨骼的其他先天性变形、小儿先天性巨结肠。

症状、体征和临床与实验室异常所见，不可归类在他处者10种：吞咽困难、晕厥和虚脱、言语障碍不可归类在他处者、头晕和眩晕、惊厥不可归类在他处者、嗜睡木僵和昏迷、休克不可归类在他处者、其他和原因不明的发热、未特指的黄疸、多汗症。

损伤、中毒和外因的某些后果19种：急性腰扭伤、踝关节扭伤、脑损伤及并发症、骨折及并发症、一氧化碳中毒迟发性脑病及后遗症、有机磷农药和慢性酒精中毒迟发性周围神经病、脊髓损伤、周围神经损伤、关节脱位、关节错缝、冻疮、中暑、输液过敏反应、晕动病、软组织挫伤损伤、输液输血和治疗性注射后并发症、髌骨劳损、宫内避孕器所致子宫出血、食物中毒。

疾病和死亡的外因23种：酒精中毒、雪盲、毒蛇咬伤、断肠草中毒、链霉素中毒、药物有害效应、药疹、锑剂中毒、苯中毒、呋喃西林中毒性末梢神经炎、异烟肼中毒、硝酸盐中毒、腹部术后诸症、肛肠术后诸症、胃手术后诸症、尿潴留（包括术后、产后、脊髓损伤后、药物性等）、尿失禁（包括老年性、术后、产后、压力性、中风后等）、前列腺术后并发症、泌尿系结石体外碎石后并发症、妇科手术后诸症、硅胶囊假体隆乳术后包膜挛缩、医疗性流产及并发症、剖宫产术后诸症。

综上所述，现代针灸适应证的鲜明特点，一是表现为理论与实践的严重脱节，理论更多重视古代成就的传承，而临床实践已经走向与西医的融合，由于没有系统的名词术语译介，包括古代汉语与现代汉语之间，汉语与外语之间的转译严重缺乏；二是西医病名成为不可阻挡的潮流；三是针灸的对外传播已有联合国世界卫生组织推荐的针灸适应证。

3.针灸的对外传播

（1）1979年批准用针刺疗法治疗疾病的43种疾病

上呼吸道疾病：急性鼻窦炎、急性鼻炎、感冒、急性扁桃体炎。

呼吸系统疾病：急性支气管炎、支气管哮喘（对儿童及无合并症者最有效）。

眼科疾病：急性结膜炎、中心性视网膜炎、近视（儿童）、白内障（无合并症者）。

口腔疾病：牙痛、拔牙后疼痛、齿龈炎、急或慢性咽炎。

胃肠疾病：食管贲门痉挛、呃逆、胃下垂、急或慢性胃炎、胃酸过多、慢性十二指肠溃疡（缓解疼痛）、急性十二指肠溃疡（无合并症）、急或慢性结肠炎、急性菌痢、便秘、腹泻、麻痹性肠梗阻。

神经和肌肉骨骼疾病：头痛、偏头痛、三叉神经痛、面瘫（早期，即3~6个月内）、中风后发生的不完全性瘫痪、脊髓灰质炎后遗症（早期，6个月内）、美尼尔氏综合征、神经性膀胱功能障碍、夜尿症、肋间神经痛、颈臂综合征、"肩凝""网球肘"、坐骨神经痛、腰痛、骨关节炎。

（2）1996年世界卫生组织认可的64种针灸适应证

采用类似针灸法或传统疗法随机对照试验过的针灸适应证有：戒酒、变应性鼻炎（花粉症）、竞技综合征、面瘫、胆绞痛、支气管哮喘、心神经官能症、颈椎病、运动系统慢性疼痛（颈、肩、脊柱、膝等）、抑郁症、戒毒、痛经、头痛、偏瘫或其他脑病后遗症、带状疱疹、高血压、原发性低血压、阳痿、引产、失眠、白细胞减少、腰痛、偏头痛、妊娠反应、恶心呕吐、肩周炎（冻结肩）、手术后疼痛、经前期紧张症、神经根疼痛综合征、肾绞痛、类风湿性关节炎、扭伤和劳损、下颌关节功能紊乱、紧张性头痛、戒烟、三叉神经痛、泌尿道结石。

有足够数量的病人为样本，但无随机性对照试验的针灸适应证有：急性扁桃体炎和急性咽喉炎、背痛、胆道蛔虫症、慢性咽炎、胎位不正、小儿遗尿、网球肘、胆石症、肠道激惹综合征、梅尼埃病、肌筋膜炎、儿童近视、单纯性肥胖、扁桃体切除术后疼痛、精神分裂症、坐骨神经痛。

有反复的临床报道，效果较快或有一些试验依据的针灸适应证有：便秘、缺乳、泄泻、女性不孕、胃下垂、呃逆、尿失禁、男性不育（精子缺乏、精子活动力缺乏）、无痛分娩、尿潴留、鼻窦炎。

（3）2002年世界卫生组织发布的针灸临床研究回顾与分析，报告针灸可治疗的疾病与功能失调有4类107种

通过随机对照试验的针灸适应证有：放疗或化疗不良反应、变应性鼻炎（包括花粉症）、胆绞痛、抑郁症（包括神经性和中风后抑郁症）、急性细菌性痢疾、原发性痛经、急性上腹痛（包括消化性溃疡、急慢性胃炎和胃痉

挛）、面痛（包括颅颌功能失调）、头痛、高血压、原发性低血压、催产、膝痛、白细胞减少症、下腰痛、胎位不正、妊娠恶阻、恶心呕吐、颈痛、牙科痛（包括牙痛和颞下颌功能紊乱）、肩周炎、术后疼痛、肾绞痛、类风湿性关节炎、坐骨神经痛、扭伤、中风、网球肘。

治疗有效但证据尚不充分的针灸适应证有：腹痛（急性胃肠炎或胃肠痉挛引起者）、寻常痤疮、戒酒、贝尔氏麻痹、支气管哮喘、癌痛、心神经官能症、慢性胆囊炎急性发作、胆石症、竞争应激综合征、闭合性颅脑损伤、非胰岛素依赖型糖尿病、耳痛、流行性出血热、单纯性鼻衄（无全身或局部疾病）、结膜下注射眼痛、不孕、面肌痉挛、女性尿道综合征、纤维肌痛和筋膜炎、胃动力障碍、痛风性关节炎、乙型肝炎病毒携带者、带状疱疹（人α疱疹病毒）、高脂血症、卵巢功能减退症、失眠、产痛、缺乳、非器质性阳痿、梅尼埃病、带状疱疹后遗神经痛、神经性皮炎、肥胖、可卡因和海洛因依赖、骨关节炎、内窥镜检查痛、血栓闭塞性脉管炎疼痛、多囊卵巢综合征、儿童气管拔管后、术后康复、经前期综合征、慢性前列腺炎、瘙痒症、神经根痛和假性神经根痛综合征、原发性雷诺氏综合征、下尿路反复感染、交感神经反射性营养不良、创伤性尿潴留、精神分裂症、药物性多涎、干燥综合征、喉痛（包括扁桃体炎）、急性脊痛、项强、颞下颌关节功能紊乱、肋软骨炎、烟草依赖、抽动-秽语综合征、慢性溃疡性结肠炎、尿路结石、血管性痴呆、百日咳。

值得一试的针灸适应证有：黄褐斑、中心性浆液性脉络膜病变、色盲、耳聋、弱智、肠易激综合征、脊髓损伤性神经源性膀胱、慢性肺心病、小呼吸道阻塞。

完善的监测条件下，可以尝试的针灸适应证有：慢性阻塞性肺病的呼吸困难、昏迷、婴幼儿惊厥、冠心病心绞痛、婴幼儿腹泻、小儿病毒性脑炎后遗症、进行性或假性延髓麻痹。

4.针灸补充治疗的介入

现代针灸适应证的第四个鲜明特点是针灸补充治疗的介入，包括外科手术中和术后并发症、放化疗不良反应以及药物毒副作用的针灸处理，术中针刺辅助麻醉的临床应用成为特色。

较成熟的针刺辅助手术适应证：肺切除、二尖瓣扩张分离术、前颅窝手术、后颅窝手术、颞顶枕手术、颈椎前路手术、甲状腺手术、胃大部切除术、胆囊切除术、阑尾切除术、腹股沟斜疝修补术、剖腹产手术、输卵管结扎术、全子宫切除术、全喉截除术、斜视矫正术、青光眼手术、牙拔除术、唇裂整复术、上颌窦手术、上下颌骨手术、颞颌关节手术等。

手术并发症：腹部术后诸症、肛肠术后诸症、胃手术后诸症、尿潴留（包括术后、产后、脊髓损伤后、药物性等）、尿失禁（包括老年性、术后、产后、压力性、中风后等）、前列腺术后并发症、泌尿系结石体外碎石后并发症、妇科手术后诸症、硅胶囊假体隆乳术后包膜挛缩、医疗性流产及并发症、剖宫产术后诸症等。

化疗后不良反应：静脉炎、中性粒细胞减少症、血小板下降、恶心、呕吐、厌食、口腔炎、口腔溃疡、化疗相关性腹泻、转氨酶升高、心律失常、出血性膀胱炎、肾功能损害等。

放疗后不良反应：放射性脑损伤、放射性脊髓损伤、放射性周围神经损伤、放射性胃炎、食管炎、颞下颌关节损伤等。

药物毒副作用及戒断综合征：一氧化碳中毒迟发性脑病及后遗症、有机磷农药和慢性酒精中毒迟发性周围神经病、毒蛇咬伤、断肠草中毒、链霉素中毒、药疹、锑剂中毒、苯中毒、呋喃西林中毒性末梢神经炎、异烟肼中毒、硝酸盐中毒、药物有害效应、输液过敏反应、输液输血和治疗性注射后并发症、酒精中毒及戒酒、戒毒等。

四、针灸疾病谱的趋势

依照杜氏研究方法，本文以"针灸"为检索词搜集文献，对2013～2020年期间的相关数据库期刊文献进行搜集、整理，并与现代针灸疾病谱的19类509种病症比较，其变化趋势如下。

1.针灸疾病谱类别

针灸疾病谱类别没有变化，同为19类。

2.增加的针灸参与治疗的病种

近8年针灸参与治疗的疾病新增9种，运用强度由高到低依次为：高同型半胱氨酸血症、高尿酸血症、良性阵发性位置性眩晕、躯体形式障碍、谵妄、念珠菌病、葡萄膜炎、矮小症、小脑萎缩。

如高尿酸血症，近年来发病率逐年上升，成为仅次于糖尿病的第二大代谢性疾病，相对于西医学使用非布司他、苯溴马隆等药物治疗，针灸凭借其临床疗效显著、副作用小成为近年来治疗该疾病的良好选择。现代研究表明，针刺可以下调肾脏尿酸盐阴离子转运体1（URAT1）和上调肾脏有机阴离子转运体1（OAT1）的蛋白表达，从而减少体内血清尿酸含量。上海中医药大学附属曙光医院选取60例高尿酸血症患者，30例观察组患者在基础治疗的基础上配合针刺脾俞、肾俞、足三里等穴位，治疗两个疗程后发现，观察组总有效率达93.33%，明显高于单纯采用基础治疗的总有效率46.67%。

3.减少的针灸参与治疗的病种

近8年针灸未参与治疗的病种计75种。

传染病和寄生虫病：蛔虫病、细菌性痢疾、脊髓灰质炎后遗症、百日咳、破伤风、流行性出血热、传染性软疣、鹅口疮、钩虫病、霍乱、流行性脑脊髓膜炎、淋菌性关节炎。

肿瘤：血管瘤。

精神和行为障碍：脑震荡综合征、强迫症、儿童孤独症、情感交叉腿综合征、睡行症、成人夜磨牙。

神经系统疾病：大脑脚综合征、眶上裂及眶尖综合征、听幻觉。

眼和附器疾病：先天性色素障碍、角膜溃疡、巩膜炎、视网膜静脉周围炎、眼睑关闭不全、目眨（儿童）、溢泪症、眉棱骨痛、暴盲。

耳和乳突病：耳前窦道和囊肿、浆液性软骨膜炎。

呼吸系统疾病：呼吸道病易感儿、鼻窒。

消化系统疾病：胃扭转、胃石症、肠胀气。

皮肤和皮下组织疾病：急性淋巴管炎、多形红斑、粉瘤、斑秃、寻常疣、萎缩纹、脂溢性脱发。

肌肉骨骼系统和结缔组织疾病：骶髂筋膜脂肪疝、骨骺炎、腰椎肥大症、冈上肌肌腱钙化症、股内收肌肌管综合征、指炎、回旋套损伤、肱二头肌长头肌腱炎、肩撞击综合征、扁平足、掌筋膜挛缩、创伤性骨化性肌炎、骨筋膜室综合征、尾骨痛、腘窝囊肿、腱膜积液。

泌尿生殖系统疾病：肾下垂、肾病综合征、弱精症、良性乳腺发育不良、子宫腺肌病、急性肾损伤。

妊娠、分娩和产褥期疾病：过期妊娠、自然流产、异位妊娠。

先天性畸形、变形和染色体异常：唐氏综合征、神经纤维瘤。

损伤、中毒和外因的某些后果：输液过敏反应。

疾病和死亡的外因病：药物有害效应、硅胶囊假体隆乳术后包膜挛缩。

4.针灸参与治疗的既有病种

近8年针灸参与既有病种434种，其中运用强度增加者358种。

（1）运用强度由高到低前25位疾病

脑血管病、风湿病、腰椎间盘突出症、骨质增生症、颈椎病及由颈椎病引起的综合征、睡眠障碍、糖尿病及并发症、带状疱疹及后遗神经痛、肩关节周围炎、月经不调、膝关节骨性关节炎、便秘、椎基底动脉综合征、抑郁症、眩晕、小儿脑瘫、急性胃肠炎、痛经、痴呆症、头痛、肩手综合征、尿失禁（包括老年性、术后、产后、压力性、中风后等）、肥胖症、偏头痛、高血压病。

脑血管疾病仍然是运用强度最高的病种，相比较于一般治疗，针灸能够更好地治疗卒中后吞咽功能障碍、偏瘫等症状，最新研究报道，针刺可以明显提高血浆内源性阿片肽的释放，从而有效缓解卒中恢复期的头痛等相关症状。

（2）运用强度增加者358种

传染病和寄生虫病：带状疱疹、单纯性疱疹。

肿瘤：肝癌、宫颈癌、食道癌及胃癌、乳腺肿瘤、鼻咽癌、肺癌。

血液及造血器官疾病：变应性（过敏性）紫癜、贫血。

内分泌、营养和代谢疾病：肥胖症、糖尿病及并发症、高脂血症、高催乳素血症、甲状腺炎、多囊卵巢综合征。

精神和行为障碍：睡眠障碍、痴呆症、抑郁症、肠易激综合征、抽动障碍、精神发育迟滞、慢性疲劳综合征、胃肠功能紊乱、神经官能症、焦虑症、反应性精神病、神经性呕吐。

神经系统疾病：小儿脑瘫、偏头痛、震颤麻痹、带状疱疹后遗神经痛、臂丛神经损伤、椎基底动脉综合征、腕管综合征、腓神经麻痹、肋间神经痛、紧张性头痛、多发性硬化、脑膜炎及其后遗症、发作性睡病、脊髓炎、正中神经损伤、失语、吞咽障碍、植物状态、眼睑痉挛、共济失调、睡眠呼吸暂停（梗阻性）、头痛、眩晕。

眼和附器疾病：青光眼、弱视、角膜炎、慢性泪囊炎、视疲劳综合征、复视、结膜干燥及干眼症。

耳和乳突疾病：听力语言障碍、耳鸣。

循环系统疾病：脑血管病、高血压病、痔疮、动脉硬化症、慢性肺源性心脏病、心肌梗死、静脉炎、下肢深静脉血栓形成、心肌炎、动脉炎、风湿性心脏病、心肌缺血及心绞痛、低血压、静脉曲张、休克、心力衰竭、心悸及惊悸。

呼吸系统疾病：慢性鼻炎、鼻窦炎、肺炎、慢性阻塞性肺疾病、流行性感冒、呼吸暂停综合征、急性咽炎、呼吸衰竭、嗅觉障碍、咳嗽、发热、咽喉肿痛。

消化系统疾病：慢性胃炎、慢性结肠炎、胆石症、消化性溃疡、肠梗阻、功能性消化不良、急性胃肠炎、胃轻瘫综合征、贲门失弛缓症、急性胰腺炎、肛门神经痛、反流性食管炎、肠系膜淋巴结炎、急性胃炎、肠粘连、唾液分泌障碍、肝硬化、黄疸、脂肪肝、放射性肠炎、胃痛、腹痛、呕吐、腹胀。

皮肤和皮下组织疾病：寻常痤疮、黄褐斑、银屑病、湿疹、白癜风、褥疮、接触性皮炎、急性淋巴管炎、进行性色素性皮病、玫瑰糠疹、痒疹及结节性痒疹、皮肤浅表性溃疡。

肌肉骨骼系统和结缔组织疾病：颈椎病及由颈椎病引起的综合征、肩关节周围炎、腰椎间盘突出症、膝关节骨性关节炎、类风湿性关节炎、痛风、筋膜炎、强直性脊柱炎、风湿病、肩手综合征、滑膜炎、滑囊炎、股骨头坏死、致密性骨炎、前斜角肌综合征、系统性红斑狼疮、肩胛肋骨综合征、关节痛、骨质增生症、骨质疏松症、椎管狭窄、痹症、背腰腿痛、腰痛。

泌尿生殖系统疾病：痛经、围绝经期综合征、慢性盆腔炎、前列腺肥大、泌尿系感染、慢性附件炎、慢性肾炎、子宫内膜异位症、急慢性肾功能衰竭、卵巢囊肿、多囊卵巢综合征、尿道炎、乳腺纤维囊肿、神经源性膀胱、夜尿症、月经不调、遗精、水肿、乳痛。

妊娠、分娩和产褥期疾病：产后耻骨联合分离症、子宫复旧不全、产后出血、分娩痛、急性乳汁淤积症。

损伤、中毒和外因的某些后果：脑损伤及并发症、骨折及并发症、脊髓损伤、周围神经损伤、关节脱位、关节错缝、晕动病。

疾病和死亡的外因病：腹部术后诸症、肛肠术后诸症、尿失禁（包括老年性、术后、产后、压力性、中风后等）、前列腺术后并发症、妇科手术后诸症、剖宫产术后诸症。

第廿一讲
针灸补充治疗学

一、针灸补充治疗学的提出背景

针灸的适应证广泛，根据国际疾病分类（ICD-10）三位数分类的统计，其有效病种518种，达人类认识疾病的20%左右，涉及内、外、妇、儿、皮肤等各科，以运动、神经、免疫、内分泌、内脏等系统病症为主，其中对约100种左右的病症有较好疗效。针灸治疗多为对症处理，针对疾病的症状或体征进行临床决策，治疗多以症状的减轻和消除作为显性效果；少数为对因治疗，也能够观察到病理改变。针灸能单独治疗某些疾病，也作为主要疗法并辅以其他措施，更多的是以针灸补充其他疗法而综合防治疾病，其中针灸补充防治手术、放疗、药物等所致的并发症，也是SAT的研究范围。

二、针灸补充治疗学及其研究对象

针灸补充治疗学（Supplementary Acupuncture Therapeutics，SAT）是指针灸防治手术、放疗、药物等所致并发症的临床学科。是针灸治疗学的最新补充，针灸作为补充治疗方法，对部分器质性或必须通过手术、药物治疗的疾病，能够减少其后遗症或协同提高疗效。对某些疾病手术、放疗、化疗后，针灸可改善患者体质、促进功能恢复、减轻毒副反应和提高生存质量，以补充诸种治法之不足。

三、针灸作用及其有限性

针灸的作用在于调节，通过针灸腧穴刺激，可以激发人体本身固有的调节机能，促进内在功能及内源性物质的调动，改变患病器官或组织的病理生理状态，恢复常度。它既不针对病因，也不直接作用于靶器官，更没有外源性物质或能量的补充，主要基于机体自我稳态的整体调节，因此针灸的治疗作用具有有限性，这种有限性与其作用特点与生俱来。表现为针灸疾病谱的有限性和调节范围的有限性。正因如此，针灸补充诊疗的范围也是有限的，深入探讨和研究针灸补充诊疗的研究范围和边界，提出针灸适应证和禁忌证就显得尤为必要，这正是本书尝试解决的问题。

四、针灸补充治疗学的发展简史

针灸疗法来源于以按摩、推拿、拔罐、刮痧、导引等外治疗法为代表的体表刺激疗法。以体表刺激疗法为代表的原始医学起源于人类的生存本能。因此，针灸医学是人类主动使用医学方法防治疾病的启明星，在中国古代产生了相关概念及其医学理论，即腧穴和经络学说。

药物的发现和使用晚于以针灸代表的体表刺激疗法，直至春秋战国时代，仍然依赖外治疗法为主要治疗手段，其主要证据即《内经》的成书。以药物为代表的内治疗法，在近两千余年的发展中已成为医学的主角，其主要依据，在我国是《神农本草经》的成书以及《伤寒杂病论》的理论化。

现代外科技术的进步，脱胎于麻醉药物、止血和输血、术后感染以及外科手术的基本操作等关键技术解决之后，近二百年来成就了现代外科学突飞猛进的医学实践与发展。

针灸防治药物副反应的历史记载很早。汉代张仲景《伤寒论》中第142条即有"太阳与少阳并病，头项强痛，或眩冒，时如结胸，心下痞硬者，当刺大椎第一间、肺俞、肝俞，慎不可发汗，发汗则谵语，脉弦，五日谵语不止，当刺期门"的记载。即医师以发汗误治太阳与少阳并病，导致病人出现谵语、脉弦等并发症，针刺期门即可。

南宋窦材强调"须识扶阳、灼艾第一"，对误用滋阴苦寒之剂，导致元气亏虚、脏腑受损，常常给予重灸扶阳而愈。例如元代罗天益《卫生宝鉴》载有医案："两浙江淮都漕运使崔君长男云卿，年二十有五，体本丰肥，奉养膏粱，时有热证，友人劝食寒凉物及服寒凉药，于至元庚辰秋，病疟久不除，医以砒霜等物治之，新汲水送下，禁食热物，疟病不除，反添吐泻，脾胃复伤，中气愈虚，腹痛肠鸣，时复胃脘当心而痛……诊得脉弦细而微，手足稍冷，面色青黄而不泽，情思不乐，恶人烦冗，饮食减少，微饱则心下痞闷，呕吐酸水，发作疼痛，冷汗时出，气促闷乱不安，须人额相抵而坐……至秋先灸中脘三七壮，以助胃气，次灸气海百余壮，生发元气，滋荣百脉……明年春，灸三里二七壮，乃胃之合穴，亦助胃气，又引气下行。"

明代万全对因小儿惊风多服镇坠寒凉之剂导致的神思如痴、行步动作等，往往"灸两跷各二壮"而愈，并曾详细介绍一例病案在其名著《幼科发挥》中。明代李梴《医学入门》提到针刺后晕针的处理："针晕者，神气虚也，不可起针，以针补之，急用袖掩病人口鼻回气，内与热汤饮之即苏，良久再针，甚者针手膊上侧筋骨陷中，即虾蟆肉上惺惺穴或三里即苏，若起针坏人。"

明代杨继洲有艾灸辅助治疗误伤元气的医案："己卯岁，行人张靖宸公夫人，崩不止，身热骨痛，烦躁病笃，召予诊，得六脉数而止，必是外感，误用凉药，与羌活汤热退，余疾渐可，但元气难复，后灸膏肓、三里而愈。"明代陈实功曾用灸与神灯照法治疗因误服热药及壮阳药导致脱疽的病案。

近代以来，随着外科手术的迅猛发展，已然成为目前临床医学重要的诊疗手段，在国内大型医疗机构的住院患者中，几近一半需要手术治疗的参与，伴之而来的就是手术并发症的发生，甚至手术并发症的防治与否已经成为决定患者住院日的重要因素之一。有鉴于此，针灸作为解决并发症的有效疗法逐渐进入临床医师的视野，这种现象在1949年之后应用逐渐增多：1957年，有研究报道针灸治疗腰椎麻醉后头痛和腹腔手术后膈肌痉挛；针灸治疗术后肠麻痹、肛门疾患术后疼痛及排尿困难、产后和灌肠后尿潴留。1958年，有研究报道针灸用于治疗产后尿潴留、阑尾术后止痛、术后头痛等。1959年，上海第一医学院中山医院外科报道针灸治疗术后腹胀，次年报道针灸应用于胸腹部伤口的止痛。1960年，有研究报道针灸用于治疗手术后并发症。1962年有研究报道针灸用于治疗胃部分切除后胃空肠吻合术并发综合征。1965年，有研究报道针灸治疗产后宫缩痛、手术后肠粘连。

与手术有关的麻醉学，在20世纪中叶由于针刺的参与，直接推动了中西医结合，其突出成果便是"针刺麻醉"的提出，并推向临床实践。1958年9月5日上海《解放日报》以"中医针灸妙用无穷代替止痛药二针见分晓"报道是年8月30日尹惠珠医师通过针刺双合谷穴实施麻醉，成功完成一例扁桃体摘除术，同年11月上海科技出版社出版的《中医研究工作资料汇编（第二辑）》收录了针刺代替麻醉的研究，为临床麻醉开辟了新的道路。是年12

月5日西安市第四人民医院耳鼻喉科孟庆禄医师同样用电针完成1例双侧扁桃体摘除术的麻醉镇痛。1959年，武汉医学院附二院外科麻醉科将针灸用于全麻气管插管术，以针刺代替麻醉。从此在全国掀起了针刺麻醉应用与研究的高潮。

有关放疗并发症的针灸干预。1958~1960年，有研究报道针灸用于治疗放射性反应，并提出针灸适应证为口干喉痛、头痛头晕、胃肠道反应及白细胞降低。

现代药物毒副反应的针灸防治。1957~1958年，有数个研究报道针灸预防锑剂疗法副反应。李学耕和江西省中医药研究所临床研究室针灸治疗海群生反应。1959~1965年，有研究报道电针治疗药疹、异烟肼中毒、小儿急性阿米妥中毒，一氧化碳中毒、青霉素多形红斑型过敏反应、苯中毒骨髓象、硝酸中毒、甲碘吡酮酸钠作分泌性尿路造影剂引起的严重反应、呋喃西林中毒性末梢神经炎等。1997年有研究报道针灸治疗吡喹酮引起的顽固性呃逆。

近10年，我院年均2000余例外科手术并发症需要针灸补充诊疗，但大多源自外科医师自身临床经验的医疗决策，针灸和外科医师间缺乏沟通和严谨的临床试验，本书据我院会诊情况，试图系统总结诸外科及放化疗科可见并发症，并初步尝试总结针灸补充诊疗的理论和临床研究，以期逐渐明晰针灸补充诊疗的范围，总结其规律性。

第廿二讲
病症现代针灸腧穴谱

针灸疗法是疾病防治的有效手段之一，随着相关临床报道和基础研究的日益深入，被推荐为常规治疗和康复手段，但针灸防治疾病的腧穴处方差异很大。因此，有必要针对病症针灸的腧穴范围，进行研究并作古今对比，形成病症腧穴谱，为临床选穴处方及机理研究提供借鉴。

一、脑血管病腧穴谱

1. 急性期的腧穴应用

（1）常规腧穴：近10年来，针灸治疗急性脑血管病的常用取穴逐渐增多。笔者统计共用经穴60余个，另有经外奇穴。用穴最多为手足阳明经、手足少阳经。但奇经与阴经选穴日渐增多。按其使用频率，前12位选穴依次为：足三里、合谷、曲池、阳陵泉、三阴交、太冲、外关、百会、人中、内关、廉泉、环跳。曹思亮针刺治疗36例脑血栓形成患者，病程均在9小时至7日。取人中、患侧涌泉、极泉、合谷透劳宫、内关透外关或三阴交透悬钟、曲池、委中、承山等。基本治愈28例，显效8例。张济平等用针刺治疗中风早期58例。主取太冲、合谷、内关、足三里，先健侧，后患侧；先下肢，后上肢。痊愈30例，显效与有效23例。于致顺等针刺头部菱形区内穴位治疗急性脑梗死50例，取得较好疗效。通过针刺百会透健侧曲鬓、百会透患侧曲鬓与运动区相对比；健侧或患侧通天透承光与运动区相对比；患侧头部前神聪透健侧悬厘与后头部双侧玉枕透天柱相对比。提出治疗中风引起的偏瘫和感觉障碍以后从百会、前至神庭，两侧至曲鬓的菱形区内效果较好。

（2）头皮针腧穴：头皮针在对脑血管病急性期的治疗中，常用焦顺发穴名体系中的运动区和感觉区，标准化方案中顶颞前、后斜线。徐佐刚等针刺运动区和感觉区治疗发病少于3天的脑血管病偏瘫病人14例，基本治愈9例，显效3例。东贵荣等针刺病灶侧百会透曲鬓，选择性治疗急性脑出血48例，显效37例，进步8例，有效2例。周建伟等报道针刺顶颞前、后斜线和顶旁一、二线两者间的疗效无明显差别；患侧穴线与健侧比较亦无显著性差别。而刘进先等报道于顶颞前、后斜线施补泻手法，其疗效优于顶旁一、二线；比较患侧穴线与健侧，其结论与周建伟相同。

（3）眼针腧穴：孙红叶等取彭静山《眶周眼区十三穴的研究》分区法中的3区和8区为主穴，治疗脑血栓形成急性期64例，治愈38例。

2.恢复和后遗症期的腧穴应用

（1）传统腧穴：在传统腧穴中，十四经穴皆有应用，近10年的资料中共用腧穴130余个，另有经外奇穴近20个。阳经腧穴应用较多，近100个，约占阳经腧穴总数（246）的40%。应用阴经腧穴近35个，约占阴经腧穴总数（115）的30%。按其使用频率，前13位依次为：足三里、曲池、合谷、肩髃、环跳、阳陵泉、外关、三阴交、悬钟、太冲、廉泉、风池、太溪。陈东平针灸治疗脑血管病后遗偏瘫62例，二组穴位交替使用。一组取头针"通天针"，即神庭、上星、囟会、前庭、百会，一针透5穴；"天冲通针"，即临泣、目窗、正营、神灵，一针透4穴。二组取肾俞、命门、环跳、殷门、委中、承山，另有对症选穴。治愈26例，显效18例，好转15例。刘济生等以舌下针治疗中风后遗症14例，痊愈11例，好转3例。取穴：以金津、玉液为基点，以0.5cm的间距再向左右两旁取穴，总计为"左3右4"，7穴连线应和舌系带垂直。李陟等以上下配穴治疗类中风后偏瘫65例，上取天鼎，下取环跳，及对症取穴治疗。痊愈19例，基本痊愈14例，好转31例。杨日和以"背俞针"配体针治疗脑血管病后遗症80例。背俞针：上肢不利取第5~7颈椎及其旁开1.5寸处；下肢不利取第2~5腰椎及其旁开1.5寸处。治愈57例，显效18例，好转5例。黄敏以子午流注纳甲法逐日按时开穴治疗中风偏瘫34例。痊愈11例，显效16例，有效6例。王玉明以阴阳经穴平衡刺治疗脑血管意外后遗症312例。以上下肢关节部位经穴为主，按阳经、阴经的顺序交替取穴。痊愈191例，显效88例，好转23例。

（2）头皮针腧穴：近10年头皮针治疗脑血管病恢复期或后遗症期症状取得较大进展。有研究认为头皮针与体针的疗效无显著差异，但头皮针优于西药，头皮针加体穴穴位注射优于单纯头皮针。选穴以健肢侧为主，使用频率依次为：焦氏穴名体系中健肢侧运动区、足运感区、感觉区、语言区及患肢侧足运感区，另尚有晕听区等；标准化方案中健肢侧顶颞前、后斜线，顶中线，顶旁一、二线等。俞国桥取标准化方案中顶中线、健侧顶颞前、后斜线为主治疗中风偏瘫88例。痊愈48例，显效23例，好转11例。武承讯针健肢侧运动区、感觉区、语言区，配晕听区等治疗中风偏瘫1228例。痊愈608例，显效479例，好转123例。李志华等以头皮针治疗中风偏瘫86例。基本治愈23例，显效59例。其刺激区定位：上点在前后正中线中点后移1cm，下点在眉枕线与发际鬓角前缘交点处，两点连线是运动区；该连线平行后移1cm是感觉区；运动区连线平行前移1cm是舞蹈震颤控制区等。

（3）头部传统腧穴：近年对头部传统腧穴治疗脑血管病的研究取得较大进展。石现等针刺头部菱形区内穴位较区外穴位效果为优，对肌力及甲皱微循环有显著性改善。肖建华报道针刺百会透健肢侧悬颅治疗中风偏瘫50例，痊愈7例，显效12例，好转31例。且与针刺头针运动区相比无显著性差别。

（4）眼针腧穴及其他：赵治清按彭氏眼针取穴法，选上焦区、下焦区和肝区治疗脑血管病后遗症25例。痊愈14例，显效5例，好转5例。赵立志选眶周双侧上焦区和下焦区治疗中风后遗症患者40例。痊愈9例，显效5例，有效15例。靳瑞等以"颞三针"治疗中风后遗症108例。痊愈29例，显效48例，有效27例，且显著优于体针组。黄文国以体针、鼻针、耳针、面针、头针综合治疗偏瘫95例，痊愈44例，显效35例，有效15例。

二、颈椎病腧穴谱

1.颈椎病现代针灸腧穴应用基本概况

（1）期刊中颈椎病文献基本概况：检得该颈椎病从1994年至2006年所有医学文献条数为10669，针灸医学文献条数为680，占6.37%。据《针灸学》第5版教材，在总计407个腧穴中（361经穴和46经外奇穴），近12年来已总计使用213个腧穴，52.33%被采用。

（2）期刊中颈椎病针灸腧穴的归经概况：有关颈椎病针灸腧穴的归经，按照被采用腧穴在该经脉腧穴总数及所占比例的高低，排列如下：肺经（10，90.91%）、大肠经（16，80%）、督脉（22，78.57%）、三焦经（17，73.91%）、心包经（6，66.67%）、胃经（28，62.22%）、胆经（26，59.09%）、任脉（14，58.33%）、肝经（7，50%）、小肠经（9，47.37%）、肾经（13，48.15%）、奇穴（20，43.48%）、膀胱经（19，28.36%）、心经（2，22.22%）、脾经（4，19.05%）。

按照被采用腧穴的绝对数，排列如下：胃经（28），胆经（26），督脉（22），经外奇穴（20），膀胱经（19），三焦经（17），大肠经（16），任脉（14），肾经（13），肺经（10），小肠经（9），肝经（7），心包经（6），脾经（4），心经（2）。

（3）颈椎病针灸防治常用腧穴目录（>34条者，按二次检索文献条数从大到小排列）：夹脊（412）、风池（399）、曲池（254）、合谷（251）、肩井（236）、外关（223）、大椎（214）、太阳（191）、百会（189）、足三里（118）、内关（100）、风府（89）、手三里（80）、太冲（76）、列缺（62）、阳陵泉（58）、太溪（54）、丰隆（50）、四神聪（45）、印堂（40）、昆仑（39）、中渚（39）、关元（39）。共计23腧穴。

（4）颈椎病针灸防治少用腧穴目录（>6且≤34条者，按经脉排列）：尺泽（8）、鱼际（13）、阳溪（8）、肩髃（12）、天鼎（22）、扶突（19）；头维（23）、人迎（7）、缺盆（28）、滑肉门（17）；后溪（9）、天宗（7）；天柱（12）、大杼（12）、秩边（13）、承山（11）、申脉（12）、束骨（11）；复溜（7）、气穴（9）、商曲（17）、阴都（7）；天井（8）、天髎（10）、角孙（13）；听会（7）、率谷（25）、完骨（33）、环跳（23）、光明（8）；命门（11）、中枢（25）、哑门（15）、脑户（15）、后顶（18）、前顶（10）、上星（17）、神庭（13）、水沟（12）；气海（28）、神阙（11）、下脘（10）、中脘（21）、膻中（8）；八邪（17）、肩前（11）。共计10经脉、46腧穴。

2.腧穴谱分析

（1）颈椎病针灸腧穴的辨证归经：颈椎病系因颈椎间盘退变及其继发性改变刺激或压迫邻近组织，并引起各种症状和体征者，更多见于下颈椎。由此颈椎病的病位非常清楚，既不在脏，亦不在腑；既不在志和液，也不在窍，而在于体，主要与骨、筋、肌肉有关。其临床症状多表现为项背、颞后头部疼痛以及上肢放射痛，也有扩散痛和内脏牵涉痛等，其经络分野主要与督脉和手足太阳经、足少阳经有关。

"督脉者……还出别下项，循肩膊内"，且是"与太阳起于"。（《素

问·骨空论》）

督脉之别……上项，散头上，下当肩胛左右，别走太阳。（《灵枢·经脉》）

小肠手太阳之脉……上循臑外后廉，出肩解，绕肩胛，交肩上……循颈。（《灵枢·经脉》）

膀胱足太阳之脉……还出别下项，循肩髆内。（《灵枢·经脉》）

足太阳之正……上入于项。（《灵枢·经脉》）

胆足少阳之脉……循颈……下颈。（《灵枢·经脉》）

手足太阳经"是动则病"更分别见有《灵枢·经脉》之"颔肿不可以顾，肩似拔，臑似折"和"冲头痛，目似脱，项如拔"。足少阳经"是主骨所生病者"见有《灵枢·经脉》之"缺盆中肿痛"。而手足太阳和足少阳经筋病候也分别见有《灵枢·经筋》之"绕肩胛引颈而痛，应耳中鸣痛引颔，瞑目良久乃能视，颈筋急，则为筋瘘颈肿"，"项筋急，肩不举，腋支，缺盆中纽痛，不可左右摇"和"颈维筋急"。

对62种古籍中治疗项强痛的内容进行统计，结果显示治疗项强痛常用经络及其次数为膀胱经（80）、小肠经（48）、胆经（43）、督脉（42）、三焦经（20）、任脉（17），其结果与上述文献相吻合。而检索统计的结果，与上述古典文献的记载有较大差异。在可比较的前六条经脉中，按照被采用腧穴在该经脉腧穴总数中所占比例，以肺经（10）、大肠经（16）、督脉（22）、三焦经（17）、心包经（6）、胃经（28）居前，其中只有督脉和三焦经相吻合。按照被采用腧穴的绝对数，以胃经（28）、胆经（26）、督脉（22）、膀胱经（19）、三焦经（17）、大肠经（16）居前，其中只有膀胱经、胆经、督脉、三焦经相吻合。而几种方法最认可的只有督脉和三焦经两条经脉，但三焦经又不被经络学说所认可。

（2）颈椎病现代针灸腧穴谱的整体剖析：根据上述的文献统计，近12年来，已有213穴被用来治疗颈椎病，其数量已经超过全部腧穴的50%，而且分布于全部14条经脉。由此，我们不能不质疑：一是现代针灸治疗颈椎病有没有被学术界公认的规范？二是指导针灸治疗颈椎病的经络和腧穴有没有特异性？三是所谓的颈椎病现代针灸治疗有没有遵循古典经络学说的本意？

（3）颈椎病现代针灸腧穴谱与古典文献的比较：上述的文献调查表明，夹脊、风池、曲池、合谷、肩井、外关、大椎、太阳、百会、足三里、内关、风府、手三里、太冲、列缺、阳陵泉、太溪、丰隆、四神聪、印堂、昆仑、中渚、关元，共计23个腧穴，在现代颈椎病针灸临床中使用频繁。与古代治疗颈项强痛的常用穴位后溪、风府、承浆、前谷、天柱、委中、申脉、风池、肩井、少海、昆仑、束骨、大椎相比较：在前13穴中只有风池、肩井、大椎、风府4个腧穴相同，且均为局部取穴；在所有23个腧穴中也只有风池、肩井、大椎、风府和昆仑5个腧穴相同，而最能体现经络学说指导颈椎病针灸治疗的远道取穴，则很不相同。

（4）颈椎病针灸现代腧穴谱的归经与分部特点：以颈椎病现代针灸防治常用的23个腧穴为例，其分经特点：手阳明3穴、手少阳2穴、手太阴1穴、手厥阴1穴、足阳明2穴、足太阳1穴、足少阳3穴、足少阴1穴、足厥阴1穴、督脉3穴、任脉1穴、奇穴4穴，分布于11条经脉以及奇穴，唯没有手太阳、少阴，足太阴；而颈椎病古代针灸防治其分经特点：手太阳2穴、手少阴1穴、足太阳5穴、足少阳2穴、督脉2穴、任脉1穴，仅分布于6条经脉，恰恰又有手太阳、少阴。

其分部特点：以颈椎病现代针灸防治常用的23个腧穴为例，局部取穴5穴，头面部4穴，上肢部7穴，下肢部6穴，躯干部1穴；而古代局部取穴5穴，头面部1穴，上肢部3穴，下肢部4穴。两者均重视局部取穴，现代重视上肢远端腧穴，而古代更重视下肢远端腧穴。

（5）颈椎病针灸腧穴谱的经典回归：颈椎病绝大多数可通过非手术治疗即可获得满意疗效。其中针灸和推拿是治疗颈椎病的主要治疗手段和特色疗法之一，对颈椎病颈椎不稳定期疗效显著。有关古今文献常用腧穴谱已如上述；其治法现代多用针刺、电针、水针、灸法、同时配合推拿、牵引；而古代更多用针刺、灸法和刺络放血。临床上我们选穴以古代经典穴位为主，方法采用现代常见的针灸配合推拿，亦取得了很好的疗效；高氏选穴常以束骨、昆仑、后溪、腕骨、太溪、大钟等古代经典穴位为主，往往一穴而收奇效。

（6）颈椎病针灸腧穴谱的中西医结合：从本研究研究来看，在颈椎病的防治中，针灸疗法与西医的"结合"，尤其是康复医学的"结合"，并不令人满意，貌"结"而神不"合"，甚至即便是针灸治疗颈椎病的精髓，也大有被淹没的危险。这主要表现在：一是现代颈椎病针灸腧穴谱，较之古代更注重局部选穴和上肢腧穴，这明显受到现代康复医学和神经解剖学的影响，最具代表性的穴位，在古代使用频次最高的是"后溪"，而现代却变成了"夹脊"，而且还是古人没有使用过的颈部夹脊穴。二是颈椎病现代针灸的辨证归经，较之古代似乎失去了特异性的指导作用，竟然十四经均有腧穴被应用，而事实也证明只有督脉和手足太阳经、足少阳经的"根"和"本"部腧穴，才能获得奇效，这恰恰是针灸治疗颈椎病的精髓，针灸的优势所在。

因此，在颈椎病针灸治疗的中西医结合上，是任重而道远，"道"已部分"结合"，主要表现在局部选穴和上肢腧穴的应用上，而远没有达到实质性的"融合"，相关腧穴的选取，有相当大的随意性。针对针灸治疗颈椎病的精髓和优势，创造性地开展临床和基础研究，颈椎病针灸的中西医结合必将为颈椎病的治疗提供一个全新的思路和方案，甚或为经络实质的研究提供借鉴。

三、原发性痛经腧穴谱

1.原发性痛经现代针灸腧穴应用基本概况

纳入的期刊中原发性痛经文献基本概况：从1994年至今的所有相关的医学文献条数为1402；然后查得针灸医学临床文献条数至少为122，计8.70%。

（1）期刊中原发性痛经针灸腧穴应用基本概况：据第7版《针灸学》教材，在总计401个腧穴（361个经穴和40个经外奇穴）中，近15年来这些文献应用穴位共有72个（6784例次，占17.96%），对穴位的使用频次进行统计，前10位依次是三阴交（4368例/86篇）、关元（4192例/67篇）、足三里（3268例/51篇）、气海（3019例/48篇）、中极（2905例/44篇）、地机（2369例/42篇）、太冲（2203例/40篇）、次髎（1954例/37篇）、肾俞（2043例/33篇）、血海（1524例/30篇）。其中任脉3个，脾经3个，膀胱经2个，胃经1个，肝经1个。在122篇临床报道中用于治疗原发性痛经的穴位多达72个（见表1），其中34个穴位在出现的总穴位中不足0.2%，超过10%的穴位有15个，超过

5%的穴位有25个。见表1。

表1　72个穴位的频次

出现频次（次）	40~86	20~39	10~19	6~9	3~5	1~2
穴位名称	三阴交、关元、足三里、气海、中极、地机、太冲	次髎、肾俞、血海、水道	肝俞、合谷、脾俞、命门、归来、阴陵泉、太溪、照海	内关、十七椎、子宫、阳陵泉、中脘、天枢	膈俞、至阴、中髎、大赫、行间、丰隆、胃俞、上髎、期门、腰阳关、百会、曲骨、神阙	孔最、列缺、曲池、内庭、太白、委中、承山、中冲、大椎、承浆、膝眼、阿是穴、乳根、大巨、腹结、风门、肺俞、关元俞、下髎、合阳、水泉、筑宾、阴谷、四满、阳池、外关、支沟、带脉、悬钟、丘墟、蠡沟、章门、膻中、提托
穴位个数	7	4	8	6	13	34

临床上多用多穴处方，其主穴的重要性毋庸置疑，72个穴位中有60个腧穴为针灸配方的主穴，其频次见表2。

表2　60个主穴出现频次

主穴出现频次（次）	40~79	20~39	10~19	5~9	3~4	1~2
穴位名称	三阴交、关元	中极、气海、次髎、地机、足三里	血海、肾俞、太冲、水道、肝俞、合谷	归来、子宫、十七椎、脾俞、照海、命门、太溪、至阴	阳陵泉、天枢、膈俞、中髎、胃俞、上髎、腰阳关、神阙	阴陵泉、内关、中脘、大赫、曲骨、列缺、委中、承山、中冲、大椎、承浆、膝眼、阿是穴、行间、丰隆、百会、孔最、曲池、内庭、大巨、关元俞、下髎、合阳、水泉、筑宾、四满、带脉、悬钟、蠡沟、膻中、提托
穴位个数	2	5	6	8	8	31

主穴选用频率从高到低依次为：三阴交、关元、中极、气海、次髎、地机、足三里、血海、肾俞、太冲。其归经分别是：任脉3个、脾经3个、膀胱经2个、胃经1个、肝经1个。

（2）期刊中原发性痛经针灸腧穴的归经概况：有关原发性痛经针灸腧穴的归经。按照被采用腧穴在该经脉腧穴总数及所占比例的高低，排列如下：肝经（5，35.71%）、任脉（8，33.33%）、脾经（6，28.57%）、肾经（7，25.93%）、膀胱经（16，23.88%）、心包经（2，22.22%）、肺经（2，18.18%）、胃经（8，17.78%）、冲脉（2，14.29%）、督脉（4，14.29%）、三焦经（3，13.04%）、奇穴（5，12.5%）、大肠经（2，10%）、胆经（4，9.09%）、心经0、小肠经0。

按照被采用腧穴的绝对数，排列如下：膀胱经16、任脉8、胃经8、肾经7、脾经6、肝经5、奇穴5、督脉4、胆经4、三焦经3、心包经2、肺经2、大肠经2、心经0、小肠经0。

（3）原发性痛经针灸防治常用腧穴目录（>6条者，按第三次检索文献条数从大到小排列）：三阴交（86）、关元（67）、足三里（51）、气海（48）、中极（44）、地机（42）、太冲（40）、次髎（37）、肾俞（33）、血海（30）、水道（21）、肝俞（19）、合谷（16）、脾俞（15）、命门（13）、归来（11）、阴陵泉（11）、太溪（11）、照海（11）、内关（9）、十七椎（9）、子宫（9）、阳陵泉（7）、中脘（7）。共计24穴。

（4）原发性痛经针灸防治少用腧穴目录（>1且≤6条者，按文献条数排列）：天枢（6）、膈俞（5）、至阴（5）、中髎（4）、大赫（4）、行间（4）、丰隆（3）、胃俞（3）、上髎（3）、期门（3）、腰阳关（3）、百会（3）、曲骨（3）、神阙（3）、孔最（2）、列缺（2）、曲池（2）、内庭（2）、太白（2）、委中（2）、承山（2）、中冲（2）、大椎（2）、承浆（2）、膝眼（2）、阿是穴（2）。共计10经脉，26腧穴。

（5）原发性痛经针灸防治常用和少用腧穴分部（>1条者，按手检文献条数）剖析：

①下腹部：关元（67）、气海（48）、中极（44）、水道（21）、归来（11）、子宫（9）、天枢（7）、大赫（4）、曲骨（3）、神阙（3）。共计3经脉、10腧穴，计20%被采用。

②下肢部：三阴交（86）、足三里（51）、地机（42）、太冲（40）、血海

（30）、阴陵泉（11）、太溪（11）、照海（11）、阳陵泉（7）、至阴（5）、行间（4）、丰隆（3）、内庭（2）、太白（2）、委中（2）、承山（2）、膝眼（2）。共计6经脉、17腧穴，计34%被采用。其中大腿部腧穴2穴，小腿部腧穴8穴，足部腧穴7穴。

③腰骶背项部：次髎（37）、肾俞（33）、肝俞（19）、脾俞（15）、命门（13）、十七椎（9）、膈俞（5）、中髎（4）、胃俞（3）、上髎（3）、腰阳关（3）、大椎（2）。共计2经脉、12腧穴，计24%被采用。其中腰骶部腧穴7穴，背部腧穴4穴，项部腧穴1穴。

④上肢部：合谷（16）、内关（9）、孔最（2）、列缺（2）、曲池（2）、中冲（2）。共计3经脉、6腧穴，计12%被采用。

⑤其他部位：中脘（7）、期门（3）、百会（3）、承浆（2）、阿是穴（2）。共计3经脉、5腧穴，计10%被采用。

2. 腧穴谱分析

（1）原发性痛经针灸的辨证归经：原发性痛经，中医学称之为"痛经""经行腹痛"。认为其发病与任冲二脉以及胞宫的周期生理变化密切相关，与肝、脾、肾三脏也有关联。如若经期前后任冲二脉气血不和，脉络受阻，导致胞宫的气血运行不畅，"不通则痛"；或胞宫失于濡养，"不荣则痛"。此外，情志不调、肝气郁结、血行受阻；寒湿之邪客于胞宫，气血运行不畅；气血虚弱，肝肾不足均可使胞脉不通、胞宫失养而引起痛经。由此，痛经的病位在胞宫，胞宫位于小腹部，其经络分布主要与任脉、督脉、冲脉和足太阴经、足厥阴经、足少阴经有关。《素问·骨空论》："任脉者，起于中极之下……循腹里。"《灵枢·经脉》："任脉之别……散于腹……实则腹皮痛。"《素问·骨空论》："督脉者，起于少腹。"《灵枢·五音五味》："冲脉、任脉皆起于胞中。"《灵枢·经脉》："脾足太阴之脉……入腹。"《灵枢·经筋》："足太阴之筋……上腹，结于脐，循腹里。"《灵枢·经脉》："肝足厥阴之脉……抵小腹。"帛书《经脉》："足少阴脉……入腹。"《灵枢·经脉》足厥阴经"是动则病"见有："腰痛不可以俯仰……妇人少腹肿。"崔秀琼检索国内现存的针灸专书及中医丛书中有关针灸内容的古医籍205部，将这些文献中治疗痛经的针灸处方进行统计，结果显示古代针灸医家针灸治疗痛经，多取用的穴位主要集中在任脉和脾经上，依次为：任脉、脾经、胃经、肾经、肝经、督脉、膀胱经、大肠经、胆经、心包经、三焦经、肺经、心经。此与我们检索结果大同小异。在可比较的前五条经脉中，按照被采用腧穴在该经脉腧穴总数中所占比例，古今均取足六经与任脉腧穴，而足厥阴肝经最被常用，任脉、脾经居于其后。但如果按主穴选用频率前十位从高到低依次归经分别是：任脉、脾经、膀胱经、胃经、肝经。上述可知，古今有关腧穴应用，似乎均认可任脉和足六经，不认可小肠经。然而手太阴、手阳明和足少阳似乎不被经络学说所认可，值得研究。而且，现代文献中冲脉的交会腧穴只有大赫、四满二穴，古代文献中只有阴交，且均属使用频率较少的穴位，这似乎与痛经"冲任不和"的病机不符，此现象值得思考。

（2）原发性痛经现代针灸腧穴谱的分部选穴：多取下肢部腧穴。其中，又以小腿部腧穴为主，尤其是膝踝关节部腧穴，特别是三阴交尤为古今针灸临床所推崇，其他如血海、地机等也较常选用，但大腿部选用腧穴较少。

常取下腹部腧穴：此为局部取穴法，尤其关元、气海、中极、水道、归来、子宫更多被采用。而上腹部腧穴偶尔选用。

较常选取腰骶部腧穴：尤其次髎、肾俞、命门、十七椎等腰骶部腧穴更多被采用，相比肝俞、脾俞、膈俞、胃俞等背部腧穴选用较少，项部腧穴偶尔选用。

其他部位腧穴：临床选用较少，且多用为配穴。

（3）原发性痛经现代针灸腧穴谱与古典文献的比较：上述的文献调查表明，三阴交、关元、足三里、气海、中极、地机、太冲、次髎、肾俞、血海、水道、肝俞、合谷、脾俞、命门、归来、阴陵泉、太溪、照海、内关、十七椎、子宫、阳陵泉、中脘，计24个腧穴，在针灸治疗原发性痛经临床工作中使用频繁。与古代治疗痛经的常用穴位三阴交、关元、中极、气海、血海、肾俞、合谷、照海、水道、阴交、太冲、天枢、石门相比较，具有以下特点：在前13穴中有三阴交、关元、中极、气海、血海、肾俞、合谷、水道、太冲9个腧穴相同，且多为任脉和脾经腧穴。在所有24个腧穴中有三阴交、关元、中极、气海、血海、肾俞、合谷、照海、水道、太冲10个腧穴相同。古今均重视腹部和下肢部腧穴。古今最常用的腧穴均为三阴交和关元。古代常用的阴交、天枢、石门现今较少选用。现代医家愈加重视腰骶部腧穴的应用，此为神经解剖学及生理学影响的结果。如次髎位于骶部，深刺可触及盆腔神经丛，解除子宫平滑肌痉挛，促使体内脑啡肽升高，提高痛阈，如施灸于针尾，可迅速止痛。十七椎下居督脉，下有第5腰神经通过，针刺该穴有小腹部胀闷或子宫口迟缓等特殊传导感，有效率为97.0%。临床上笔者选穴以上述经典穴位关元、次髎、十七椎、地机、三阴交、太冲等6个穴位为主，方法采用现代常见的针灸，取得了很好的疗效；尤其腰骶部腧穴的应用，往往一穴而收奇效。

综合国内外针灸治疗原发性痛经的研究报道，结合我们多年深入系统的研究结果显示，针灸治疗原发性痛经具有显著的优势。但通过本次穴位使用现状的分析可以看到，针灸治疗原发性痛经的取穴千差万别，多达70余个，表明取穴组方深入研究的迫切性，这关系到针灸临床选穴处方的科学性、规范性问题，直接关系到针灸临床疗效的可靠性、稳定性问题。

四、腰椎间盘突出症腧穴谱

1.腰椎间盘突出现代针灸腧穴应用基本概况

1994年至2008年腰椎间盘突出症相关医学文献检索条数为13388，其中针灸相关文献条数至少为570，占4.26%。

（1）腰椎间盘突出症针灸腧穴应用基本概况：第7版《针灸学》教材腧穴总计401个（361经穴和40经外奇穴），本研究共涉及173个腧穴，计43.14%被采用。

（2）期刊中腰椎间盘突出症针灸腧穴的归经概况：有关腰椎间盘突出症针灸腧穴的归经，按照被采用腧穴在该经脉腧穴总数所占比例的高低，排列如下：膀胱经（41，61.19%）、督脉（17，60.71%）、脾经（12，57.14%）、肝经（7，50%）、胆经（21，47.73%）、胃经（20，44.44%）、肾经（12，44.44%）、任脉（10，41.67%）、心经（3，33.33%）、小肠经（6，31.58%）、奇穴（12，30%）、心包经（2，22.22%）、三焦经（5，21.74%）、大肠经（4，20%）、肺经（1，9.09%）。按照被采用腧穴的绝对数排列如下：膀胱经41、胆经21、胃经20、督脉17、肾经12、脾经12、奇穴12、任脉10、肝经7、小肠经6、三焦经5、大肠经4、心经3、心包经2、肺经1。

（3）腰椎间盘突出症针灸防治常用腧穴目录（＞28条者，按第三次检索文献条数从大到小排列）：环跳（315）、委中（314）、阳陵泉（260）、夹脊穴（250）、肾俞（210）、秩边（207）、承山（202）、昆仑（184）、大肠俞（168）、承扶（150）、殷门（139）、风市（113）、悬钟（108）、地机（98）、腰阳关（90）、足三里（89）、关元（88）、气海（75）、关元俞（72）、命门（67）、气海俞（58）、太溪（48）、阴交（42）、三阴交（36）、中枢（35）、委阳（32）、水分（30），共计27腧穴。

（4）腰椎间盘突出症针灸防治少用腧穴目录（＞5且≤28条者，按经脉排列）：鱼际（12）；合谷（7）；外陵（9）、髀关（9）、伏兔（13）、解溪（11）；大都（13）、阴陵泉（19）、血海（16）；后溪（22）；膈俞（15）、肝俞（18）、三焦俞（7）、小肠俞（18）、膀胱俞（10）、白环俞（13）、会阳（6）、志室（19）、承筋（15）、飞扬（16）、跗阳（10）、金门（9）、束骨（7）；涌泉（9）、照海（9）、气穴（11）、四满（6）；中渚（6）；带脉（8）、中渎（6）、膝阳关（6）、阳交（10）、外丘（20）、阳辅（15）、丘墟（24）；太冲（23）；长强（8）、腰俞（24）、筋缩（6）、大椎（9）、风府（7）、水沟（7）；会阴（7）；印堂（10）、腰眼（27）、十七椎（9）、肩前（18）、肘尖（13）、腰痛点（11）、环中（17），共计12经脉50腧穴。

（5）腰椎间盘突出症针灸防治常用和少用腧穴分部（＞5条者，按第三次检索文献条数）剖析

①下肢部：承扶（150）、殷门（139）、秩边（207）、委中（314）、委阳（32）、承山（202）、昆仑（184）、承筋（15）、飞扬（16）、跗阳（10）、金门（9）、束骨（7）；环跳（315）、风市（113）、中渎（6）、膝阳关（6）、阳陵泉（260）、悬钟（108）、阳交（10）、外丘（20）、阳辅（15）、丘墟（24）；髀关（9）、伏兔（13）、足三里（89）、解溪（11）；太冲（23）；太溪（48）、涌泉（9）、照海（9）；大都（13）、三阴交（36）、地机（98）、阴陵泉（19）、血海（16）；环中（17）。共计6经脉36腧穴，计46.75%被采用。其中大腿部腧穴11穴，小腿部腧穴19穴，足部腧穴6穴。

②腰骶背项部：夹脊（250）、三焦俞（7）、肾俞（210）、气海俞（58）、大肠俞（168）、关元俞（72）、小肠俞（18）、膀胱俞（10）、命门（67）、白环俞（13）、会阳（6）、志室（19）；膈俞（15）、肝俞（18）；长强（8）、腰俞（24）、腰阳关（90）、中枢（35）、筋缩（6）、大椎（9）、风府（7）；腰眼（27）、十七椎（9）。共计3经脉23腧穴，计29.87%被采用。其中腰骶部腧穴17穴，背部腧穴4穴，项部腧穴2穴。

③下腹部：关元（88）、气海（75）、阴交（42）、外陵（9）、气穴（11）、

四满（6）、带脉（8），共计4经脉7腧穴，计9.09％被采用。

④上肢部：鱼际（12），合谷（7），后溪（22），中渚（6），肩前（18），肘尖（13），腰痛点（11）。共计4经脉7腧穴，计9.09％被采用。

⑤其他部位：水分（30）、水沟（7）、会阴（7）、印堂（10），共计2经脉4腧穴，计5.19％被采用。

2.腧穴谱分析

（1）腰椎间盘突出症针灸的辨证归经：腰椎间盘突出症是因纤维环破裂和髓核组织突出，压迫和刺激相应水平的一侧和双侧坐骨神经所引起的一系列症状和体征，突出部位多见于L4～5、L5～S1，腰痛和一侧坐骨神经痛是其典型症状。由此腰椎间盘突出症的病位非常清楚，既不在脏亦不在腑，既不在志和液也不在窍，而在于体，主要与骨、髓、筋、肉有关。其临床症状多表现为腰痛、坐骨神经痛、麻木、下肢发凉，甚至间歇性跛行、肌肉麻痹，其经络分布主要与督脉、任脉和足太阳经、足少阴经，甚至足厥阴经有关。《素问·骨空论》："督脉者……贯脊，"且是"与太阳起于……侠脊抵腰中，入循膂。"《灵枢·经脉》："督脉之别……侠膂上项……入贯膂。"《灵枢·经脉》："膀胱足太阳之脉……侠脊抵腰中，入循膂……其支者，从腰中，下侠脊，贯臀，入中……其支者……侠脊内。"《灵枢·经脉》："肾足少阴之脉……贯脊。"《灵枢·经脉》："足少阴之别……外贯腰脊。"《灵枢·经别》："足少阴之正……当十四椎，出属带脉。"《灵枢·五音五味》："冲脉、任脉皆起于胞中，上循脊里。"足太阳、少阴经"是动则病"分别见有：《灵枢·经脉》之"脊痛，腰似折，髀不可以曲，如结，如裂，是为踝厥"，"是主筋所生病者……背、腰、尻、腘腨、脚皆痛，小指不用"和"是主肾所生病者……脊、股内后廉痛"，足少阴络脉"其病虚则腰痛"。而足厥阴经《灵枢·经脉》"是动则病"见有："腰痛不可以俯仰。"足少阴经筋病候也分别见有："故阳病者腰反折，不能俯；阴病者，不能仰"。有人运用计算机对62种古籍中采用针灸治疗腰痛的内容进行统计。结果显示，共涉及文献433条，常用经络及其次数如下：膀胱经（298），胆经（99），督脉（66），肾经（53），肝经（43），胃经（39），脾经（26）。我们检索统计现代针灸的结果，与上述古典文献的记载，大同小异。在可比较的前七条经脉中，按照被采用腧穴在该经脉腧穴总数中所占比例，古今均取足六经与督脉腧穴，而足太阳膀胱经最常使用，仅排列前后有别，没有根本差异。被采用腧穴的绝对数：膀胱经41，胆经21，胃经20，督脉17，肾经12，脾经12，位置居前，古今比较基本互相认可，只是现代针灸较少应用肝经，但是膀胱经和胆经被完全认同。上述可知，古今有关腧穴应用，似乎均认可督脉和足六经，不认可任脉；然而足阳明、少阳和足太阴似乎不被经络学说所认可，值得研究。

（2）腰椎间盘突出症现代针灸腧穴谱的分部选穴：多取下肢部腧穴。其中，又以小腿部腧穴为主，尤其是膝踝关节部腧穴，特别是膝关节部的委中更为古今针灸临床所推崇，其他如阳陵泉、秩边、环跳等也较常选用，但足部腧穴选用较少。常取局部腰骶部腧穴。此为局部取穴法，尤其夹脊、肾俞、大肠俞、关元俞、腰阳关、命门更多被采用。而背项部腧穴偶尔选用。时常选取下腹部腧穴，以关元、气海、阴交等任脉经穴多见，偶见足少阴肾经腧穴。其他部位腧穴包括上肢部的鱼际、后溪、肩前、肘尖、腰痛点，和面部的水分、水沟、印堂等腧穴，值得引起足够重视。

（3）腰椎间盘突出症针灸现代腧穴谱与古典文献的比较：上述的文献调查表明，环跳、委中、阳陵泉、夹脊、肾俞、秩边、承山、昆仑、大肠俞、承扶、殷门、风市、悬钟、地机、腰阳关、足三里、关元、气海、关元俞、命门、气海俞、太溪、阴交、三阴交、中枢、委阳、水分，计27个腧穴，在现代腰椎间盘突出症针灸临床工作中使用频繁。与古代治疗腰痛的常用穴位委中、肾俞、昆仑、腰俞、环跳、足三里、申脉、水沟、膀胱俞、束骨、太溪、复溜、阳陵泉、行间、命门相比较，具有以下特点。一是在前15穴中只有委中、肾俞、昆仑、环跳、阳陵泉5个腧穴相同，且均为足太阳、少阳经穴；二是在所有27个腧穴中也只有委中、肾俞、昆仑、环跳、阳陵泉和足三里、命门、太溪8个腧穴相同；三是古今均重视腰骶局部和下肢部腧穴，而现代针灸医师尚注意到下腹部任脉腧穴的应用，古代针灸医师擅用水沟穴。

（4）腰椎间盘突出症针灸的经典回归：腰椎间盘突出症绝大多数通过非手术治疗，即可获得满意疗效。其中针灸和推拿是治疗腰椎间盘突出症的常见治疗手段和特色医疗之一，有关古今文献常用腧穴谱已如上述；其治法现代多用牵引、物理治疗、经皮阻滞、微创介入以及手法、药物等。而古代更多用针刺镇痛，常用放血逐瘀，善用艾灸温阳和巧施火针和敷贴。临床上我们选穴以上述经典穴位委中、肾俞、昆仑、环跳、阳陵泉、足三里、命门、太溪、关元、后溪、人中等11个穴位为主，方法采用现代常见的针灸，取得了很好的疗效；尤其古代经典穴位的使用，往往一穴而收奇效。

五、帕金森病腧穴谱

1.帕金森现代针灸腧穴应用基本概况

（1）期刊中帕金森病文献基本概况：按上述方法检索得帕金森病从1994年1月至2010年11月的医学文献12241篇；查得针灸相关文献66篇，其中临床报道类文献有54篇，临床研究类文献有12篇。

（2）期刊中帕金森病的针灸腧穴归经概况：按照被采用腧穴在该经脉腧穴总数所占比例的高低，排列如下：督脉为（17，60.71%），心经为（5，55.56%），胆经为（19，43.18%），胃经为（19，42.22%），小肠经为（8，42.11%），任脉为（10，41.67%），肝经为（5，35.71%），脾经为（7，33.33%），心包经为（3，33.33%），膀胱经为（21，31.34%），肺经为（3，27.27%），大肠经为（5，25.00%），三焦经为（5，21.74%），肾经为（5，18.52%），其他头针为（7，58.33%），经外奇穴为（7，12.5%）。

按照被采用腧穴的绝对数，排列如下：膀胱经21、胆经19、胃经19、督脉17、任脉10、小肠经8、脾经7、心经5、大肠经5、肝经5、肾经5、三焦经5、心包经4、肺经3，其他头针取穴7、经外奇穴7。

（3）帕金森病的针灸腧穴目录：常用腧穴（第三次检索文献条数从大到小排列，＞7者）共计20个腧穴：百会（32）、太冲（31）、合谷（27）、风池（23）、舞蹈震颤区（22）、足三里（21）、三阴交（20）、阳陵泉（18）、四神聪（15）、曲池（15）、外关（13）、内关（12）、太溪（11）、丰隆（11）、运动区（10）、大椎（10）、肾俞（9）、肝俞（9）、曲泽（9）、少海（8）。

少用腧穴（第三次检索文献条数从大到小排列，＞1且≤7者）共计61个腧穴：完骨（7）、天柱（6）、气海（6）、关元（6）、阳池（6）、后溪（6）、前顶（5），哑门（5）、悬钟（4）、照海（4）、阴陵泉（4）、血海（4）、复溜（4）、通天（4）、悬颅（4），上星（4）、悬厘（3）、尺泽（3）、中脘（3）、廉泉（3）、本神（3）、曲泉（3）、列缺（3）、养老（3）、风府（3）、承浆（2）、行间（2）、脾俞（2）、颊车（2）、中封（2）、解溪（2）、水沟（2）、下脘（2）、滑肉门（2）、委中（2）、感觉区（2）、脑空（2）、支沟（2）、阳交（2）、申脉（2）、公孙（2）、足临泣（1）、肩髃（1）、阳溪（1）、脑户（1）、大陵（1）、玉枕（1）、身柱（1）、胸夹脊（1）、足运感区（1）、平衡区（1）、晕听区（1）、语言区（1）、天井（1）、商曲（1）、络却（1）、陶道（1）、命门（1）、头维（1）、神庭（1）、心俞（1）。

（4）帕金森病针灸常用腧穴和少用腧穴分部

①头部：百会（32）、风池（23）、舞蹈震颤区（22）、四神聪（18）、运动区（11）、完骨（7）、天柱（6）、前顶（6）、哑门（5）、通天（4）、悬颅（4）、上星（4）、悬厘（3）、本神（3）、风府（3）、感觉区（2）、脑空（2）、脑户（2）、玉枕（1）、足运感区（1）、平衡区（1）、晕听区（1）、语言区（1）、络却（1）、头维（1）、神庭（1），共计3条经脉26穴，计32.10%被采用。

②面部：廉泉（4）、承浆（3）、颊车（1）、水沟（1），共计3条经脉4穴，计4.94%被采用。

③上肢部：合谷（27）、曲池（15）、外关（13）、内关（12）、曲泽（9）、少海（7）、阳池（7）、后溪（6）、尺泽（4）、列缺（3）、养老（2）、支沟（2）、肩髃（2）、阳溪（1）、大陵（1）、天井（1），共计6条经脉16穴，计19.75%被采用。

④腹部：气海（7）、关元（4）、中脘（4）、下脘（3）、滑肉门（2）、商曲（2），共计3条经脉6穴，计7.41%被采用。

⑤腰背部：大椎（10）、肾俞（3）、肝俞（3）、脾俞（3）、身柱（2）、胸夹脊（1）、陶道（1）、命门（1）、心俞（1），共计3条经脉9穴，计11.11%被采用。

⑥下肢部：太冲（31）、足三里（21）、三阴交（20）、阳陵泉（18）、太溪（12）、丰隆（11）、悬钟（5）、照海（4）、阴陵泉（4）、血海（4）、复溜（4）、曲泉（4）、委中（3）、行间（2）、解溪（2）、中封（2）、阳交（2）、申脉（2）、公孙（2）、足临泣（1），共计6条经脉20穴，占24.69%。

2.腧穴谱分析

帕金森病于1917年由James Parkinson首先描述，其发病机理目前还不十分清楚，其病理变化主要为脑内的黑质、尾状核、壳核中的多巴胺含量减少，造成乙酰胆碱系统相对亢进，从而导致肌张力增高、运动减少等症状，出现如搓丸样震颤、铅管样肌强直、面具脸、慌张步态等症状。因此，帕金森病的病位在脑，其经络分布主要与督脉、足太阳经、足少阳经有关。刘立公等检索93种古代医籍中采用针灸治疗肢体震颤的内容进行统计。结果显示，涉及肢体震颤治疗的文献共35条，常用经络按其被采用穴次的高低依次为胆经、膀胱经、心包经、三焦经、大肠经、心经、小肠经、肝经。而我们检索统计的结果与上述古典文献的记载比较，有较大差异。在可比较的前8条经脉中，被采用腧穴在该经脉腧穴总数中所占比例次序依次为督脉、心经、胆经、胃经、小肠经、任脉、肝经、脾经。只有胆经、心经、小肠经和肝经相吻合。按照被采用腧穴的绝对数依次为膀胱经、胆经、胃经、督脉、任脉、小肠经、脾经、心经，只有膀胱经、胆经、小肠经和心经相吻合。而几种方法最认可的只有胆经、小肠经和心经3条经脉。

帕金森病现代针灸腧穴的分部选穴多取头部和四肢部。头部腧穴选用频次最高，特别是头针。根据上述文献统计，头针7条穴线被现代针灸临床采用，占全部头针的58.33%；其他头部腧穴，如百会穴也同样被现代针灸临床所推崇；而古人对于肢体震颤的治疗多根据局部取穴，取四肢穴。究其原因，可能是古人并没有认识到震颤的病位在脑，而不在四肢。重视四肢部腧穴，尤其是四肢关节部腧穴，如肘部的曲泽、少海等，腕部的阳池、大陵等，掌指关节部的后溪，膝部的阳陵泉、血海等，踝部的申脉、照海等，跖趾关节部的太冲、公孙等，而肩关节和髋关节部腧穴也偶被选用。常选腹部和腰背部腧穴，尤其关元、气海、中脘、大椎、肾俞、肝俞更多被采用。由此可见，帕金森病的现代针灸分部选穴是以头部和四肢关节部选穴为其基本规律。

帕金森病针灸现代腧穴谱与古典文献的比较，上述的文献调查表明，百会、太冲、合谷、风池、舞蹈震颤区、足三里、三阴交、阳陵泉、四神聪、曲池、外关、内关、太溪、丰隆、运动区、大椎、肾俞、肝俞、曲泽、少海，共计20个腧穴，在帕金森病针灸临床工作中使用频繁。与古代治疗肢体震颤的常用腧穴曲泽、足临泣、中渚、少海、后溪、太冲、合谷、阳溪、阴市、腕骨、承山、金门、内关、阳陵泉相比较，具有以下特点，一是在前14穴中只有合谷、太冲和阳陵泉3个腧穴相同；二是在所有20个腧穴中也只有合谷、太冲、阳陵泉、曲泽、少海、内关6个腧穴相同；三是古今均重视"四关"穴的选用。古代常用的足临泣、中渚、腕骨、金门等腧穴现今已较少选用。因此，我们推荐合谷、太冲、阳陵泉、曲泽、少海、百会、舞蹈震颤区等为帕金森病的针灸腧穴处方。

六、尿潴留腧穴谱

1.尿潴留现代针灸腧穴应用基本概况

（1）尿潴留文献基本情况：共检索尿潴留相关医学文献15093篇；其中针灸有关文献881篇，占5.84%。

（2）尿潴留针灸腧穴应用基本情况：第7版《针灸学》教材中腧穴总计401个（361经穴和40经外奇穴），本研究文献中涉及的腧穴共有162个，即40.40%被采用。

（3）尿潴留的针灸防治常用腧穴（统计文献＞45篇者，按第三次检索文献篇数从大到小排列）：三阴交（689）、中极（536）、关元（492）、阴陵泉（379）、足三里（377）、气海（307）、肾俞（162）、水道（138）、膀胱俞（134）、次髎（106）、曲骨（101）、太冲（88）、太溪（68）、合谷（53）、秩边（52）、百会（50）、血海（49）、三焦俞（49）。共计18个腧穴。

（4）尿潴留的针灸防治少用腧穴（统计文献≥9且＜45篇者，按第三次检索文献篇数从大到小排列）：归来（42）、中髎（41）、神阙（39）、委阳（38）、下髎（35）、阳陵泉（33）、内关（32）、上髎（32）、阴谷（27）、脾俞（26）、会阳（23）、天枢（23）、命门（23）、列缺（22）、照海（22）、中脘（19）、利尿穴（17）、委中（15）、石门（14）、水分（14）、至阴（13）、尺泽（13）、复溜（12）、水沟（11）、地机（11）、肺俞（10）、涌泉（10）、支沟（10）、横骨（9）、长强（9）、水泉（9）。共计31个腧穴。

（5）尿潴留针灸防治常用腧穴与少用腧穴分部（统计文献≥9篇者，按第三次检索文献篇数排列）

①下肢部：足三里（377）、三阴交（689）、地机（11）、阴陵泉（379）、血海（49）、委阳（38）、委中（15）、至阴（13）、涌泉（10）、太溪（68）、水泉（9）、照海（22）、复溜（12）、阴谷（27）、阳陵泉（33）、太冲（88），共计6条经脉，16个腧穴，占32.65%。

②下腹部：曲骨（101）、中极（536）、石门（14）、关元（492）、气海（307）、神阙（39）、水分（14）、中脘（19）、天枢（23）、水道（138）、归来

（42）、利尿穴（17）、横骨（9），共计3条经脉，13个腧穴，占26.53%。

③腰骶部：长强（9）、命门（23）、肺俞（10）、脾俞（26）、三焦俞（49）、肾俞（162）、膀胱俞（135）、上髎（32）、次髎（106）、中髎（41）、下髎（35）、会阳（23）、秩边（52），共计2条经脉，13个腧穴，占26.53%。

④上肢部：尺泽（13）、列缺（22）、合谷（54）、内关（32）、支沟（10），共计4条经脉，5个腧穴，占10.20%。

⑤头面部：百会（50）、水沟（11），1条经脉，2个腧穴，占4.08%。

（6）尿潴留的针灸腧穴归经情况：按照被采用腧穴在该经脉腧穴总数所占比例的高低排列如下：肝经（11，78.57%），任脉（14，58.33%），膀胱经（34，50.75%），脾经（10，47.62%），肺经（5，45.45%），肾经（12，44.44%），督脉（11，39.29%），胃经（12，26.67%），三焦经（6，26.09%），胆经（10，22.73%），心经（2，22.22%），大肠经（4，20.00%），心包经（1，11.11%），小肠经（1，5.26%），头针（5，35.71%），经外奇穴（3，7.50%）。

按照被采用腧穴的绝对数大小排列如下：膀胱经（34）、任脉（14）、肾经（12）、胃经（12）、肝经（11）、督脉（11）、脾经（10）、胆经（10）、三焦经（6）、肺经（5）、大肠经（4）、心经（2）、心包经（1）、小肠经（1）、头针取穴（5）、经外奇穴（3）、其他（21）。

2.腧穴谱分析

尿潴留发病机理目前尚不明确，其病理变化主要为神经病变和膀胱肌病。中医学认为其病机为膀胱气化功能失调，其病位在膀胱，与肺、脾、肾、肝的关系密切，其经络分布主要与任脉、足太阳经脉、足少阴络脉、足太阴经脉、足厥阴经脉有关。

刘立公等检索62种针灸古籍中治疗癃闭的内容进行统计，结果显示涉及癃闭治疗的文献共264条，常用经络为任脉、膀胱经、肾经、肝经、脾经、胃经。《针灸腧穴通考》中涉及治疗癃闭的经脉有肾经、肝经、任脉、脾经、膀胱经。本研究结果显示，现代针灸取穴治疗尿潴留基本上继承了古典文献，按照被采用腧穴所在经脉腧穴总数中所占的比例和被采用腧穴的绝对数进行古今比较：任脉、膀胱经和足三阴经均被认可，但现代针灸增加了胃经和督脉。

尿潴留现代针灸腧穴多取下肢部、腹部和腰背部腧穴，其中下肢部腧穴又以脾经腧穴为主，尤其以三阴交、阴陵泉为临床所推荐，其他如足三里、太冲等也较常选用；腹部和腰背部腧穴以中极、关元、气海、曲骨等任脉经穴和膀胱俞、肾俞、次髎等膀胱经的腧穴为多。少取上肢和头面部的腧穴。

本研究结果显示，三阴交、中极、关元等共计18个腧穴，在现代尿潴留针灸临床工作中使用频繁。古代治疗癃闭的常用腧穴有关元、阴陵泉、神阙、阴谷、石门、大敦、三阴交、小肠俞、委阳、曲骨、水道、照海、行间、气海、足三里、大肠俞、太冲、阴交。《针灸腧穴通考》中记载治疗癃闭的腧穴有大钟、照海、交信、大敦、行间、太冲、关元、冲门、胞肓。三者相比较，均选用太冲、关元。现代腧穴应用和古代文献比较，在所有18个腧穴中只有三阴交、关元、阴陵泉、曲骨、太冲、气海、足三里、水道8个腧穴相同。我们发现取膀胱经的腧穴甚少，值得研究。古今均重视下肢部和腹部腧穴，少取腰背部腧穴。现代针灸医师注意到肾、膀胱、三焦的背俞穴，古代针灸医师则注重小肠和大肠的背俞穴。现代针灸涉及更多经脉的腧穴，如合谷、百会，而《针灸腧穴通考》中的记载则更加重视下肢部的腧穴，尤其踝关节附近和足背部的腧穴更多被采用。

通过腧穴使用现状的分析可以看到，针灸防治尿潴留的取穴多达160余个，说明穴位选取数量多、范围广，取穴组方无明确规范，临床上推荐太冲、三阴交、阴陵泉、关元或中极、水道、肾俞或膀胱俞等为尿潴留的针灸腧穴处方。

七、失眠症现代针灸腧穴谱

1.失眠症现代针灸腧穴应用基本概况

（1）失眠文献基本情况：共检索失眠相关医学文献共416623篇，其中与针灸有关的49694篇，可纳入179篇文献，收集424条处方，囊括119个腧穴，其中经穴115个，奇穴4个，14条经脉均有涉及，腧穴总频次2317。

（2）针灸防治失眠常用腧穴：统计文献＞116篇者，按第三次检索结果频次从大到小排列：神门（227）、三阴交（199）、百会（164）、四神聪（158）、安眠（138）、内关（123），共6个腧穴。

（3）针灸防治失眠少用腧穴：统计文献＞23且≤116篇者，按第三次检索结果频次从大到小排列：心俞（98）、印堂（91）、足三里（90）、太冲（75）、照海（70）、神庭（64）等共14个腧穴。

（4）针灸防治失眠腧穴分布：针灸防治失眠少常选用头面颈项部及下肢部腧穴，腧穴应用频次分别为28.40%、25.21%，其次为上肢部与背腰部，胸腹部腧穴选用较少。

不用腧穴人体分布与常用及少用腧穴分部不同，下肢部、胸腹部腧穴频次最高，其次为上肢部、腰背部及头面颈项部。

①下肢部：行间（19）、涌泉（14）、血海（13）、内庭（13）、丘墟（8）、阴陵泉（6）、阳陵泉（6）、侠溪（6）、隐白（4）、仆参（4）、厉兑（3）、公孙（3）、足临泣（2）、至阴（2）、悬钟（2）、地机（2）上巨虚（1）、然谷（1）、梁丘（1）、交信（1）、飞扬（1）、中封（1）、太白（1）、水泉（1）。频次共计115，占4.93%。

②胸腹部：关元（22）、气海（20）、天枢（17）、膻中（6）、下脘（5）、期门（5）、神阙（4）、滑肉门（4）、章门（2）、阴交（2）、外陵（2）、大横（2）、肓俞（1）、水道（1）、上脘（1）、商曲（1）、日月（1）、气穴（1）、巨阙（1）。频次共计98，占4.23%。

③上肢部：合谷（16）、大陵（13）、少海（8）、劳宫（8）、曲池（8）、支沟（7）、通里（7）、尺泽（6）、支正（2）、手三里（1）、肩髃（1）、肩髎（1）、间使（1）、极泉（1）。频次共计80，占3.45%。

④背腰部：大椎（13）、夹脊（8）、肺俞（7）、膈俞（6）、命门（5）、厥阴俞（5）、神道（4）、至阳（4）、中枢（3）、大杼（3）、志室（2）、长强（2）、腰阳关（2）、悬枢（2）、天宗（1）、陶道（1）、神堂（1）、身柱（1）、魄户（1）、筋缩（1）、肩井（1）、脊中（1）。频次共计74，占3.19%。

⑤头面颈项部：太阳（21）、本神（14）、头维（13）、承光（3）、玉枕（2）、阳白（2）、囟会（2）、完骨（2）、通天（2）、水沟（2）、承浆（2）、听会（1）、听宫（1）、天柱（1）、上星（1）、人迎（1）、曲差（1）、率谷（1）、络却（1）、睛明（1）。频次共计74，占3.19%。

（5）针灸防治失眠腧穴归经情况：防治失眠选用的腧穴14条经脉均有应用，主要集中在督脉、足太阳膀胱经、手少阴心经，见表3。

表3 针灸治疗失眠选用经络

归经	频次	腧穴数量	本经纳用比例（%）	腧穴名称
督脉	363	18	62.07	百会（164）、印堂（91）、神庭（64）、大椎（13）、命门（5）、神道（4）、至阳（4）、中枢（3）、长强（2）、腰阳关（2）、悬枢（2）、囟会（2）、水沟（2）、陶道（1）、身柱（1）、上星（1）、筋缩（1）、脊中（1）
足太阳膀胱经	342	22	32.84	心俞（98）、脾俞（57）、申脉（56）、肾俞（49）、肝俞（39）、肺俞（7）、膈俞（6）、厥阴俞（5）、仆参（4）、大杼（3）、承光（3）、志室（2）、至阴（2）、玉枕（2）、通天（2）、天柱（1）、神堂（1）、曲差（1）、魄户（1）、络却（1）、睛明（1）、飞扬（1）
手少阴心经	243	4	44.44	神门（227）、少海（8）、通里（7）、极泉（1）
足太阴脾经	230	8	38.10	三阴交（199）、血海（13）、阴陵泉（6）、隐白（4）、公孙（3）、地机（2）、大横（2）、太白（1）
足阳明胃经	183	12	26.67	足三里（90）、丰隆（37）、天枢（17）、内庭（13）、头维（13）、滑肉门（4）、厉兑（3）、外陵（2）、水道（1）、上巨虚（1）、人迎（1）、梁丘（1）
足少阴肾经	161	10	37.04	照海（70）、太溪（57）、涌泉（14）、本神（14）、肓俞（1）、水泉（1）、商曲（1）、然谷（1）、气穴（1）、交信（1）
手厥阴心包经	145	4	44.44	内关（123）、大陵（13）、劳宫（8）、间使（1）
任脉	104	10	41.67	中脘（41）、关元（22）、气海（20）、膻中（6）、下脘（5）、神阙（4）、阴交（2）、承浆（2）、上脘（1）、巨阙（1）
足厥阴肝经	2	5	35.71	太冲（75）、行间（19）、期门（5）、章门（2）、中封（1）
足少阳胆经	75	12	27.27	风池（43）、丘墟（8）、阳陵泉（6）、侠溪（6）、足临泣（2）、阳白（2）、悬钟（2）、完骨（2）、听会（1）、日月（1）、率谷（1）、肩井（1）
手阳明大肠经	26	4	20	合谷（16）、曲池（8）、手三里（1）、肩髃（1）

归经	频次	腧穴数量	本经纳用比例（%）	腧穴名称
手少阳三焦经	8	2	8.70	支沟（7）、肩髎（1）
手太阴肺经	6	1	9.10	尺泽（6）
手太阳小肠经	4	3	15.79	支正（2）、听宫（1）、天宗（1）

2.腧穴谱分析

失眠属中医"不寐"范畴，目前发病机制尚不明确，常见病因有大脑睡眠功能紊乱、躯体疾病、精神障碍、药物滥用等。中医学认为失眠病位在心，与肝、脾、肾密切相关，经络分布主要与手少阴经脉、手厥阴经脉、足太阴经脉，手太阳络脉、手少阳络脉、足少阴络脉相联系。

王金玲统计了与失眠有关的38部古籍，结果显示：失眠针灸处方共156条，共用穴90个，穴位集中在足太阳膀胱经、任脉、足太阴脾经、足阳明胃经，以足太阳膀胱经最多。《针灸腧穴通考》中涉及治疗失眠的经络有足太阳膀胱经、手少阴心经，结合研究结果显示：现代针灸临床治疗失眠选穴基本继承了古典医籍，但现代更加注重从督脉论治失眠，主要经脉另增加了足少阴肾经、手厥阴心包经，并延展至剩余6条经脉。

本研究结果显示：神门、三阴交、百会、四神聪、安眠、内关、心俞、印堂、足三里、太冲等20个腧穴在针灸防治失眠中应用频繁。《针灸腧穴通考》中记载可治疗失眠的腧穴为神门、心俞、四神聪。古代治疗失眠的常用腧穴有上脘、关元、心俞、太渊、隐白、下廉、阴陵泉、公孙、厉兑、气海、阴交、百会、肺俞、三阴交、太溪、条口、胆俞、风池、风府、攒竹、强间、天窗、小海、大巨、肝俞、膈俞、关冲、后顶、劳宫、廉泉、气冲、申脉、太白、涌泉、照海、中脘、中府、足三里，共计38个腧穴。三者相较，均选用心俞、四神聪。现代临床应用推荐腧穴和古代文献相比较，所有20个腧穴中有三阴交、百会、心俞、足三里、照海、太溪、申脉、风池、中脘、肝俞10个腧穴相同，太渊、下廉、条口、风府、攒竹、强间、天窗、小海、大巨、关冲、后顶、廉泉、气冲、中府共14个腧穴未在现代针灸临床中应用。

失眠现代针灸防治腧穴多选用头面颈项部、背腰部、上肢部、下肢部，头面颈项部以督脉经穴、奇穴为主，其中百会、四神聪、安眠尤为临床所推荐，印堂、神庭、风池也较常用；背腰部多选足太阳膀胱经，纳用心、脾、肾、肝四脏之背俞穴；上肢部主取手少阴心经、手厥阴心包经；下肢部以照海、太溪等足少阴肾经腧穴，足三里、丰隆等足阳明胃经腧穴为主，足太阴脾经、足厥阴肝经腧穴亦多选用。少取用胸腹部腧穴。

古今均重视四肢部与背腰部选腧穴，不同点是古代医籍少取用头面颈项部而多取腹部，与今之临床恰反，值得探究；另外，古今均重视五输穴、背俞穴与原穴在针灸防治失眠中的应用。

通过临床选穴分析可知，现代防治失眠选穴多达119个，说明选穴数量多、范围广、腧穴处方无明确规范。临床上我们推荐神门或心俞、百会或四神聪、三阴交、申脉、照海、足三里、风池或风府等为失眠的针灸腧穴处方。

八、盆腔炎腧穴谱

盆腔炎是指女性上生殖道的一组感染性疾病，临床表现以下腹部或腰骶部疼痛、白带增多、月经失调和痛经为主，部分患者可因此并发不孕或异位妊娠。长期应用抗生素治疗易产生耐药性，针灸治疗盆腔炎疗效肯定，但其规范的针灸处方尚无共识。

1.盆腔炎现代针灸腧穴应用基本概况

（1）盆腔炎文献基本情况：共检索盆腔炎相关的医学文献12392篇，其中针灸相关文献190篇，占1.53%。

（2）盆腔炎针灸腧穴应用基本情况：第7版《针灸学》教材中腧穴总计401个（361经穴和40经外奇穴），本研究文献中涉及的腧穴共有98个，即24.44%被采用。

（3）盆腔炎针灸防治常用腧穴：统计文献＞10条者，按第三次检索文献篇数从大到小排列：三阴交（158）、关元（142）、中极（124）、足三里（113）、气海（94）、子宫（80）、阴陵泉（75）、归来（72）、肾俞（72）、次髎（66）、水道（44）、血海（44）、太冲（42）、地机（38）、带脉（30）、太溪（20）、中髎（18）、合谷（17）、下髎（16）、气冲（16）、脾俞（14）、行间（14）、命门（14）、上髎（12）、中脘（12）、肝俞（11）、委中（11）、天枢（10）。共计28个腧穴。

（4）盆腔炎针灸防治少用腧穴：统计文献≥2且＜10篇者，按第三次检索文献篇数从大到小排列：中都（9）、蠡沟（8）、关元俞（8）、大肠俞（8）、曲池（7）、白环俞（7）、秩边（7）、复溜（7）、内关（7）、府舍（7）、大赫（6）、气穴（6）、神阙（6）、腰眼（6）、隐白（5）、照海（5）、下脘（5）、大椎（5）、丰隆（4）、大横（4）、曲骨（4）、腰阳关（4）、百会（4）、胞肓（4）、小肠俞（3）、维道（3）、石门（3）、阴交（3）、列缺（2）、滑肉门（2）、外陵（2）、公孙（2）、胃俞（2）、中膂俞（2）、殷门（2）、筑宾（2）、五枢（2）、十七椎（2）。共计38个腧穴。

（5）盆腔炎针灸防治常用腧穴和少用腧穴分部（统计文献≥2篇者，按第三次检索文献篇数从大到小排列）

①下肢部：三阴交（158）、足三里（113）、阴陵泉（75）、血海（44）、太冲（42）、地机（38）、太溪（20）、行间（14）、委中（11）、中都（9）、蠡沟（8）、复溜（7）、照海（5）、隐白（5）、丰隆（4）、公孙（2）、殷门（2）、筑宾（2）。共计4条经脉、18个腧穴，占27.27%。

②腹部：关元（142）、中极（124）、气海（94）、子宫穴（80）、归来（72）、水道（44）、带脉（30）、气冲（16）、中脘（12）、天枢（10）、府舍（6）、神阙（6）、大赫（6）、气穴（6）、下脘（5）、曲骨（4）、大横（4）、石门（3）、阴交（3）、维道（3）、滑肉门（2）、外陵（2）、五枢（2）。共计6条经脉、23个腧穴，占34.85%。

③肩背腰骶部：肾俞（72）、次髎（66）、中髎（18）、下髎（16）、命门（14）、脾俞（14）、上髎（12）、肝俞（11）、大肠俞（8）、关元俞（8）、白环俞（7）、秩边（7）、腰眼（6）、大椎（5）、腰阳关（4）、胞肓（3）、小肠俞（3）、中膂俞（2）、十七椎（2）、胃俞（2）。共计3条经脉、20个腧穴，占30.30%。

④上肢部：合谷（17）、曲池（7）、内关（7）、列缺（2）。共计3条经脉、4个腧穴，占6.06%。

⑤头面部：百会（4），共计1个腧穴，占1.52%。

（6）盆腔炎针灸腧穴归经情况：按照被采用腧穴在该经脉腧穴总数所占

比例的高低排列如下，脾经为（12，57.14%），任脉为（13，54.17%），肾经为（10，37.04%），肝经为（5，35.71%），膀胱经为（23，34.33%），胃经为（13，28.89%），胆经为（11，25%），肺经为（2，18.18%），督脉为（4，14.29%），经外奇穴为（5，12.5%），心包经为（1，11.11%），大肠经为（2，10%），三焦经为（2，8.70%），心经、小肠经无腧穴被采用。

按照被采用腧穴的绝对数大小排列如下，膀胱经23、任脉13、胃经13、脾经12、胆经11、肾经10、肝经5、经外奇穴5、督脉4、肺经2、大肠经2、三焦经2、心包经1。

2.腧穴谱分析

盆腔炎是育龄期妇女的常见病，近年来国内发病率呈上升趋势。中医学古籍无盆腔炎病名，根据其临床特点，可散见于"带下病""热入血室""经病疼痛""妇人腹痛""癥瘕"等病症。因此本小结将盆腔炎与古籍中带下病做一对比分析。张颖通过检索研究发现，古代文献对于带下针灸处方的取穴主要集中在任脉、胆经、脾经、肝经、肾经的经脉上。而现代研究中，针灸治疗盆腔炎穴位主要集中在脾经、任脉、肾经、肝经、膀胱经等。对比古今文献，经脉的选取主要为任脉、脾经、肝经、肾经。其原因主责于盆腔炎病机为脾肾阳虚、肝郁气滞，治当健脾养肾疏肝，而调理冲任可治疗腰腹疼痛、月经不调及不孕症。

盆腔炎现代针灸分部选穴多取腹部、肩背腰骶部以及下肢部腧穴，其中尤以小腿部腧穴为主，且古今针灸临床尤为推崇三阴交的选取，其他足三里、阴陵泉、血海也较常选取。大量研究表明，三阴交有提高免疫力，调节脾肝肾经脉的作用，为治疗盆腔炎性疾病的主穴。常取下腹部的关元、中极、气海、子宫、归来、水道等。临床研究认为，针刺腹部腧穴可疏通经络、运行局部气血以缓解症状。腰背部常选取膀胱经肾俞、脾俞、肝俞，而骶部常选取八髎穴，其中以次髎最为常用。大量研究认为，针刺或艾灸腰骶部可刺激局部神经血管，促进血液循环，从而改善临床症状。其他部位腧穴，临床应用较少，且多为配穴。由此可知，盆腔炎现代针灸分部选穴是以下腹部、腰骶以及小腿部的远端取穴为其基本规律。

盆腔炎现代针灸腧穴谱与古代带下病文献比较，调查表明，三阴交、关元、中极、足三里、气海、子宫、阴陵泉、归来、肾俞、次髎、水道、血海、太冲、地机、带脉、太溪、中髎、合谷、下髎、气冲、脾俞、行间、命门、上髎、中脘、肝俞、委中、天枢，共计28个腧穴较为常用。这与古代治疗带下病常用腧穴曲骨、气海、关元、三阴交、带脉、中极、上髎、阴交、次髎、小肠俞、五枢、中髎、行间、蠡沟、肾俞、大赫、营池、天枢、下髎、白环俞、阴阳穴、泉门、间使、漏阴、合阳、血海、复溜、身交等相比较具有以下特点：一是在前15腧穴中有三阴交、关元、中极、气海、肾俞、次髎7穴相同，其中多为局部选穴，且多为任脉腧穴；腰骶部肾俞、次髎也较常选取。二是在所有28穴中三阴交、关元、中极、气海、肾俞、次髎、血海、带脉、中髎、行间、下髎11穴相同。三是古今均重视腹部及下肢部的选穴，且八髎穴中的次髎、中髎、下髎古今临床均较为常用，尤以次髎最为常用。而古代文献中常用的阴交、小肠俞、五枢、大赫、营池等腧穴现今较少选用。

取穴组方研究关系到针灸临床选穴处方的科学性、规范性问题，直接关系到针灸临床疗效的可靠性和稳定性。通过腧穴使用现状的分析可以看到，针灸防治盆腔炎的取穴多达98个，说明穴位选取数量多且范围较广，取穴组方无明显规范。临床上推荐三阴交、中极或关元、气海、次髎或肾俞等，作为盆腔炎的针灸腧穴处方。

九、卵巢早衰腧穴谱

1.卵巢早衰现代针灸腧穴应用基本概况

（1）检索结果基本情况：有关卵巢早衰的医学文献为9022篇，其中有关针灸的文献为1112篇，占12.33%；可纳入文献为63篇，搜集到卵巢早衰患者1892例。参考《针灸学》教材，腧穴数量总计为401个，包括362个经穴和39个经外奇穴，本研究结果中涉及腧穴65个，即临床使用比例占16.21%，涉及11条经脉。

（2）针灸防治卵巢早衰的常用腧穴：统计文献频次＞3篇者为常用腧穴，按频次降序排列结果如下：关元（51）、三阴交（49）、肾俞（39）、子宫（30）、脾俞（26）、肝俞（25）、中极（24）、足三里（24）、太溪（21）、气海（20）、血海（20）、太冲（19）、归来（12）、命门（10）、次髎（10）、天枢（9）、大赫（8）、合谷（8）、涌泉（6）、中髎（5）、阴陵泉（5）、胃俞（5）、关元俞（5）、中脘（4）、心俞（4）、水道（4）、膈俞（4）和地机（4），共计腧穴28个。

（3）针灸防治卵巢早衰的少用腧穴：统计文献频次≤3且≥1篇者为少用腧穴，按频次降序排列结果如下：丰隆（3）、乳根（3）、期门（3）、夹脊穴（T5～L4）（3）、百会（2）、本神（2）、大椎（2）、风池（2）、复溜（2）、京门（2）、灵台（2）、内关（2）、身柱（2）、神庭（2）、陶道（2）、腰阳关（2）、阳陵泉（2）、阴郄（2）、至阳（2）、章门（2）、带脉（1）、公孙（1）、后溪（1）、气冲（1）、曲骨（1）、气海俞（1）、日月（1）、上巨虚（1）、三焦俞（1）、神阙（1）、委中（1）、下脘（1）、下巨虚（1）、阴交（1）、照海（1）、上髎（1）和下髎（1），共计腧穴37个。

（4）针灸防治卵巢早衰常用腧穴及少用腧穴分部情况

①背部：肾俞（39）、脾俞（26）、肝俞（25）、命门（10）、次髎（10）、中髎（5）、胃俞（5）、关元俞（5）、心俞（4）、膈俞（4）、夹脊穴（T5～L4）（3）、大椎（2）、灵台（2）、身柱（2）、陶道（2）、腰阳关（2）、至阳（2）、气海俞（1）、三焦俞（1）、上髎（1）、下髎（1），涉及4条经脉，共计21个腧穴，占32.31%。

②下肢部：三阴交（49）、足三里（24）、太溪（21）、血海（20）、太冲（19）、涌泉（6）、阴陵泉（5）、地机（4）、丰隆（3）、复溜（2）、阳陵泉（2）、公孙（1）、后溪（1）、上巨虚（1）、委中（1）、下巨虚（1）和照海（1），涉及7条经脉，共计17个腧穴，占26.15%。

③腹部：关元（51）、子宫（30）、中极（24）、气海（20）、归来（12）、天枢（9）、大赫（8）、水道（4）、中脘（4）、气冲（1）、曲骨（1）、神阙（1）、下脘（1）和阴交（1），涉及3条经脉及1个经外奇穴，共计14个腧穴，占21.54%。

④胸胁部：乳根（3）、期门（3）、京门（2）、章门（2）、带脉（1）和日月（1），涉及3条经脉，共计6个腧穴，占9.23%。

⑤头面部：百会（2）、本神（2）、神庭（2）和风池（2），涉及3条经脉，共计4个腧穴，占6.15%。

⑥上肢部：合谷（8）、内关（2）和阴郄（2），涉及3条经脉，共计3个腧穴，占4.62%。

（5）针灸防治卵巢早衰的腧穴归经情况：将临床选用腧穴以经脉分类，统计其在所属经脉腧穴总数中所占比例，按降序排列如下：任脉为（11，45.83%），脾经为（6，28.57%），督脉为（7，24.14%），肝经为（3，21.43%），膀胱经为（13，19.4%），肾经为（5，18.52%），胃经为（8，17.78%），胆经为（7，15.91%），心包经为（1，11.11%），心经为（1，11.11%），大肠经为（1，5%），奇穴为（2，5.13%）。

2.腧穴谱分析

卵巢早衰发病机理目前尚不明确，以低雌激素及高促性腺激素为特征。中医学认为肾气不足、血海空虚为卵巢早衰的根本病机，其病位在胞宫，与任、冲二脉及脾、胃、肝、肾等脏腑关系密切。

卵巢早衰现代针灸使用腧穴多分布于项背部、下肢部及腹部，项背部腧穴以足太阳膀胱经为主，以肾俞、脾俞、肝俞为临床较常选用；下肢部腧穴以三阴交、血海、阴陵泉等脾经穴，太溪、涌泉、复溜等肾经穴，足三里、丰隆、上巨虚等胃经穴为多；腹部腧穴以关元、中极、气海等任脉经穴为主。

《针灸腧穴通考》中记载治疗"不孕"或"闭经"的穴位有合谷、水道、气冲、三阴交、血海、肾俞、气穴、阴廉、中极、关元、石门、阴交、子宫，共计13个穴位。现代腧穴应用与古代文献相较，在前13个穴中，有关元、三阴交、肾俞、子宫、中极、血海6个腧穴相同，在所有28个穴中，有关元、三阴交、肾俞、子宫、中极、血海、合谷、水道、阴交9个腧穴相同，占32.14%，现代腧穴使用频次前三均与古代文献同，但是水道、阴交在现代临床使用频次仅为1。古今均重视背部、下肢部和腹部腧穴，现代针灸医师多选用膀胱经腧穴，且笔者发现取肾经腧穴甚少，值得研究。

颈椎病现代临床与古代文献符合率即古代文献腧穴应用占现代临床比例为21.74%，腰椎间盘突出症为29.63%，帕金森病为30%，原发性痛经为41.67%，尿潴留为44.44%，与上述统计结果相比较可发现，卵巢早衰的腧穴选用与上述疾病类似：腧穴选用数量多、范围广、取穴组方不确定。因此，目前针灸防治疾病的临床腧穴处方尚未规范化、科学化，针灸临床疗效的稳定性与可靠性必将受到影响，表明了深入研究取穴组方的迫切性。针灸防治卵巢早衰的取穴集中于膀胱经、脾经、任脉，临床上推荐关元、三阴交、肾俞或子宫、中极、血海或水道作为卵巢早衰针灸防治腧穴处方。

十、糖尿病胃轻瘫腧穴谱

糖尿病胃轻瘫是糖尿病常见的慢性并发症，临床常见早饱、腹胀、恶心、发作性呕吐等。针灸效果佳，但取穴组方多种多样。

1.期刊中糖尿病胃轻瘫医学文献概况

按上述方法查得糖尿病胃轻瘫所有医学期刊文献条数为1072篇；查得其中针灸相关文献条数为190篇，符合纳入标准的文献为86篇，涉及穴位共计48穴。

（1）糖尿病胃轻瘫针灸常用腧穴（文献条数>5者）：足三里（74）、中脘（60）、内关39）、三阴交（31）、脾俞（25）、胃俞（23）、天枢19）、太冲（12）、公孙（12）、关元（10）、气海（9）、下脘（9）、上脘（8）、肝俞（7）、神阙（7）、太溪（7）、肾俞（7）、丰隆（6）、上巨虚（6）。共计19个腧穴。

少用腧穴（文献条数≤5者）：曲池（5）、下巨虚（4）、阴陵泉（4）、胰俞（4）、内庭（3）、阳陵泉（3）、期门（2）、三焦俞（2）、手三里（2）、膻中（2）、梁门（1）、养老（1）、膈俞（1）、肺俞（1）、涌泉（1）、支沟（1）、章门（1）、血海（1）、命门（1）、地机（1）、关元俞（1）、归来（1）、然谷（1）、合谷（1）、气穴（1）、大横（1）、滑肉门（1）、外陵（1）、肓俞（1）。共计29个腧穴。

（2）期刊中糖尿病胃轻瘫的针灸腧穴归经概况：按照被采用腧穴在该经腧穴总数所占比例的高低排列如下：任脉为（7，29.17%），脾经为（6，28.57%），胃经为（10，22.22%），肝经为（3，21.43%），肾经为（5，18.52%），大肠经为（3，15%），膀胱经为（9，13.43%），心包经为（1，11.11%），小肠经为（1,5.26%），三焦经为（1,4.35%），督脉为（1,3.57%），胆经为（1，2.27%）。

按照被采用腧穴的绝对数排列如下：胃经10、膀胱经9、任脉7、脾经6、肾经5、肝经3、大肠经3、胆经1、小肠经1、三焦经1、心包经1、督脉1。

（3）糖尿病胃轻瘫针灸防治腧穴分布

①腹部：中脘（60）、天枢（19）、关元（10）、气海（9）、下脘（9）、上脘（8）、神阙（7）、梁门（1）、归来（1）、大横（1）、滑肉门（1）、外陵（1）、肓俞（1）、气穴（1），共计14个腧穴，占29.17%。

②背部：脾俞（25）、胃俞（23）、肝俞（7）、肾俞（7）、胰俞（4）、三焦俞（2）、命门（1）、关元俞（1）、膈俞（1）、肺俞（1），共计10个腧穴，占20.83%。

③上肢部：内关（39）、曲池（5）、养老（1）、手三里（2）、支沟（1）、

合谷（1），共计6个腧穴，占12.5%。

④下肢部：足三里（74）、三阴交（31）、公孙（12）、太冲（12）、太溪（7）、丰隆（6）、上巨虚（6）、下巨虚（4）、阴陵泉（4）、内庭（3）、阳陵泉（3）、血海（1）、地机（1）、然谷（1）、涌泉（1），共计15个腧穴，占31.25%。

⑤胸部：期门（2）、膻中（2）、章门（1），共计3个腧穴，占6.25%。

2. 腧穴谱分析

1958年Kassander首先提出糖尿病胃轻瘫的概念，目前认为其发病机制主要与神经损伤、微血管病变、Cajal间质细胞病变、胃肠激素以及幽门螺杆菌感染等因素有关，病理变化为平滑肌收缩力减低，胃蠕动减弱，胃窦无张力和排空延迟。

我国中医学中没有明确的糖尿病胃轻瘫病名，但不乏记载，如《赤水玄珠》："消渴……饮食减半，神色大瘁……不能食者必传中满膨胀"。本病病位在脾胃，病机为中焦气机失调，脾胃升降失司，首要临床表现为腹胀。查阅《针灸腧穴通考》中涉及腹胀的内容，结果显示，相关经脉有足阳明经脉、足太阴经脉、任脉和足太阳络脉。而据我们的研究，现代针灸治疗糖尿病胃轻瘫取穴与古典文献基本相同，按照被采用腧穴所在经脉腧穴总数中所占的比例及被采用腧穴的绝对数进行古今比较：任脉、脾经、胃经和膀胱经被认可，但现代针灸又增加肾经和肝经。

本研究结果显示，足三里、中脘、内关、三阴交等19个腧穴，在现代糖尿病胃轻瘫临床中使用频繁。而《针灸腧穴通考》中记载治疗腹胀的腧穴有不容、承满、梁门、关门、太乙、滑肉门、天枢、外陵、大巨、足三里、丰隆、冲阳、内庭、隐白、大都、太白、公孙、商丘、三阴交、漏谷、阴陵泉、督俞、脾俞、胃俞、三焦俞、大肠俞、关元俞、中膂俞、意舍、胃仓、胞肓、阴都、腹通谷、幽门、京门、太冲、章门、期门、神阙、水分、下脘、建里、中脘、上脘、鸠尾。两者相比较，具有以下特点：现代腧穴应用与古代文献比较，在所有19个腧穴中只有足三里、中脘、三阴交、脾俞、胃俞、天枢、公孙、下脘、上脘、神阙、丰隆11个腧穴相同。古今均重视腹部、背部及下肢部的腧穴，但现代常用的内关，在古代文献中则没有提及。在背部腧穴中古今也只有脾俞、胃俞相同，现代针灸增加了肝俞、肾俞等腧穴，而古代则另用大肠俞、意舍、胃仓等腧穴。

由此研究可看出，当前针灸治疗糖尿病胃轻瘫尚无明确的组方规范。临床上推荐足三里、中脘、天枢、内关、关元或气海、三阴交、太冲、脾俞、胃俞等为糖尿病胃轻瘫的针灸腧穴处方，盼望能给广大临床工作者提供启示。

十一、术后早期炎性肠梗阻现代针灸腧穴谱

术后早期炎性肠梗阻是由于腹腔内术后炎症渗出或手术创伤等原因所引起的一种特殊类型的肠梗阻，多发生在腹部手术后的第1~3周内，其发病率约占术后早期肠梗阻的20%~21.5%。在治疗上较为棘手，手术效果差，且风险较大，贸然手术极易导致肠瘘甚至短肠综合征等严重并发症。随着对本病研究的深入和关注，保守治疗、延缓手术成为现在外科的主要手段。目前西医缺乏特效药物，近年来针灸治疗本病临床研究取得了良好的进展，效果显著。但其规范的腧穴处方在针灸界尚无共识。

1.术后早期炎性肠梗阻现代针灸腧穴应用基本概况

（1）期刊中术后早期炎性肠梗阻医学文献概况：按上述方法查得术后早期炎性肠梗阻医学期刊文献条数为1390篇；查得其中针灸相关期刊文献条数为63篇，符合纳入标准的文献为55篇，涉及穴位共计32穴。

（2）术后早期炎性肠梗阻针灸腧穴目录：常用腧穴（文献条数>5者）：足三里（51）、天枢（28）、中脘（25）、上巨虚（22）、下巨虚（12）、内关（12）、关元（10）、气海（9）、太冲（9）、大肠俞（8）、脾俞（7）、胃俞（6）。共计12个腧穴。

少用腧穴（文献条数≤5者）：支沟（3）、大横（3）、三阴交（2）、中极（2）、水道（2）、合谷（2）、曲池（2）、章门（2）、梁门（1）、阴陵泉（1）、公孙（1）、悬钟（1）、血海（1）、手三里（1）、腹结（1）、内庭（1）、上脘（2）、次髎（1）、下脘（1）、神阙（1）。共计20个腧穴。

（3）期刊中术后早期炎性肠梗阻的针灸腧穴归经概况：按照被采用腧穴在该经腧穴总数所占比例的高低排列如下：脾经（6，28.57%），任脉（6，25.00%），胃经（7，15.56%），大肠经（3，15%），肝经（2，14.29%），心包经（1，11.11%），膀胱经（4，5.97%），三焦经（1，4.35%），胆经为（1，2.27%）。

按照被采用腧穴的绝对数排列如下：胃经7、脾经6、任脉6、膀胱经4、大肠经3、肝经2、胆经1、三焦经1、心包经1。

（4）术后早期炎性肠梗阻针灸防治腧穴分布

①腹部：天枢（28）、中脘（25）、关元（10）、气海（9）、大横（3）、中极（2）、水道（2）、章门（2）、上脘（2）、神阙（1）、梁门（1）、腹结（1）、下脘（1），共计4条经脉，13个腧穴，占40.63%。

②腰骶背部：大肠俞（8）、脾俞（7）、胃俞（6）、次髎（1），共计1条经脉，4个腧穴，占12.50%。

③上肢部：内关（12）、支沟（3）、合谷（2）、曲池（2）、手三里（1），共计3条经脉，5个腧穴，占15.63%。

④下肢部：足三里（51）、上巨虚（22）、下巨虚（12）、太冲（9）、三阴交（2）、阴陵泉（1）、公孙（1）、悬钟（1）、血海（1）、内庭（1），共计4条经脉，10个腧穴，占31.25%。

2.腧穴谱分析

1998年黎介寿院士首次提出术后早期炎性肠梗阻的概念，目前认为其发病多因手术操作范围广，创伤重或已有炎症，特别是曾进行手术的病例，腹腔内有广泛粘连，剥离后肠浆膜层有炎性渗出，肠壁水肿，加之肠动力不足，造成肠内容物通过受阻，从而引起术后早期炎性肠梗阻。

中医古籍中并没有明确的术后早期炎性肠梗阻的病名，但不乏对其的记载。术后早期炎性肠梗阻与中医学"肠结"极其相似："饮食停于肠中，结而不下作痛"之证。《伤寒论·辨阳明病脉证并治》指出："伤寒若吐，若下后不解，不大便五六日，上至十余日"，"阳明病，其人多汗，以津液外出，胃中燥，大便必硬，硬则谵语"，"发汗不解，腹满痛者，急下之"，"腹满不减，减不足言，当下之"。本病病位在大小肠，病机为脾气不升，胃气不降，糟粕滞留，首要临床表现为腹胀。

本研究通过查阅《针灸腧穴通考》中涉及腹胀的内容，发现相关经脉有足阳明经脉、足太阴经脉、任脉和足太阳络脉。而据我们的研究，现代针灸治疗术后早期炎性肠梗阻取穴与古典文献基本相同，按照被采用的腧穴所在经脉腧穴总数中所占的比例及被采用腧穴的绝对数进行古今比较，任脉、胃经、脾经和膀胱经被认可，但现代针灸又增加肝经和心包经。

本研究结果显示，足三里、天枢、上巨虚、中脘等12个腧穴，在现代术后早期炎性肠梗阻临床中使用频繁。而《针灸腧穴通考》中记载治疗腹胀的腧穴有不容、承满、梁门、关门、太乙、天枢、滑肉门、外陵、大巨、足三里、冲阳、内庭、隐白、大都、丰隆、太白、公孙、商丘、三阴交、阴陵泉、督俞、脾俞、胃俞、漏谷、三焦俞、大肠俞、关元俞、意舍、胃仓、胞肓、阴都、腹通谷、中膂俞、幽门、京门、太冲、章门、神阙、水分、下脘、建里、期门、中脘、上脘、鸠尾。两者相较而言，具有以下特点：现代腧穴应用与古代文献相比，在所有 12 个腧穴中只有足三里、天枢、中脘、太冲、大肠俞、脾俞、胃俞 7 个腧穴相同。古今均重视腹部、背部及下肢部的腧穴，但现代常用的上巨虚、下巨虚、内关，在古代文献中则没有提及。在背部腧穴中古今也只有大肠俞、脾俞和胃俞相同，现代针灸增加了次髎穴，而古代则另用关元俞、意舍、胃仓等腧穴。

由以上统计分析研究可看出，当前针灸治疗术后早期炎性肠梗阻尚无明确的组方规范。临床上推荐针灸治疗术后早期炎性肠梗阻使用足三里、天枢、中脘、上巨虚、下巨虚、关元、内关、气海、太冲等为术后早期炎性肠梗阻的针灸腧穴处方。

第廿三讲
针灸时效关系

　　针刺作用的时效关系就是指针刺作用或针刺效应随时间变化的规律，可以用时效关系曲线来表达针刺作用的显现、消逝过程。弄清针刺作用时效关系，对于指导制定临床治疗方案，提高针刺治疗的效果具有重要意义。

　　针刺的留针时间、针刺的频次是针刺治疗方案的重要内容，也是影响针刺疗效的关键共性因素。留针时间、频次的确定均应以针刺作用时效关系研究为主要依据，前二者对后者具有不可分割的依赖关系。现今的针灸临床，虽然一般确定为留针时间20～30min，频次为1次/日，但的确缺乏足够的科学依据。

　　针刺作用的时效关系，包括针刺的最佳诱导期、半衰期、残效期。最佳诱导期是指从针刺开始到达到最大针刺效应所需的时间，这个时间是确定针刺留针时间的科学依据。针刺作用的半衰期，是指针刺作用衰减为最大效应的一半所需要的时间；残效期是指针刺作用的半衰期过后直至针刺作用完全消退所需要的时间，针刺作用的半衰期和残效期是确定针刺频次的科学依据。

第廿四讲
常见术后并发症针灸诊疗

一、术后早期炎性肠梗阻

1.概述

术后早期炎性肠梗阻（Early postoperative inflammatory small bowel obstruction，EPISBO）由黎介寿于1995年提出。它是一种特殊类型的肠梗阻，系在手术后，特别是腹部手术后早期（一般指术后2周，有时术后3～4天即会发生），由于腹部手术创伤或腹腔内炎性反应、麻醉等原因导致肠壁水肿和渗出，肠壁神经麻痹而形成的一种机械性与动力性同时存在的粘连性肠梗阻。EPISBO并不是一种新型肠梗阻，仅仅是为了突出其病变特点及更精准鉴别与治疗。伴随腹部手术率的不断上升，EPISBO发生率不断提高，有国外学者发现，腹部手术后肠梗阻的发病率高达30%，而EPISBO约占腹部手术后肠梗阻的90%。

2.病因病理

阑尾切除、胃肠手术、肠梗阻手术、妇科手术等腹部手术创伤或腹腔内炎性反应、麻醉等因素是导致发生EPISBO的原因。腹部手术创伤指广泛分离肠管粘连、长时间的肠管暴露以及其他由于手术操作所造成的肠道损伤；腹腔内炎性反应指无菌性炎症反应，如腹腔内积血、积液或其他能够导致腹腔内无菌性炎性物的残留。这种肠梗阻既有机械性因素，又有肠动力障碍性因素，但无绞窄的情况。

广泛而又严重的肠粘连是术后肠梗阻的主要原因。EPISBO由于腹部手术创伤或腹腔内炎性反应、麻醉等原因导致肠壁水肿、渗出和粘连，肠壁神经麻痹而形成的一种机械性与动力性同时存在的粘连性肠梗阻。

3.临床表现

手术后早期（一般指术后2周，有时3~4天即会发生），患者仍不能经肛门排气、排便，腹胀呈进行性加重，有持续性腹痛（腹痛相对较轻或无腹痛）或仅有不适感，不能进食或只有少量清水，有不同程度的恶心、呕吐。腹部无膨隆或略膨隆，无肠型、蠕动波，无包块，无腹肌紧张，叩诊多实音，多数患者肠鸣音消失。

EPISBO特殊性较为显著。患者的明显特征除了包括近期接受过腹部手术外，还包括其术后会有少量的通气或通便，无明显的腹痛症状。由于麻痹是导致肠梗阻的一个重要原因，故患者一般只有胃肠道不通畅的表现，不会出现麻痹性肠梗阻那样明显程度的腹胀。大部分腹部叩诊都是实音，在听诊时会发现肠鸣音减弱、稀少甚至消失，无气过水声或金属声，在梗阻得到了缓解之后，会逐渐恢复肠鸣音。全腹CT能将肠壁水肿、增厚、粘连、肠管均匀扩张、肠腔积液、积气等情况显示出来。总之，早期炎性肠梗阻的特点有：①发生在术后早期，肠蠕动曾一度恢复，部分患者已恢复饮食，此病大部分出现在术后2周左右；②症状以腹胀为主，腹痛相对较轻或无腹痛；③虽有肠梗阻症状，体征典型，但很少发生绞窄；④与腹腔内炎症所致广泛粘连密切相关；⑤X线摄片发现多个液平面，并有肠腔内积液的现象，腹部CT扫描可见肠壁增厚，肠襻成团；⑥非手术治疗大多有效。

4.诊断

【诊断标准】

（1）发病后有腹痛、呕吐、腹胀、停止排便和排气等症状，即"痛、呕、胀、闭"四大症状。

（2）腹部无膨隆或略膨隆，无肠型、蠕动波，无包块，无腹肌紧张，叩诊多实音，多数患者肠鸣音消失。

（3）X线常规腹部透视或摄片，可见肠管明显胀气扩大，并可见多个阶梯状的气液平面。或腹部CT检查有不完全性肠梗阻，肠管多轻度扩张，小肠壁广泛水肿、增厚，肠腔内积液及腹腔内渗出等表现。

（4）直肠指诊有助于本病的诊断。一般病人应该检查血、尿常规，二氧化碳结合和非蛋白氮。呕吐严重者须查白细胞容积，血清钾、钠、氯离子等。

（5）排除腹腔感染、麻痹性肠梗阻、机械性肠梗阻等。

【鉴别诊断】

（1）麻痹性肠梗阻：均以呕吐、腹胀、排气排便停止为主要症状表现。麻痹性肠梗阻是因为各种原因影响肠道自主神经系统的平衡，或影响肠道局部神经传导，或影响肠道平滑肌收缩使肠管扩张蠕动消失。多表现为全腹持续性胀痛，无绞痛发作，常伴有呕吐内容物，呕吐物中无粪味，无肠型及蠕动波，腹部压痛多不明显，叩诊为均匀鼓音，肠鸣音减弱或完全消失。立位X线平片检查可见胃肠道普通胀气，小肠充气肠袢大小较为一致。

（2）机械性肠梗阻：均以呕吐、腹胀、排气排便停止为主要症状表现。机械性肠梗阻多因肠道内、外或肠壁本身的各种器质性病变或其他因素使肠腔变小，肠腔内容物受阻所致，常见于肠扭转、肠套叠、肠粘连、粪块、肠腔内巨大肿瘤等。一般表现为阵发性剧烈绞痛，腹痛时可出现肠型或肠蠕动波，可听到肠鸣音亢进。在梗阻发生4～6小时X线检查即可出现充气的小肠袢，而结肠内气体减少或消失，空肠黏膜的环形皱襞在充气明显时呈"鱼骨刺"状。

（3）术后早期肠梗阻：EPISBO与术后早期肠梗阻是两个不同的概念，术后早期肠梗阻的患者中，只有一部分属于EPISBO，另外一部分严重的患者，当考虑有绞窄、坏死的情况时，要及时手术治疗。

5.治疗

随着对EPISBO的研究深入和关注，保守治疗、延缓手术是目前的主要治疗手段。

【基础治疗】

（1）禁食和胃肠减压：所有患者均24h禁食。留置胃管，持续胃肠减压。部分引流液较少的患者夹闭胃管，每2h开放一次。

（2）肠外营养：所有患者均行肠外营养，维持水液电解质、酸碱平衡。

（3）抗感染：针对并发症给予抗感染治疗（三代以上头孢，喹诺酮类药物及抗厌氧菌类药物）。

（4）激素：肾上腺皮质激素可有效减轻炎症（地塞米松5mg/8h）。

（5）生长抑素：施他宁（6mg/d）、奥曲肽等生长抑素持续泵入治疗，生长抑素能有效抑制胃酸分泌和蠕动，抑制胰岛素和生长激素（GH）分泌，对胃蛋白酶和胃泌素的释放有一定的抑制作用。

（6）胃管灌注：胃管予以灌注液状石蜡或食用油。

（7）洗胃：温盐水洗胃。

（8）理疗：对于非肿瘤患者，腹部理疗有助于加快肠功能恢复。

（9）中药：早期术后炎性肠梗阻属中医"腹胀""肠结"范畴。肠道为传化之腑，"以通为用，以降为顺"。肠道气机痞结、气滞血瘀、胃肠传化通降功能失调，导致肠内容物不能顺利通过而引起梗阻，以痞、满、燥、实为主症。临床中可以尝试应用芒硝、金黄散等中药外敷或大承气汤等中药制剂胃管灌注。

【针灸治疗】

治则：通里攻下、行气活血、缓解梗阻。

（1）体针治疗

处方：足三里、上巨虚、太冲、公孙。

配穴：呕吐配内关、郄门；腹胀配中脘、大肠俞；上腹痛配内关、章门；小腹痛配关元；阴虚火旺配太溪。

操作：患者取仰卧位，穴区常规消毒，选用30号毫针。足三里取胫骨前肌外侧缘直刺1.0~2.0寸至骨间膜；上巨虚直刺1.0~1.5寸，太冲直刺0.5~0.8寸；公孙直刺0.5~0.8寸；内关、郄门直刺0.5~1.0寸；大肠俞直刺0.5~1.2寸；中脘左手按压、右手持芒针缓慢进针直刺4.0寸，直达腹主动脉上部腹腔神经丛，行针时似有太阳光芒放射状针感即出针、不留针；章门直刺0.5~0.8寸，关元直刺0.8~1.2寸、太溪直刺0.5~0.8寸。留针20min，1次/d。

（2）电针疗法

处方：参照体针疗法。

操作：选用足三里、上巨虚双侧电针，连续波分别连接电针治疗仪的两极导线，采用连续波，刺激量的大小以局部肌肉出现明显颤动或患者能够耐受为宜，20min/次，1次/d。

（3）耳针疗法

处方：神门、耳中、大肠、胃、小肠、交感、皮质下、腹。单侧取穴。

操作：每次选用3~5穴，常规消毒后，用28号0.5寸毫针斜刺或平刺耳穴。1次/d，留针20min，留针期间行针2~3次，均采用强刺激手法，捻转的幅度为2~3圈，频率2~4次/s，5~10s/次。

（4）灸法

处方：神阙、中脘、足三里、内关。

操作：用艾条温和灸，先灸中脘，再灸神阙，若腹部见轴突反射易化现象，无论何穴，重灸之，密切观察其变化以判断预后，然后灸足三里、内关，15min/穴，使局部有明显的温热感为宜，1次/d。

（5）穴位注射疗法

处方：足三里。

操作：选用新斯的明注射液0.25～1.0mg。常规消毒后，直刺足三里0.5～0.8寸，捻转得气，回抽无血后，缓慢注入药液。2次/d，双侧穴位交替使用。

6.预后

临床研究表明，EPISBO临床非手术治疗时间约为9～58天，平均27.6±10天，一般保守治疗预后良好。

7.临床验案

谭某，男，74岁。因"便时里急后重感半年余，便血3日"入院，既往糖尿病史。直肠指诊：左侧卧位，括约肌紧张度正常，进指4cm于直肠后壁触及菜花状肿物，经病理检查诊断为"直肠占位性病变 高级别上皮内瘤变"。后行腹腔镜会阴联合直肠癌根治术（Miles术），术后第5天，患者仍不排气、排便，腹胀，偶有恶心。体格检查：患者神志清，精神可，查体合作。心肺（–），腹部平坦，未见肠型及蠕动波，无腹壁静脉曲张；腹软，全腹无压痛、反跳痛、肌紧张，全腹未触及明显包块，肝脾肋下未触及，叩诊呈鼓音，移动性浊音（–），双下肢无浮肿。

治疗：普通针刺+电针。

处方：足三里（双）、上巨虚（双）、下巨虚（双）、公孙（双）、太冲（双）、支沟（双）、内关（双）。

针刺上述穴位得气后，选择双侧足三里、上巨虚，分别连接电针治疗仪的两极导线，采用连续波，刺激量的大小以局部肌肉出现明显颤动或患者能够耐受为宜，20min/次，1次/d。其余穴位按照普通体针疗法进行操作。

治疗2天后，患者排气，腹胀缓解，继续针刺3天，排气、排便均恢复正常，可进食较软食物，腹胀较前缓解，患者出院。

二、术后胃瘫综合征

1.概述

术后胃瘫综合征（Postoperative Gastroparesis Syndrome，PGS）亦称胃功能性排空障碍，是指手术后排除了胃流出道器质性梗阻后的胃排空延迟所导致的恶心、呕吐、上腹饱胀等一系列症候群。根据发病时间，PGS可分为急性和慢性，以急性为常见。

PGS一般见于上腹部手术后，特别是胃和胰腺手术，但下腹部手术，如妇科手术等也可出现。此外，食管手术以及心肺移植术也可出现。近年来PGS的发生呈上升趋势，发生率约为0.4%~5.0%，近2%~3%的腹部手术患者发生PGS，占整个PGS发病率的19%，男女发病比例约为1∶3，女性临床表现较为严重。

2.病因病理

术前已有幽门梗阻的患者发生PGS的概率明显高于其他患者，其确切发生机制尚不十分清楚。术后胃瘫是胃正常调控功能异常，而非胃衰竭。有研究证明，PGS可能与下列因素有关。

（1）胃大部切除术后发生胃瘫综合征的可能机制：近端胃切除时，迷走神经被切断，位于胃大弯中上1/3的胃蠕动的"起搏点"被切除，使胃的正常蠕动和排空受到抑制；远端胃切除时，切除了分泌胃泌素、胃动素等兴奋激素的部位，残胃排空功能减退；胃肠道重建使胃的正常生理解剖结构破坏，可诱发PGS。

（2）迷走神经损伤、手术应激、精神紧张、糖尿病等可引起自主神经功能紊乱。交感神经兴奋性增加，一方面可抑制胃肠神经丛，另一方面由于儿茶酚胺的释放，可抑制平滑肌收缩，使胃排空延迟。

（3）手术时间过长，脏器暴露过久，胃壁组织挫伤，吻合技术欠佳，缝合线反应等均可引起胃壁及腹膜炎症、水肿、粘连等，从而影响其动力。

（4）手术前后情绪紧张、恐惧、焦虑、抑郁等，均能影响胃肠道功能，导致胃排空障碍。

胃手术后常伴有胃轻瘫。迷走神经切断术后胃排空延迟发生率为5%~10%，迷走神经切断加幽门成形术后28%~40%为固体排空延迟，迷走神经干切断术使胃底舒张功能、胃窦收缩及协调的幽门舒张功能均降低。导致胃的液体排空加快，固体排空延迟。但高选择性（壁细胞）迷走神经切除术仅能延长固体排空的滞后期，而对总的胃排空无影响。

消化性溃疡合并幽门梗阻患者行胃大部切除和迷走神经切断术后，约30%发生胃轻瘫。对这些患者进行近端胃静压测量，发现残胃基础张力低下是造成胃瘀滞的主要原因。Roux-en-Y综合征患者亦有残胃排空延迟。

手术后胃轻瘫可发生各种类型的胃电慢波节律异常和MFC缺如，亦与胃排空延迟有关。

3.临床表现

急性PGS发生在术后开始进食的1~2天内或饮食有流质向半流质过渡时，患者多表现为餐后上腹疼痛、饱胀、恶心、呕吐、食欲下降和体重减轻；慢性PGS临床表现类似于急性PGS，可发生在术后数周、数月甚至数年。胃镜和X线检查表现为胃液潴留、胃无蠕动或蠕动减弱、吻合口水肿、慢性炎症和造影剂在胃内潴留，但部分造影剂或胃镜仍能通过吻合口，不存在消化道机械性梗阻。

4.诊断

【诊断标准】

（1）术后肛门排气后持续出现上腹胀满不适，大量呕吐等症状。

（2）查体可见上腹部稍膨隆，无压痛或有轻压痛，有振水音，肠鸣音减弱或消失。

（3）每日呕吐量或胃肠减压量>1000ml。

（4）辅助检查：①上消化道造影显示肠胃蠕动不佳或无蠕动；②胃镜检查可见残胃无蠕动波，吻合口充血水肿，胃镜能通过吻合口；③核素标记残胃排空测定可明确胃瘫的诊断。

（5）无胃肠道机械性梗阻性疾病，如吻合口梗阻、输出袢梗阻、炎性肠梗阻等；未使用影响平滑肌收缩的药物，无引起胃瘫的基础，如糖尿病、甲状腺功能减退、结缔组织疾病。

【鉴别诊断】

胃瘫属于动力性梗阻，需要与机械性胃排空障碍进行鉴别，两者鉴别要点如下。

（1）机械性梗阻症状较重，胃液引流量多且不含胆汁；动力性肠梗阻症状较轻，胃液引流量略少，可含有胆汁。

（2）钡餐检查：若梗阻部位不在幽门或胃肠道吻合口处，则基本可以断定为机械性梗阻；若梗阻部位在幽门，或造影剂虽可以通过胃肠吻合口，但胃内残留较多，且看不到明显的胃蠕动波，则动力性梗阻的可能性较大。

（3）胃镜检查：可明确吻合口是否有机械性梗阻。

5.治疗

【基础治疗】

（1）禁食、禁水、持续胃肠减压。

（2）营养支持：行肠外或同时置入空肠营养管肠内营养支持。

（3）补液，维持水、电解质及酸碱平衡。

（4）每日使用5%高渗温热盐水，洗胃3次。

（5）促胃肠动力药：①大环内酯类抗生素，如红霉素（0.5g+5%GS 250ml）快速纠正胃电节律，改善胃排空功能；②多巴胺受体拮抗剂，如甲氧氯普胺（10mg，qd）促进食物排空；③呱啶苯酰胺衍生物，如西沙比利（10mg，tid）加快胃肠运动。均经胃管或者空肠营养管给药，可联合用药。

（6）心理治疗。

（7）中药治疗：PGS中医上可归属于中医学"痞满""呕吐""胃胀""纳呆"的范畴，中医认为手术损伤脾胃，运化失司，中焦气机升降失常，痰湿内阻，气滞血瘀，痞塞不通而成胃瘫。临床上可用中药外敷和灌肠起到行气散痞、活血化瘀的作用。

（8）营养支持是关键。

【针灸治疗】

治疗原则：六腑以通为用。

（1）体针疗法

处方：足三里、中脘、内关。

配穴：恶心呕吐加攒竹、耳中；腹胀甚者加中脘。

操作：穴区常规消毒后，选用30号毫针。中脘、梁门、天枢先用芒针直刺4.0寸，得气后不留针，出针后再常规针刺。足三里直刺1.0~2.0寸，中脘直刺0.8~1.2寸，内关直刺0.5~1.0寸，攒竹直刺眶上孔或切迹后向鼻梁斜刺0.3~0.5寸，耳中向下皮下平刺0.2~0.3寸。

足三里取穴以下肢胫骨前肌外侧缘为主要刺激部位，取穴后按压揣穴，直刺1.0~2.0寸至骨间膜，行提插捻转手法得气后，在此穴旁开0.3cm处针刺一辅助针，分别连接电针治疗仪的两级导线，采用连续波，刺激量的大小以见明显的局部肌肉颤动或患者能够耐受为宜。1次/d，留针20min，期间行针2～3次，中等强度捻转泻法，行针5～10s/次。

除足三里外，呕吐呃逆者加攒竹、耳中，分别连接电针治疗仪的两极导线，采用连续波，刺激量的大小以见明显的局部肌肉颤动或者患者能够耐受为宜。每次20min，1次/d。其他腧穴同上。

（2）耳针疗法

处方：神门、耳中、胃、脾、大肠、小肠、交感、皮质下。

操作：每次选用3～5穴，常规消毒后，用28号0.5寸毫针斜刺或平刺单侧耳穴。1次/d，留针30min，行针2～3次，5～10s/次，捻转强刺激手法，幅度2～3圈/次，频率2～4次/s。

（3）穴位注射疗法

处方：足三里。

操作：盐酸甲氧氯普胺5mg。常规消毒后，直刺足三里0.5～0.8寸，捻转得气，回抽无血后注入药液，1次/d，双侧体穴交替使用。

（4）灸法

处方：中脘、天枢、足三里、上巨虚。

操作：麦粒灸，各5壮，灸至局部穴位皮肤潮红，甚至形成瘢痕。

6.预后

PGS发生后，会给患者和家属带来很大的痛苦、焦虑和经济负担，但最终预后尚好，对术前已经具有高龄、糖尿病、幽门梗阻等高危险因素的患者，术中或术后应尽量避免再添加其他危险因素。尽可能缩短手术及麻醉时间；术后避免使用自控性镇痛泵；围手术期积极纠正低蛋白血症和电解质紊乱，控制血糖；术前做好心理疏导，消除紧张焦虑及恐惧心理；术后限制补液，积极营养支持，注意补充胶体，避免胃肠道水肿等。以期减少PGS的发生。针灸治疗PGS疗效显著，据临床观察，PGS伴腹胀明显者，疗效更好。

7.临床验案

高某，男，69岁。患者2月前无明显诱因出现上腹部持续性胀痛，进食时加重，空腹时缓解，无恶心、呕吐，无反酸、呃逆，无呕血、黑便等不适。半月前患者住院治疗，行胃镜检查示：十二指肠溃烂；慢性萎缩性胃炎；胃潴留；食管隆起。活检病理示：（十二指肠）腺癌。行腹部CT示：胆总管及部分肝内胆管扩张，主胰管扩张。腹部MRI示：壶腹部异常信号。符合肿瘤并胆系扩张MRI及MRCP表现。以"十二指肠腺癌"收入院。患者自发病以来神志清，精神可，饮食睡眠可，半月来仅排大便3次，小便未见明显异常，体重减轻10kg。于2020年10月10日在全麻下行"胰十二指肠切除术"，术后出现腹胀、恶心、呕吐，为恢复胃肠道功能，特求针灸治疗。

治疗：普通针刺+电针。

处方：中脘、梁门、天枢、气海、足三里、三阴交、内关、太冲。

足三里取穴以下肢胫骨前肌外侧缘为主要刺激部位，取穴后按压揣穴，直刺1.0～2.0寸，行提插捻转手法得气后，在此穴旁开0.3cm处针刺一辅助针，分别连接电针治疗仪的两极导线，另一组电针选择中脘、内关，采用连续波，刺激量的大小以见明显的局部肌肉颤动或患者能够耐受为宜。20min/次，1次/d。其他腧穴同上。

针刺治疗3天后，腹胀较前缓解，呕吐次数减少，继续治疗2天，患者各种症状均减轻出院。

三、术后呃逆

1.概述

术后呃逆（Postoperative hiccups）是指手术后出现气逆上冲，喉间呃声连连，声短而频，令人不能自制的症状。呃逆是一种自限性疾病，超过48小时，则认为是持续性的，持续1周以上的称为顽固性呃逆。呃逆是由膈肌及其他呼吸肌不自主地阵发痉挛收缩而引起，西医学称之为膈肌痉挛，大多数轻微偶发，可以自愈，如呃逆持续不止，影响休息，常使患者非常痛苦，剧烈呃逆甚至可以导致切口裂开。术后呃逆是术后并发症之一，有文献报道，其发生率达12%，多可自愈。

2.病因病理

导致呃逆的原因很多，中枢性呃逆见于脑脊髓病变、中毒及癔病患者；周围神经引起的呃逆，主要以迷走神经、膈神经或其他神经受刺激后引起。除胸腔内疾病、膈的病变可引起呃逆外，胃扩张、肠梗阻、手术后腹胀、膈下积液以及腹腔引流物刺激膈肌等均可刺激膈肌引起呃逆。而手术后呃逆一般是认为：①术中刺激到膈神经，神经兴奋性提高，诱发膈肌痉挛；②术后患者胃肠功能障碍，胃肠蠕动差，从而引起胃肠胀气，导致膈神经压迫；③术后发生感染，刺激到膈神经；④术后因切口疼痛，呼吸快而浅，刺激膈神经；⑤手术时间长的患者在术后钠离子水平降低，膈神经兴奋性提高，从而出现膈肌痉挛；⑥术中放置的引流管、营养管或其他内植入物均可能刺激到膈神经导致呃逆；⑦术后用药副反应。根据临床观察，在一些上腹部的手术后，更容易出现呃逆，根据膈肌的解剖位置分析，这可能与局部的感染、机械刺激、麻醉、心因性等因素刺激膈肌有关。

呃逆的确切机制尚不清楚，一般认为是一种神经反射动作，反射中枢位于C3~C4脊髓。形成呃逆的传入神经是由迷走神经、膈神经和T6~T12上升的交感神经链三部分组成，传出神经为膈神经的运动神经。

3.临床表现

除了引起呃逆的原发病表现外，主要由于膈肌和其他呼吸肌的间歇性痉挛，空气突然被吸入呼吸道内，由于声带闭合而产生一种突然、短促的怪声，主要表现为气逆上冲喉间，呃呃连连，声短而频，令人不能自制。

4.诊断

【诊断标准】

（1）手术后患者出现气逆上冲喉间，呃呃连连，声短而频，令人不能自制的症状即可诊断为术后呃逆。

（2）对持续性难以忍受的呃逆，应判明是功能性的还是器质性的，是中枢性的还是周围性。

（3）除详细询问病史及体格检查外，应结合临床进行必要的特殊检查，如胸部X线透视或摄片、心电图检查、颅脑及脊髓的检查、肾功能检查、B超检查等。

【鉴别诊断】

术后呃逆需与嗳气相鉴别。嗳气与呃逆同属胃气上逆，有声无物之症，然呃逆的特点为声短而频，令人不能自制；嗳气的特点则是声长而沉缓，多可自控。嗳气是胃中气体上出咽喉所发出的声响，其声长而缓，俗称"打饱嗝""饱嗝"，是各种消化道疾病常见的症状之一。可伴有胃胀、食欲不振、胃灼、恶心、呕吐等。尤其是反流性食管炎、慢性胃炎、消化性溃疡和功能性消化不良等疾病，多伴有嗳气症状。自胃部上升的气体或酸性液体导致嗳气发生，伴有典型的响声。嗳气可因不同病因在持续时间和响度上发生改变。发生嗳气的病因可因胃肠道紊乱导致，核心问题是胃的动力不足（胃镜检查除外胃的器质性疾病，如溃疡、胃炎、肿瘤等）。嗳气常见于摄入了产气的食物或源于吞气症（无意识地吞咽空气），可减轻大多数恶心、胃灼热、消化不良和胃胀气的症状。

罗马Ⅲ标准中将功能性胃十二指肠疾病的症状分为三类：功能性消化不良、嗳气和恶心呕吐。嗳气又分为吞气症和非特异性过度嗳气。

（1）吞气症诊断标准：①每周至少发生数次反复嗳气；②可以客观地观察或检测到吞咽空气。诊断前症状出现至少6个月，近3个月满足以上标准。

（2）非特异性过度嗳气诊断标准：①每周至少发生数次反复嗳气；②没有过度吞咽空气的证据。诊断前症状至少出现6个月，近3个月满足以上标准。

5.治疗

【基础治疗】

术后呃逆，特别是普外科和胸外科术后病人出现呃逆，均会不同程度地影响病人的康复和增加病人的痛苦。原发病的治疗和去除病因是根本的治疗方法。

（1）对胃肠胀气、胃扩张引起的呃逆，应行胃肠减压。如无禁忌可用新斯的明、其他胃肠动力药或通里攻下的中药。

（2）膈下积液或脓肿，可在B超引导下穿刺排液或置管引流，给予有效的抗菌药物以控制感染和脓毒血症。

（3）右美托咪定静脉注射可抑制术中呃逆，是敏感患者预防术后呃逆的一种选择。

（4）哌甲酯能通过兴奋呼吸中枢，调节膈肌的正常功能运动使呃逆停止。常用20mg静脉注射，效果迅速确切，可在几分钟内停止呃逆。该药物无不良反应，可反复多次使用。如效果减弱，可与冬眠药物合用，或暂停一段时间后再用仍然有效，但不能代替病因治疗。

（5）麻黄碱5～20mg加50%葡萄糖溶液20ml，缓慢静脉注射，老年人、小儿及高血压患者慎用。

（6）氟哌利多2.5mg静脉注射或双侧合谷穴封闭，每穴1.25mg，4～6min后呃逆停止。

（7）膈神经封闭：先行立位胸部X线透视，确定哪一侧膈肌痉挛明显，然后用1%普鲁卡因20ml在颈部行膈神经封闭。无效时再对另一侧进行封闭。

（8）另外可应用以下药物进行治疗。

①氯丙嗪：25mg口服或肌肉注射，3次/d。

②甲氧氯普胺：10mg静脉注射，以后每6小时口服或肌肉注射10mg。

③苯妥英钠：200mg缓慢静脉注射（5min以上），以后100mg口服，4次/d。

④盐酸丙米嗪：开始25mg/次，3次/d，后逐渐加量，一般增至225mg/d时呃逆停止。

⑤钙阻滞剂：尼群地平60mg或硝苯地平10mg口服，3次/d。

⑥东莨菪碱：0.3～0.6mg/次，肌肉注射6～12h/1次，直至呃逆停止。

⑦华蟾素：具有细胞保护和免疫调节作用，对呃逆作用机制尚不清楚。2～4ml肌肉注射，2～3次/d。对胃癌、肝癌、冠心病、肺心病、脑血管病伴恶逆者有较明显疗效。

⑧利多卡因：首先给予100mg静脉注射，后以2～3mg/min静脉滴注，效果不佳者半小时后再给100mg加入Murphy滴管，必要时可重复3次，呃逆控制后维持静脉点滴1～2日。作用机制可能与其对外周和中枢神经传导阻滞有关。

⑨加巴喷丁：300mg口服，3次/d。能够阻断电压操纵的钙通道，减少谷氨酸等神经递质的释放，并最终调节膈肌活动。总体来说，加巴喷丁的有效率为66.7%～88.4%。

目前尚无术后呃逆的指南，常用解痉、止吐、镇静、催眠等药物，均有一定效果。但其发病机制尚不清楚，明确的药理学反应也未提出，药物具有潜在风险，治疗有不确定性。因此，国内外目前已有不少关于非药物治疗技术，例如针刺、电针、经皮神经电刺激及穴位刺激等替代药物的研究。

【针灸治疗】

治疗原则为培补阳气，降逆止呃。

（1）体针治疗

处方：攒竹、耳中、天突、膻中、中脘、足三里、太冲。

配穴：内关、气海、上脘、巨阙。

操作：穴区常规消毒后，选用30号毫针。攒竹直刺眶上孔或眶上切迹，后向鼻梁斜刺0.3～0.5寸，耳中向对耳轮平刺0.2～0.4寸；天突，患者取仰卧位，上背部垫以合适枕头，头尽力后仰以暴露颈部，穴区常规消毒后嘱患者吞咽一口唾液，然后不再吞咽和发音，若有呛咳或疼痛请患者眨眼示意，于胸骨上窝顶点直刺0.5寸，沿胸骨后气管前平刺1.0～1.5寸，无针感即出针；膻中向下平刺0.3～0.5寸，中脘直刺0.8～1.2寸，足三里直刺1.0～2.0寸，太冲直刺0.5～0.8寸，内关直刺0.5～1.0寸，气海直刺0.8～1.2寸，上脘直刺0.5～1.0寸，巨阙向下斜刺0.5～0.8寸。

留针30min/次，1次/d，行针2～3次，除天突外，均用较强刺激手法，捻转的幅度为2～3圈，频率2～4次/s，行针5～10s/次，呃逆停止48h后结束治疗。

（2）电针疗法

处方：参照体穴疗法。

操作：进针操作与体针疗法一样。选择攒竹、对侧耳中；中脘、内关两组穴位，分别连接电针治疗仪的两极导线，采用连续波，刺激量的大小以出现明显的局部肌肉颤动或患者能够耐受为宜，20～30min/次，1次/d，余穴常规针刺。

（3）灸法

处方：膻中、中脘、关元。

配穴：肾俞。

操作：用艾条温和灸，以先灸中脘、再灸关元，然后灸膻中的顺序，15min/穴，遇重症患者加灸肾俞20min或延长以上3穴的熏灸时间，使局部有明显的温热感为宜，1次/d。

（4）耳针疗法

处方：耳中、交感、胃、神门。

配穴：肝气犯胃者，加肝、胆穴；脾胃阳虚兼胃阴亏耗者加脾穴；或根据手术部位选择相应的耳穴，如胆囊切除术者，加肝、胆两穴；阑尾切除术者加阑尾、肺穴；胃部分切除术者加脾穴。

操作：常规消毒后，用28号0.5寸毫针斜刺或平刺耳穴，3～5穴/次，1次/d，留针20min/次，留针期间行针2～3次，均用中等强度捻转手法，捻转的幅度为2～3圈，频率2～4次/s，5～10s/次。

（5）耳穴贴压疗法

处方：参照耳针疗法。

操作：先在各穴区探得敏感区，常规消毒后，选用5mm×5mm的医用胶布将王不留行籽对准穴位贴压、固定，每穴固定1粒。患者每天自行按压3~5次，每个穴位按压3~5min，以患者能耐受为度。3天更换1次，两侧耳穴交替使用。

6.预后

术后呃逆通过积极治疗基础病和原发病，配合药物和针灸等非药物疗法治疗，效果显著。少数患者由于病情危重效果差，即使临终前呃逆，亦有治愈机会。

7.临床验案

李某，女，52岁。就诊日期2021年5月11日。患者1年余前无明显诱因出现上腹部胀痛，伴有恶心、泛酸，自行服用促胃动力药物（具体不详），症状未见缓解，行胃镜及病理检查示"胃窦癌"。于2021年5月2日行胃大部远端切除术，术后患者出现持续性呃逆，白天加重，偶有腹胀，无腹痛，无恶心呕吐，二便调。为求进一步诊治，就诊于针灸推拿科。

治疗：普通针刺+电针。

处方：攒竹、耳中、天突、膻中、中脘、内关、足三里、太冲。

选择攒竹、对侧耳中；中脘、内关两组穴位，分别连接电针治疗仪的两极导线，采用连续波，刺激量的大小以见明显的局部肌肉颤动或患者能够耐受为宜，20~30min/次，1次/d，余穴常规操作。

针刺治疗结束后，刻下患者呃逆即止。第2日复诊患者自诉针刺后大约3小时未呃逆，继续按上述方法连续针刺8日，患者呃逆止。

四、术后尿潴留

1.概述

术后尿潴留（Postoperative urinary retention，POUR）是指手术后引起膀胱功能受损，不能自发和充分排空，以残余尿量增加为主要表现的疾病，一般术后2周仍不能自行排尿，或能自行排尿但残余尿量超过100ml者，或术后8h内患者不能自行排尿，而膀胱尿量超过600ml即可诊断为该病。

POUR是术后常见并发症，文献报道中因术者操作技术的差异及所用标准不同，POUR的发病率也相差很大，国内文献报道其出现率为4.93%~

44.9%，国外文献报道发病率为5%～70%。随着患者的年龄、性别、手术类型、静脉受注量等因素的不同，本病发生的概率也不尽相同。有研究表明，大于50岁的人群尿潴留风险增加2.4倍；男性出现术后尿潴留的概率（4.7%）大于女性（2.9%）；POUR在普外科患者中发病率为3.8%，妇科微创术后的发病率为0.5%～21%，在关节置换术后的发病率为10.7%～84%，肛肠术后的发病率为1%～52%，疝修补术后的发病率为5.9%～38%；围手术期静脉给药超过750ml液体POUR的发生风险增加2.3倍。

2.病因病理

该病的主要病因为广泛手术切断支配膀胱的神经而发生神经性膀胱麻痹；或手术时广泛剥离膀胱，使膀胱壁神经受损，血液供应受影响，膀胱位置的改变等。全身麻醉药通过影响自主神经系统造成膀胱收缩无力，手术时间延长必定造成术中输液量的增加以及麻醉和镇痛时间延长，从而导致尿潴留发生的概率增加。

正常的膀胱功能是储尿和排尿，排尿是一个极复杂的过程，涉及多个传入、传出神经通路、反射中枢以及外周神经通路，围手术期任何一个环节出现问题均会导致尿潴留的发生。本病确切的发病机制尚未确定，目前有研究提出三种可能的原因：①支配膀胱的神经受损。膀胱支配神经中的传入神经为内脏传入神经，由膀胱壁发出（牵张感受器）传出神经，有交感神经、副交感神经和躯体神经组成。副交感神经的传出支，一般起自S2～S4脊髓灰质中侧区，最后形成盆神经，其胆碱能受体分布膀胱体内。副交感神经的作用是收缩逼尿肌和舒张膀胱颈，实现排尿。交感神经起源于T11～L2/L3的胸腰段脊髓中侧核区，横穿腰神经节并加入到骶前神经。其相关肾上腺素能受体（包括α受体和β受体）中的α受体，主要分布在尿道和膀胱颈，β受体主要分布在膀胱体内。交感神经起放松逼尿肌和收缩尿道内括约肌的作用。手术引起相关神经受损，就会引起膀胱麻痹从而出现尿潴留。②动力或机械性障碍。术后尿道狭窄、盆腔水肿及膀胱位置的改变均会导致尿道动力性或机械性梗阻，从而发生尿潴留。③过度扩张。术中膀胱过度充盈会导致逼尿肌平滑肌纤维过度扩张，此外，还可能导致肌肉疲劳、缺血，甚至轴突变性，直接影响膀胱功能。

3.临床表现

腹部膀胱区有胀痛感，不能自行排尿或尿量减少。腹部的胀痛、不适感有时候会被麻醉效果所掩饰。查体可见小腹部浊音。

4.诊断

【诊断标准】

根据病史和体格检查、是否需要导尿以及超声评估可以诊断本病。术后2周仍不能自行排尿，或能自行排尿但残余尿量超过100ml者，或术后8h内患者不能自行排尿，而膀胱尿量超过600ml即可诊断为该病。尿量的估测可以通过以下3种方式：①体格检查：查体方面，叩诊最为常用，平脐的浊音估计尿量最少已达500ml。一般不主张深触诊，因为此操作不仅带来明显的不适，还可能由于疼痛引发迷走神经反射。②辅助检查：超声检查测定残余尿作为术后尿潴留的诊断方式，不同的超声仪器有不同的公式设定，一般测定尿液深度来估计膀胱各径线，然后相乘，再辅助系数矫正来估计膀胱容量。③尿管导尿：尿管导尿既可以起到治疗作用，又有诊断意义，通过导尿量可以诊断该疾病。

【鉴别诊断】

（1）肾功能衰竭：出现无尿症状并不一定都是尿潴留，如肾功能衰竭，肾脏不能产生足够的尿液也会表现为无尿，通过B超检查可进一步诊断。

（2）膀胱颈部结石：膀胱内有尿潴留，下腹部有绞痛史，疼痛向大腿会阴部放射，疼痛当时或疼痛后，出现肉眼血尿或镜下血尿。

（3）膀胱肿瘤：尿潴留的同时，伴有肉眼或镜下无痛性血尿是其特点，膀胱镜下取活检可以确定其性质。

（4）前列腺良性肥大、前列腺癌：通过肛门指诊及泌尿系彩超可以鉴别。

5.治疗

【基础治疗】

（1）留置导尿管：导尿管导尿是POUR的标准治疗方法。术后常规留置导尿管，继之在未来3天中定时开放2~3h，再行取管。若每次自解小便200~300ml，或24h尿量在1500ml左右，估计膀胱功能恢复良好。但必须测残余尿量，若两次残余尿在50ml以内，表示膀胱功能恢复良好，若在50~100ml之间，白天拔出导尿管，夜间留置；若在100ml以上者，则昼夜留置尿管，每2~3h开放。

（2）药物治疗：应用α受体拮抗剂，使用多沙唑嗪控释片（可多华）

4mg，qd，或者应用坦洛新（哈乐）0.2mg，qd，均可以降低尿道与膀胱颈部内压，改善梗阻性尿潴留效果尚可。有临床试验结果支持该法有效，需要注意其可能造成体位性低血压。还可以用M受体激动剂，为了拮抗阿片类受体可使用纳洛酮。

（3）辅助治疗：①预防感染：膀胱冲洗，把残留在膀胱最低处的脱落上皮冲洗出，并加有抗菌能力的药物，但操作不当会造成人为严重感染，并可能会产生耐药菌株。故主张多饮水，增加尿量，达到引流目的。②盆底肌训练：自主、有效地提肛肌训练，可增强盆底肌的作用，提高尿道括约肌的功能。使腹部、会阴、肛门同时收缩，使腹肌、盆底肌、肛门括约肌收缩加强，有利于尿道括约肌收缩，可促进膀胱功能的恢复。比如提肛运动与排尿中断训练。③物理疗法：热敷法使腹部、膀胱区局部血液循环加快，尿道括约肌松弛，并促使膀胱和尿道消肿，反射性刺激膀胱逼尿肌收缩，以促排尿。④排便诱导排尿法：肛门注入开塞露刺激排尿。肛门括约肌与膀胱括约肌具有内在的协同作用，即排便腹压增加肛门括约肌松弛，膀胱括约肌也松弛，尿液即可随之排出。⑤体外生物反馈疗法：生物反馈法是通过特殊仪器辅助，让患者采取主动方式进行排尿。方法是膀胱注入无菌0.9%氯化钠溶液后加夹闭尿管，做出有意识排尿动作，并同时观测自己膀胱内压变化。目标使患者用力时膀胱内压力达到$60\sim100$cmH$_2$O，此法容易建立正常排尿反射。训练时让患者协调动作，学会有效提高膀胱内压，提高逼尿肌的协调性。

（4）中药治疗：本病属于中医"癃闭"范畴，病位在膀胱，与肺、脾、肾、三焦等脏腑功能失调关系密切，病机为膀胱气化功能失调。术后诸症多为气血损伤、多虚多瘀，"腑以通为用"，故中药治疗以补肾益气、活血化瘀、通利小便为原则处方用药。

【针灸治疗】

治则：健脾益肾，通利水道。

（1）体针治疗

处方：气海、水道、阴陵泉、三阴交、大钟、太冲、肾俞、膀胱俞、胞肓、次髎、委阳、昆仑。

操作：患者取仰卧位取第一组腧穴，穴区常规消毒，采用30号毫针，气海、水道直刺$0.8\sim1.2$寸，使针感下传至外阴处；阴陵泉直刺$0.5\sim0.8$

寸；三阴交向上斜刺0.5～1.0寸，使针感向上传；大钟直刺0.5～0.8寸；太冲透涌泉的方向针刺0.5～0.8寸。侧卧位腰骶部双侧、下肢部上侧取穴，两组腧穴交替应用，肾俞、膀胱俞针刺0.8～1.2寸，使针感放射到前阴；胞肓直刺0.8～1.2寸，次髎刺法见第三章第一节；委阳、昆仑直刺0.5～1.0寸。1次/d，留针20～30min/次，行针2～3次，均用中等强度捻转泻法，捻转的幅度为2～3圈/次，频率2～4次/s，5～10s/次；或使用电针。

（2）电针疗法

处方：参照体针疗法。

操作：进针操作与体针疗法一样。仰卧组选择同侧大钟、太冲，或三阴交、太冲两组；侧卧组选肾俞、对侧膀胱俞，或肾俞、对侧次髎两组；分别连接电针治疗仪的两极导线，采用疏密波，刺激量的大小以见明显的局部肌肉颤动或患者能够耐受为宜。20min/次，1次/d。余穴常规操作。

（3）灸法

处方：参照体针疗法。

操作：采用其中一组腧穴进行温和灸或麦粒灸，温和灸5～10min/穴，1次/d；麦粒灸5～7壮/穴，1次/2日，灸后局部皮肤涂少量红霉素药膏，预防灸疮感染。

（4）耳针疗法

处方：膀胱、肾、尿道、三焦、交感、神门。

操作：每次选择3～5穴，穴区常规消毒后，用0.5寸28号毫针斜刺或平刺耳穴，1次/d，20min/次，行针2～3次，均用中等强度捻转手法，捻转幅度为2～3圈/次，频率2～4次/s，5～10s/次。双侧交替取穴。

（5）耳穴贴压疗法

处方：肾、膀胱、肺、脾、三焦、神门、交感、皮质下、尿道。

操作：每次选取其中3～5个穴，穴区常规消毒，以王不留行籽贴压一侧耳郭，1次/d，双耳交替使用。

（6）穴位注射疗法

处方：阴陵泉、三阴交。

操作：穴区常规消毒，取新思的明注射液0.5mg注射阴陵泉或三阴交，1次/日，两穴交替使用。

6.预后

术后尿潴留是手术后常见的并发症，该病症属于针灸治疗的优势病种之一，一般预后良好。针灸不仅可以在出现尿潴留时起到治疗作用，还可以在术后拔除尿管前进行预防性治疗，降低术后尿潴留的出现率。

7.临床验案

傅某，男，74岁，2020年9月10日就诊。患者2年前无明显诱因出现排尿困难，表现为尿等待，尿线变细呈滴沥状，夜间症状加重，夜尿每晚4～5次，无肉眼血尿，无腰痛，无尿痛等不适。1月前患者排尿不能，于医院行导尿处理，后以"前列腺增生症"收住入院。超声示：双肾轻度积水；膀胱尿潴留状态，排尿后膀胱大小约10.0cm*10.2cm*15.6cm，残余尿量约为833ml。于2020年8月31日在局麻下行耻骨上膀胱穿刺造瘘术，术后尿潴留得到一定缓解，患者为进一步诊疗，遂于针灸科治疗。体格检查：患者神志清，精神可，查体合作。心肺（－），双肾区无叩击痛，双侧输尿管行径无压痛，耻骨联合上膀胱区无压痛。导尿状态，残余尿量约为600ml。

治疗：普通针刺+电针。

处方：①气海、水道、阴陵泉、三阴交、大钟、太冲。双侧取穴。②肾俞、膀胱俞、肓俞、次髎、委阳、昆仑。侧卧取穴。两组腧穴交替应用。

第一组选择同侧大钟、太冲，或三阴交、太冲两组；第二组取肾俞、对侧膀胱俞，或肾俞、对侧次髎两组；分别连接电针治疗仪的两极导线，疏密波，刺激量大小以见明显的局部肌肉颤动或患者能够耐受为宜。每次电针治疗20min，1次/日。没有接电疗仪的穴位，按普通体针疗法进行操作。

针刺治疗半月后，自觉排尿较前顺畅，治疗1月复查超声，膀胱残余尿量下降到80ml，后继续治疗。2月后，患者可自行排尿，残余尿量减少至31ml，拔除尿管。

五、下肢深静脉血栓形成

1.概述

下肢深静脉血栓（Lower deep venous thrombosis，LDVT）形成，又称下肢深静脉血栓，是临床常见术后并发症，是指血液在下肢深静脉内非正常凝结导致的静脉回流障碍性疾病。下肢深静脉血栓可发生于下肢深静脉的任何部位，临床多见于小腿腓肠肌静脉丛和髂股静脉。临床发现早期LDVT极为困难，随着病情进展，若下肢整体肿胀时，一般认为血栓已蔓延至整个下肢深静脉系统，严重者浅静脉系统也已受累。

LDVT是静脉系统中血栓最常见者，其发病率尚不清楚。国外研究显示，亚洲患者大型下肢关节手术后，未采取预防措施，导致深静脉血栓的发病率：全髋关节置换术后17%、髋关节骨折术后24%、全膝关节置换术后43%，发病率较欧美偏低。尚有报道，40岁以上胸腹部术后发生LDVT的概率10%～40%，而下肢矫形术后发生LDVT的概率40%～80%。

2.病因病理

一般认为，LDVT病因有三，1856年由德国"病理学之父"Virchow提出：血管内壁的改变（壁损伤）、血液流动的改变（瘀血或低流量）、血液成分的改变（高凝态）。手术患者，术中器械损伤静脉局部及注射各种高渗溶液和刺激性药物，导致静脉内膜损伤；术中麻醉导致周围静脉扩张，静脉血流减慢，术后卧床，肌肉松弛，血流滞缓；术后血小板黏聚增强，且术后血清前纤维蛋白溶酶活化剂和纤维蛋白溶酶两者的抑制水平均有升高，使纤维蛋白溶解减少，血液出现高凝状态。上述三种因素通过破坏相对凝血系统和纤维蛋白溶解系统的平衡导致血栓形成。

术后LDVT大多源于小腿腓肠肌静脉丛，由于该血栓形成范围较小，一般不影响主干静脉回流，且炎症轻微，往往无明显表现，或仅有小腿疼痛和压痛，以及小腿轻度肿胀。髂股静脉血栓形成可以为原发，但多是源于小腿肌肉静脉丛的血栓顺行蔓延和扩展累及髂股静脉系统继发形成，由于该血栓阻塞下肢静脉回流主干道，临床症状典型。

当深静脉血栓形成的因素具备时，白细胞、血小板、纤维蛋白原逐渐沉积于静脉壁，形成白色血栓，即血栓头部。然后，白细胞、血小板崩解所释放的凝血因子使血栓顺着静脉血流方向滋生，纤维蛋白网网罗大量红细胞，形成混合血栓，即血栓体部。血栓体部增大延长，逐渐阻塞了静脉管腔，导致近端血液迅速凝固并继续向近部延长，形成红色血栓，即血栓尾部。

3.临床表现

【症状和体征】

早期见下肢麻木，沉重，胀痛，下肢肿胀；查体可见下肢凹陷性水肿，表浅静脉显露，皮肤颜色潮红或青紫，皮温正常或稍高，股三角区压痛，动脉搏动正常或稍弱，有时可在此处触及条索状质地柔韧且有压痛的肿块，且髂股静脉断行区有明显压痛。

若血栓累及整个下肢的深浅和交通静脉系统，同时伴有动脉系统痉挛，皮肤呈紫蓝色，称为蓝色静脉炎，是LDVT最严重的一种类型，典型表现患肢肿胀，皮肤张力高，皮肤呈金紫色或紫黑色，可有大片水泡，体温降低，末梢动脉搏动减弱或消失，甚或高热，休克，肢端坏疽。术后本病可进展为血栓闭塞性脉管炎，一般分为以下三期。

（1）局部缺血期：发病前常烦躁，口渴，患肢沉重，酸麻抽搐，或酸痛，皮肤发凉，心软畏寒，步履不便，间歇跛行，行走后小腿疼痛，休息后减轻。

（2）营养障碍期：如缺血期失治则病情发展，肢端血行障碍加重，疼痛持续，夜间剧烈，不能入睡，患肢皮温显著降低，皮肤苍白、干燥，肌肉萎缩，趾甲增厚、变形或脆裂，趺阳脉减弱或消失。

（3）组织坏死期：由于肢体血管完全闭塞，局部组织缺氧缺血，可使患肢发生干性坏疽，趾端发黑、干瘪，可先发于足大趾，再波及其他足趾，疼痛剧烈，彻夜不寐，消瘦，高热等。坏死组织脱落后，留下残端溃疡，若感染，则疮口流紫黑色血水及黏薄黏液，称为湿性坏疽。

此外，本病若不及时治疗，深静脉血栓可上移肺部，造成肺栓塞，甚至死亡。

【辅助检查】

（1）多普勒超声：敏感性强，准确性高，是LDVT诊断的首选方式。对血管不同方向的扫描，可见患肢静脉回流明显低于对侧。

（2）静脉造影：是深静脉血栓诊断的"金标准"，患肢静脉出现恒定缺损，周围侧支显影良好。但因其具有侵入性、成本高、技术要求高等局限，目前临床已逐步使用超声来部分代替静脉造影。

（3）血浆D-二聚体测定：下肢深静脉血栓形成时，血液中D-二聚体的浓度升高，其灵敏性高，但特异性差，用于辅助诊断LDVT。

4.诊断

多数患者结合临床症状和辅助检查，较易诊断。少数患者症状不明显，首先行超声检查，再查D-二聚体及静脉造影，以防漏诊。

【诊断标准】

（1）患肢胀痛或剧痛，股三角区或小腿有明显压痛；患肢皮肤呈暗红色，温度升高；浅静脉怒张；Homans征、Neuhof征阳性。

（2）多有卧床、手术、创伤、恶性肿瘤、旅行、血栓形成倾向、既往静脉血栓栓塞史、妊娠等LDVT危险因素。

（3）超声多普勒、静脉血流图和静脉造影等可以确诊。

（4）急性期血浆D-二聚体高于正常。

【鉴别诊断】

（1）急性下肢弥漫性淋巴管炎：发病快，下肢肿胀，常伴高热、寒战，皮温升高，皮肤发红，浅静脉不曲张。可借助多普勒超声和静脉造影进行鉴别。

（2）急性动脉栓塞：起病急，单侧下肢突发疼痛，主要表现为小腿及足部剧痛、麻木、厥冷、自主神经运动及皮肤感觉障碍、足背动脉搏动消失，但肢体无肿胀。

（3）淋巴水肿：起病慢，病程长，下肢肿胀，但疼痛不明显，浅静脉无扩张，晚期皮肤会增厚，抬高患肢水肿消退慢。

5.治疗

【基础治疗】

（1）一般治疗：卧床休息10天左右，抬高患肢，高于心脏平面20～30cm，膝关节稍屈曲5°～10°，穿弹力袜适当压迫浅静脉，促进静脉回流。还可在局部热敷，缓解局部痉挛，促进侧支循环，减轻疼痛。

（2）药物治疗

溶栓疗法：深静脉血栓形成的急性期，即发病1周内，溶栓治疗效果最佳。目前临床常用链激酶和尿激酶，激活血栓内的纤溶酶原，转变为纤溶酶，溶解纤维蛋白，从而溶解血栓。

抗凝疗法：一般使用2个月，防治血栓进一步形成，其对本身已形成的血栓无作用。目前临床常用低分子肝素。

祛聚疗法：属于溶栓和抗凝的辅助治疗，临床常用右旋糖酐、肠溶阿司匹林降低血液黏稠度，防治血小板聚集。

（3）中药治疗：深静脉血栓形成，中医属"脉痹""股肿"范畴，患者手术耗气伤津，术后长期卧床，久卧伤气，无力推动血液运行，血行瘀滞，痹阻不通，郁久化热而成。因此，以活血化瘀、清热消肿为首要治则，方选丹参活血汤、血府逐瘀汤等加减。配合抗凝药物效果更佳。

【针灸治疗】

有研究证明，经皮电刺激太冲、足三里能明显加速髂外静脉、股静脉、腘静脉、小腿深静脉的血流，降低血液黏稠度、D-二聚体，从而促进局部血液循环。针灸治疗原则为温经散寒，活血化瘀，清热解毒。

（1）体针疗法

处方：足三里、解溪、三阴交、太冲。

配穴：病变在足背及第二、三趾处加丰隆；在足大趾处加阴陵泉、太白、公孙；在第四、五趾处加阳陵泉。

辨证选穴：气血瘀滞加膈俞、血海、八风；热毒内壅加大椎、曲池、太溪、照海。

操作：穴区常规消毒后，选用30号毫针。足三里直刺1.0~2.0寸，解溪直刺0.5~1.0寸，三阴交向上斜刺0.5~1.0寸、使针感向上传，太冲直刺0.5~0.8寸，丰隆直刺1.0~1.5寸，阴陵泉直刺0.5~0.8寸，太白直刺0.3~0.5寸，公孙直刺0.5~0.8寸，阳陵泉直刺1.0~1.5寸，膈俞向脊柱方向45°角斜刺0.5~0.8寸，血海直刺0.8~1.2寸，八风向肢体近端斜刺0.5~1.2寸，大椎向上斜刺0.5~0.8寸，曲池直刺1.0~1.5寸，太溪直刺0.5~0.8寸，照海直刺0.5~0.8寸。

1次/日，留针20min/次，留针期间行针2~3次，均用中等强度捻转泻法，捻转的幅度为2~3圈/次，频率2~4次/s，5~10s/次。

（2）电针疗法

处方：参考体针疗法。

操作：诸穴针刺得气后，行快速提插捻转手法1min，选取双侧足三里、太冲两组穴位，分别连接电针仪的两极导线，采用连续波，刺激量的大小以见明显的局部肌肉颤动或患者能够耐受为宜，20~30min/次，1次/日，余穴常规操作。

（3）灸法

处方：膈俞、灵台、委中。

操作：用艾条温和灸，15min/穴，使局部有明显的温热感为宜，1次/日。

（4）耳针疗法

处方：交感、肾、心、肝、神门、皮质下、肾上腺、脾、相应部位。单侧取穴。

操作：每次选用4～6穴，常规消毒后，用28号0.5寸毫针斜刺或平刺耳穴。1次/日，每次留针1～2h，留针期间行针3～5次，均用强刺激捻转手法，捻转的幅度为2～3圈/次，捻转的频率为2～4次/s，5～10s/次。

（5）耳穴贴压法

处方：参照耳针疗法。

操作：先在各穴区探得敏感区，穴区常规消毒，用医用胶布将王不留行籽或直接使用揿针对准穴位贴压、固定，患者每天自行按压3～5次，每个穴位按压3～5min，刺激强度以患者耐受为度。3天更换1次，双侧交替取穴。

（6）穴位注射疗法

处方：期门、血海、阴陵泉、三阴交。

操作：选用当归或丹参注射液。穴区常规消毒后，沿肋间向外平刺期门0.5～0.8寸，直刺血海0.8～1.2寸，阴陵泉直刺0.5～0.8寸，三阴交向上斜刺0.5～1.0寸，使针感向上传，捻转得气，回抽无血后，分别注入药液1ml，1次/日，双侧交替取穴。

【预防治疗】

手术是下肢深静脉血栓形成的重要原因，研究表明，若无预防措施，骨科术后LDVT发病率为40%～60%；有预防措施，其发病率为2%～5%。因此，围手术期行预防措施极为必要。

（1）物理方法：使用渐进性压力充气袜压迫腓肠肌，增加下肢静脉回流量，降低静脉压。

（2）药物疗法：低分子肝素、右旋糖酐等以抗凝、抗血小板聚集，但要注意检测凝血系列，防止术中、术后出血倾向。

（3）机械疗法：术前指导患者行踝、膝、髋关节屈曲练习，术后尽早下床活动，促进下肢血液循环。

6.临床验案

邢某，男，70岁，于2021年8月25日就诊。患者半月余前无明显诱因突然出现左下肢水肿，发胀，行彩超示：左侧大隐静脉大腿段血栓形成，口服消肿药物，症状无明显减轻。以"急性左下肢深静脉血栓形成"收入院。下肢血管超声示：1.左股总静脉血栓形成；2.右侧大隐静脉血栓形成；3.右侧小腿肌间静脉血栓形成；4.双侧大隐静脉曲张。于2021年8月24日局麻下行"下腔静脉滤器植入术"，术后患者右下肢疼痛，无法平卧，为求进一步诊疗，于针灸科治疗。体格检查：患者神志清，精神可，查体合作。右小腿外侧疼痛，平卧、行走时加重，皮色尚可，无苍白或青紫，皮温正常，左下肢胫前见皮肤破溃，双下肢稍水肿，肌力3$^+$级。双侧足背动脉及股动脉搏动可触及。

治疗：普通针刺+电针。

处方：足三里（双）、阴陵泉（双）、解溪（双）、三阴交（双）、太冲（双）。

诸穴针刺得气后，行快速提插捻转手法1min，选取双侧足三里、太冲两组穴位，分别连接电针仪的两极导线，采用连续波，刺激量的大小以见明显的局部肌肉颤动或患者能够耐受为宜。20min/次，1次/日。余穴常规针刺。

治疗2天后，双下肢肌力较前改善，疼痛缓解，继续治疗6天，痊愈出院。

六、术后疼痛

1.概述

术后疼痛（Postoperative pain）是人体对手术创伤刺激的一种反应，可引起机体生理病理变化，从而影响术后恢复，严重者甚至发生心血管系统、呼吸系统、内分泌系统、泌尿系统并发症。目前疼痛已经成为继体温、呼吸、脉搏、血压之后的第五大生命体征，因此合理应对术后疼痛，亟需解决。

术后疼痛在各科手术均很常见，主要包括切口疼痛、内脏疼痛以及相关的牵拉性疼痛。其发病率一直居高不下，严重影响患者的生活质量。有调查显示80%以上的开颅手术会发生中至重度的术后疼痛，50%以上的患者对术后疼痛治疗效果不满意，其中13%～27%患者还会发生血压升高、血循环动力学改变、颅内压增高等其他并发症。还有研究显示44.5%心血管术后患者术后出现中度以上的疼痛，但有32.8%的患者对术后镇痛效果不满意。国外有调查显示，86%的患者在术后经历了疼痛，75%在术后即刻出现中度或极度疼痛，74%在出院后仍有中度以上的疼痛，而39%的患者在接受药物镇痛后仍有中度以上疼痛。国内目前缺乏系统的流行病学调查。

2.病因病理

【术后疼痛发生机制】

美国哈佛医学院神经病学家Clifford Woolf提出术后疼痛虽是一种心理感觉体验，但其病因不同，分为伤害性疼痛、神经性疼痛和炎症性疼痛。

伤害性疼痛，由手术刀割破皮肤引起，它表明有害刺激的存在、位置、强度和持续时间，这种疼痛会随着外围驱动力的移除而减轻、消失。神经性疼痛，是由神经、脊髓和大脑的感觉传导系统受损后产生，手术操作导致的神经过度牵拉、压迫及切断，使神经损伤部位的远端沿髓鞘发生非特异性变性，痛觉神经感受器产生异常兴奋。炎症性疼痛，是由组织损伤和炎症引起疼痛敏感性增高，是由致敏性炎症介质（缓激肽、组胺、K^+、5-HT、细胞分裂素等）的释放导致疼痛感受器阈值降低所致，这种疼痛并无任何周围神经损伤，手术伤口愈合后疼痛会消失，若炎症持续刺激，则疼痛也会持续。

【术后疼痛对机体的影响】

（1）呼吸系统：术后疼痛会引起肌张力增加，总顺应性下降，患者肺活量、潮气量、功能残气量等通气功能下降，肺泡通气/血流比值下降，导致缺氧及二氧化碳潴留，出现低氧血症。此外，患者还因疼痛不敢深呼吸和咳嗽，呼吸道产生的分泌物不能排出，诱发肺部炎症，甚至肺不张。一般胸腹部术后疼痛对呼吸系统影响较大。

（2）心血管系统：术后疼痛会引起交感神经兴奋，血液中的儿茶酚胺与血管紧张素II含量增加，导致患者心律失常、心动过速、血压升高；此外，疼痛还会导致肾上腺皮质释放大量醛固酮和皮质醇，导致下丘脑分泌抗利尿激素，引起水钠潴留，加重心脏负荷，严重心脏功能不良者可致心力衰竭，有高血压、冠心病史者影响较大。

（3）内分泌系统：术后疼痛导致的应激反应，会引起体内多种激素的分泌紊乱，如儿茶酚胺、肾上腺皮质激素、抗利尿激素、血管紧张素、醛固酮、生长激素等，产生一系列的生理病理改变。此外，内源性儿茶酚胺会使患者伤害感受器末梢致敏，加重疼痛，使患者处于"疼痛→儿茶酚胺释放增加→疼痛敏感"的恶性循环，影响机体恢复。

（4）泌尿系统：术后疼痛会引起肾血管反应性收缩，垂体释放抗利尿激素增加，导致尿量减少。此外，疼痛会使膀胱平滑肌张力下降，产生尿潴留，长时间排尿不畅可能引起尿路感染。

（5）胃肠系统：术后疼痛引起交感神经兴奋，反射性地抑制胃肠道功能，胃肠道平滑肌张力降低，括约肌张力增高，临床上出现腹痛、腹胀、呃逆、不排气排便、恶心、呕吐、食欲下降等症状。

（6）凝血功能：术后疼痛引起应激反应，可使血液黏稠度改变，血小板黏附功能增强，纤溶功能下降，机体处于高凝状态，增加血栓产生风险。已有心脑血管疾病及凝血机制障碍者发病风险增高。

（7）免疫系统：术后疼痛引起免疫抑制，淋巴细胞减少、白细胞增多、单核-巨噬细胞处于抑制状态，患者免疫功能下降，增加术后感染及肿瘤扩散风险。

（8）精神情绪：术后疼痛会引起患者精神焦虑、兴奋、烦躁不安，长期疼痛还可使患者产生绝望情绪，不利于术后机体恢复。

3.分型

（1）按疼痛程度分类：分为轻微疼痛、中度疼痛、剧烈疼痛。

（2）按起病缓急分类：①急性疼痛：具体时间长短尚无具体标准，主要表现为急性短期疼痛，外科手术创口愈合以前的疼痛均属此类；②慢性疼痛：外科手术创口愈合以后出现，如术后神经痛、幻肢痛等。

（3）按疼痛部位分类：①浅表痛：位于体表或黏膜，以角膜和牙髓最敏感；②深部痛：内脏、关节、韧带、骨膜等部位的疼痛。疼痛性质为钝痛，患者常难以准确描述疼痛部位。内脏痛是深部痛的一种，可能伴有牵涉痛。

4.诊断

【评估标准】

（1）语言描述评分法（VRS）：0级为无疼痛；Ⅰ级（轻度）：有疼痛，但可以忍受，正常生活，不影响睡眠；Ⅱ级（中度）：疼痛明显，不可以忍受，要求服用镇痛药物，睡眠受干扰；Ⅲ级（重度）：疼痛剧烈，不能忍受，需要镇痛药物，睡眠受到严重影响，可伴有自主神经紊乱或被动体位。

（2）视觉模拟评分法（VAS）：一条长10cm的标尺，横线一端标"0"，表示"无痛"，另一端标"10"，表示剧烈疼痛，中间部分表示不同程度的疼痛。患者根据自身疼痛的程度在标尺相应位置标示，将疼痛分为轻度疼痛（<3cm）、中度疼痛（4~6cm）、重度疼痛（>7cm）。

（3）数字等级评分法（NRS）：将疼痛程度用0～10这11个数字进行表示，0表示无痛，10表示剧烈疼痛，由患者选择最符合自身疼痛程度的数字，按照疼痛对应的数字，将疼痛分为轻度疼痛（1～3）、中度疼痛（4～6）、重度疼痛（7～10）。

（4）Wong-Baker脸评分法：使用6个从微笑到痛苦的不同表情，要求患者选择最符合自己疼痛程度的脸谱。适用于儿童及无法语言表达的患者。

【评估原则】

（1）静息与运动时的疼痛强度均要评估，在运动状态下疼痛减轻才能保证患者功能更好的恢复。

（2）在治疗过程中，要及时进行评估，反应治疗方案是否有效。

【影响因素】

外科手术种类、切口类型、创口大小、手术部位等手术因素均会影响术后疼痛的程度及预后。此外，患者年龄、性别、心理承受能力等体质因素也会产生一定影响。

5.临床表现

（1）生理变化：术后疼痛会刺激交感神经兴奋，出现血压升高、心率加快、呼吸频率加快、骨骼肌痉挛、血管收缩等，导致面色潮红、出汗多，剧烈的深部痛可能会导致副交感神经系统兴奋，出现血压降低、面色苍白、恶心呕吐甚至昏迷。

（2）行为学变化：患者出现皱眉、恐慌、烦躁不安、呻吟、肌肉紧张、哭泣、影响睡眠等，被触摸时有躲避反应，躯体呈被动体位，抱紧或保护疼痛部位。

6.治疗

术后疼痛的治疗，仍是一个严峻挑战。有效控制术后疼痛，很大程度上取决于个体化处方、患者心理状况、手术过程中引起的生理变化以及手术技术等因素。

【基础治疗】

（1）药物镇痛

口服镇痛药物：对乙酰氨基酚片、布洛芬、美洛昔康、双氯芬酸等非甾体类镇痛药，可待因、芬太尼、吗啡等阿片类镇痛药，曲马多等非阿片类镇痛药，右美沙芬、氨氯酮等N–甲基–D–天冬氨酸受体拮抗剂，加巴喷丁、普瑞巴林等氨基丁酸类似物。适用于神志清、无吞咽障碍、无胃肠功能障碍的轻中度术后疼痛患者。

静脉、皮下、肌内注射药物：非甾体类抗炎药（NSAIDS）、曲马多、哌替啶（杜冷丁）、吗啡等注射液。适用于门诊手术或短小手术后镇痛。

直肠给药：双氯芬酸钠栓剂、吲哚美辛栓剂、对乙酰氨基酚栓剂等。适用于小儿、胃肠道功能障碍等患者。

（2）硬膜外镇痛：包括硬膜外单次给药或多次给药及持续给药，常用药物有阿片类药物（如吗啡、芬太尼），局部麻醉药（如罗哌卡因、左旋布比卡因），非甾体类抗炎药（如氯诺昔康）。适用于胸腹部术后、下肢术后需早期肢体活动的患者。

（3）病人自控镇痛：遵循"按需止痛"原则，患者根据自身疼痛程度，自行按压PCA泵的给药按钮，按照预先设定的给药量注入镇痛药，以达镇痛效果。临床上常用病人自控静脉（PCIA）、病人自控硬膜外镇痛（PCEA）。PCIA以麻醉性镇痛药为主，如吗啡、芬太尼、曲马多、氯胺酮等；PCEA以局部麻醉药和麻醉性镇痛药联合使用，常用0.125%～0.25%布比卡因联合阿片类药物复合应用。

【针灸治疗】

针灸被广泛用于镇痛，越来越多的临床试验表明，针灸及其相关技术辅助术后镇痛有效。研究显示，针灸及相关技术可显著降低术后疼痛评分及术后阿片类药物使用，且能降低因服用阿片类药物产生的头晕、恶心、烦躁等副作用。据信，针刺镇痛原理，是针刺释放 β-内啡肽、脑啡肽等内源性阿片类物质，去甲肾上腺素、血清素等非阿片类物质，激活内源性疼痛抑制系统以镇痛，其机制仍需进一步研究。

治则：益气活血，通络止痛。

（1）体针治疗

处方：气海、合谷、血海、足三里、太冲。

操作：依患者手术类型及切口位置，取合适体位，穴区常规消毒，选用28～30号毫针，直刺气海0.8～1.2寸、合谷0.5～1.0寸、血海0.8～1.2寸、足三里1.0～2.0寸、三阴交0.5～1.2寸、太冲0.5～0.8寸等，阿是穴局部围刺。1次/日，留针40min，行针2～3次，均用较强刺激手法，捻转幅度为2～3圈/次，频率为2～4次/s，5～10s/次。

（2）电针疗法

处方：参照体针疗法。

操作：诸穴针刺得气后，行快速提插捻转手法1min，选取双侧合谷、足三里两组穴位，分别连接电针仪的两极导线，采用连续波，刺激量的大小以见明显的局部肌肉颤动或患者能够耐受为宜。30min/次，1次/d。余穴常规针刺。

（3）耳穴疗法

处方：神门、心、皮质下、内分泌、交感。

操作：先在各穴区探得敏感区，常规消毒后，选用5mm×5mm的医用胶布，将王不留行籽或揿针，对准穴位贴压固定，每穴固定1粒。患者每天自行按压3～5次，每个穴位按压3～5min，以患者能耐受为度，3天更换1次，两侧耳穴交替使用。

7.临床验案

张某，男，45岁，于2020年1月6日请求针灸科会诊。患者2020年5月开始无明显诱因出现腹痛，无腹泻，无大便次数及性状改变，行肠镜检查示：直肠散在大量息肉，大小不等，距肛门约5cm，约4cm×4cm，质地脆。乙状结肠散在大量息肉，大小不一，大部分无蒂，最大2.5cm×1.2cm。横结肠距肛门70cm进镜受阻。见黏膜不规则隆起，围绕肠腔全周，散在大量息肉，大小不等。内镜诊断为"腺瘤性息肉病伴恶变"，病理示：（横结肠）浅表黏膜慢性炎，部分腺体重度异型，局部癌变；（直肠）管状腺瘤，低级别上皮内瘤变局部高级别上皮内瘤变。PET-CT示：符合横结肠恶性病变并肠系膜走行区及腹膜后淋巴结转移，肝、肺多发转移。患者诉腹部绞痛，阿片类镇痛药物控制效果一般，给予解痉药物可短暂缓解，考虑患者疼痛不排除由肿瘤所致的部分肠梗阻引起，于2021年1月1日全麻下行"剖腹探查+小肠横结肠吻合术+腹腔转移结节活检术"，术后第5天仍腹痛、腹胀，影响睡眠，蜷缩呻吟，NRS评分7分。

治疗：普通针刺+电针。

处方：气海、合谷、血海、足三里、太冲。

诸穴针刺得气后，行快速提插捻转手法1min，选取左右合谷、足三里两组穴位，同侧分别连接电针仪的两极导线，连续波，刺激量大小以见明显的局部肌肉颤动或患者耐受为宜。每次治疗40min，1次/日。余穴常规操作。

第2日，患者自诉腹痛减轻，睡眠改善，NRS评分5分，继针3次，患者腹胀减轻，仍有疼痛，但较前改善，NRS评分3分，仍需阿片类药物镇痛，转当地医院继续治疗。

七、耳部术后面神经麻痹

1.概述

中耳及乳突手术可能损伤颞骨内面神经而发生面神经麻痹。一般认为术后3~4天发生的面神经麻痹，多由继发性炎症、面神经骨管内出血或乳突腔敷料压迫所致；而手术中出现或术后即刻发现面神经麻痹，多为手术操作直接损伤。另外，面神经减压及修复术也可损伤或压迫面神经。术后面神经麻痹分为暂时性麻痹和迟缓性麻痹，前者于术后即刻出现，多由局部麻醉、器械操作、敷料压迫过紧等因素损伤面神经引起；后者于术后数小时或数天发生，与术后持续感染、面神经水肿以及因牵扯、切断鼓索神经导致的逆行性水肿有关。

周围性面神经麻痹是由于茎乳孔内的面神经非化脓性炎症所致。尽管两者发病原因差异很大，但临床上均可表现为患侧面部表情肌运动丧失，额纹消失，眼裂增大，鼻唇沟消失，口角下垂，患侧不能做蹙额、皱眉、闭眼、露齿、吹口哨、鼓腮等动作，上下眼睑不能闭合，患侧经常流泪、流涎、食物常滞留于患侧齿颊内不能自出。

2.病因病理

内耳和鼓室紧邻面神经管，耳部手术时，误伤面神经管，或暴露面神经，又受机械、电凝、电钻热能及化学药物的刺激，以及术中过度牵拉或误夹面神经等，均会造成局部水肿，导致面神经麻痹。

有文献报道，面神经先天裸露时，明胶海绵内含的过量蛋白凝固性物质（甲醛）可引起局部神经的刺激或麻痹。还有报道，耳部手术轻微刺激面神经可激活隐匿在面神经的Ⅰ型单纯疱疹病毒，诱发面神经麻痹。

3.临床表现

【症状体征】

面神经麻痹的主要临床表现可分额、眶周、面中和口周4个区域的局部症状，也可表现为同侧全部颜面肌肉瘫痪：额肌麻痹则额纹变浅或消失，皱眉不能，眉毛较健侧低，眼裂变宽；眼轮匝肌麻痹则眼睑闭合无力，若用力闭眼则眼球向外上方转动，巩膜暴露；颊肌瘫痪则闭嘴时口角下垂、鼓腮漏气、鼻唇沟变浅、不能吹口哨；进食时患侧滞留食物、齿颊内不能自出，并常有口水从患侧口角流出；由于泪点随下睑外翻，使泪液不能按正常引流而外溢。

【辅助检查】

（1）影像学检查：岩骨高分辨薄层CT扫描和MRI可发现内耳的结构异常。MRI还可显示面神经损伤的情况，如水肿、血肿、断裂等。

（2）面神经电图：可了解面神经纤维变性的百分数，在伤后3~4天到2~3周内有诊断价值。

（3）经皮神经兴奋试验：能在伤后3~4天查出面神经轴突再生情况。

（4）肌电图：能在10~14天后反应面神经再生情况。

4.诊断

【诊断标准】

根据患者发病过程及临床表现，不难做出耳部术后面神经麻痹的诊断。可通过House-Brackmann面神经功能分级，测定面神经传导速度及面肌肌电图检查有助于判断面神经麻痹的严重程度及其预后。

通过定性诊断确定完全性或不完全性面瘫，临床常用House-Breakman分级法，作为判断面瘫预后恢复情况的主要指标，计有6级：Ⅰ级为正常，面部两侧对称，各区面肌功能正常；Ⅱ级为轻度面肌功能不良，静态对称，稍用力能闭目，用力时可动口角，可略不对称，能察觉联带运动，无挛缩及半面痉挛；Ⅲ级为中度面肌功能不良，肌张力差别明显，但无损面容，不能抬眉，用力闭眼能闭合，用力时可动口角，但不对称，有明显的联带运动或痉挛；Ⅳ级为中度重度面肌功能不良，肌张力明显减弱和（或）畸形不对称，有严重的联带运动和痉挛；Ⅴ级为重度面肌功能不良，静态不对称，额无运动，闭目不全，用力时口角略动，常无联动、挛缩和半面痉挛；Ⅵ级面全瘫，无张力，不对称，无联动、挛缩及痉挛。

【鉴别诊断】

（1）小脑桥脑角损害：该病由于不仅损害面神经，还有听神经、三叉神经、外展神经、同侧小脑及延髓均受到损害，因此除了面神经麻痹的表现外，还会有听觉障碍、同侧面部痛觉障碍、肢体共济失调、对侧肢体瘫痪等。

（2）吉兰-巴雷综合征：该病出现的面神经麻痹多为双侧，伴有肢体下运动神经元损害的临床表现，肌电图和神经传导速度测定可提示周围神经受损及脑脊液蛋白-细胞分离。

5.治疗

【基础治疗】

（1）药物治疗：激素类药物可以减少渗出及水肿，有利于神经恢复；可使用神经营养药如维生素B_1和B_{12}等；神经生长因子（NGF）可以全身用药或局部用药；血管扩张剂可早期应用。

（2）中药治疗：面神经麻痹在属中医"太阳外中于风"范畴，风邪引动阳明内蓄之痰浊，风痰阻于头面经络，经遂不利，筋肉失养。治宜祛风化痰、通络止痉。方以牵正散加减。

（3）物理疗法：表情肌功能训练，适用于神经损伤后各期，主要包括额、眼、鼻、唇4个主要表情肌运动功能区的锻炼，以损伤后2周至3个月尤为重要；离子导入适用于神经损伤后早期，主要包括维生素和碘离子导入等，以促进神经功能恢复；神经电刺激一般在神经损伤后中晚期应用；高压氧能迅速改善神经纤维的缺氧状态，缓解水肿、增强吞噬细胞活力和纤溶酶活性，促进面神经功能恢复。

【针灸治疗】

（1）急性期体针治疗

处方：阳白、四白、巨髎、地仓、颊车、合谷、太冲。

操作：合谷、太冲双侧取穴，余穴均取患侧。仰卧位，穴区常规消毒后，选用28～30号毫针，左手提捏阳白、右手持针沿帽状腱膜下向眼球平刺0.3～0.5寸，四白直刺眶下孔后向下斜刺0.2～0.4寸，巨髎直刺局部包块0.3～0.6寸，地仓、颊车双向透刺0.5～1.5寸，翳风、天枢、合谷、太冲，均常规直刺。

留针10min/次，得气即止，留针期间不再行针，1次/d，7～10d，期间密切观察患者面肌抽动，若有面肌抽动则降低刺激量，直至消失为止，似乎这是急性期针刺的刺激阈值。

（2）急性期火针治疗

处方：阳白、太阳、四白、颧髎、地仓、颊车、合谷、太冲。

操作：患者取仰卧位，穴区常规消毒后，选用28号1寸毫针，于酒精灯外焰烧至针体通红，速刺上述腧穴，进针后迅速出针，不压针孔。火针结束后行常规体针治疗，每3～4日治疗1次。急性期火针治疗，是取效关键。

（3）恢复期电针疗法

处方：阳白、攒竹、太阳、四白、迎香、水沟、颧髎、巨髎、地仓、颊车、承浆、牵正、翳风、天枢、合谷、足三里、太冲。

操作：诸穴刺法同体针治疗。攒竹，直刺眶上孔或切迹后向鼻梁斜刺0.3～0.5寸；太阳，左手循按眉梢与外眼角后1寸凹陷、右手直刺0.3～0.5寸，迎香向鼻根方向斜刺0.2～0.5寸，水沟向患侧斜刺0.3～0.5寸，承浆向患侧斜刺0.3～0.5寸，牵正向鼻尖斜刺0.5～1.0寸，足三里常规直刺。选取阳白、颧髎，地仓、颊车两组腧穴，分别连接电针仪的两极导线，采用连续波，刺激量的大小以见明显的局部肌肉颤动或患者能够耐受为宜，留针20min，1次/日。

（4）灸法

处方：参照体针疗法。

操作：艾条雀啄灸，3～5穴/次，15min/穴，1次/日，局部温热感为宜。

（5）耳针疗法

处方：面颊、口、额、神门、目。单侧取穴。

操作：常规消毒后，用28号0.5寸毫针斜刺或平刺耳穴，3～5穴/次，1次/日，留针20min，行针2～3次，5～10s/次，均用中等强度捻转手法。或在各穴区探得敏感区，常规消毒后，选用5mm×5mm的医用胶布，将王不留行籽或揿针，对准穴位贴压固定，1粒/穴，按压3～5次/d，3～5min/穴，1次/3日，以患者能耐受为度，两侧耳穴交替使用。

除了综合运用以上针灸方法治疗外，还可以指导患者搓热双手，按于面颊部，从下往上推摩，以促进局部血液运行；并嘱患者避免面部受凉，禁止涂抹刺激性药品；进食质地柔软和温度适中的食物；做闭眼、张口、鼓腮、吹气等动作训练10min，3次/日；对眼睑不能闭合的患者要注意角膜的保护，每天早晚2次滴眼药水或涂眼膏，外出时戴墨镜，睡觉时戴眼罩。

6.预后

面神经麻痹的预后与面神经的损伤程度相关，手术造成的面神经麻痹与临床上常见的周围性面瘫类似，但其临床症状往往更为严重，多为Ⅳ级、Ⅴ

级、Ⅵ级的中重度面瘫，治疗起来更加困难，相对恢复时间也比较长。一定要鼓舞患者战胜疾病的决心，坚持针灸治疗，可适当减少治疗频次，从开始每周治疗6次，逐渐过渡为每周治疗3次。

八、颈椎病及颈椎病术后并发症

1. 概述

颈椎病（Cervical Spondylosis）是指由于颈椎间盘退行性变及其继发的颈椎组织病理变化累及颈神经根、脊髓、椎动脉、交感神经等周围组织结构而引起的一系列临床症状和体征。其发病率在3.8%～17.6%之间，性别比无明显差异，高发年龄在30～50岁。随着人们工作和生活方式的改变，如计算机、手机和空调的广泛使用，人们屈颈和遭受风寒侵袭的机会不断增加，造成该病患病率不断上升，且发病年龄渐趋年轻化。

2. 病因病理

颈椎病的发病基础是颈椎间盘退行性变及其由此继发的椎间关节退行性改变，是为内因；其诱发因素甚多，如风寒侵袭、咽喉炎症、姿势不良、劳逸不合、年老体衰、头颈外伤、推拿或牵引不利等，是为外因；内因和外因相互作用，导致椎间盘膨出、突出、脱出，韧带肥厚、骨化以及椎体滑脱，关节突关节、钩椎关节错位，椎间孔、横突孔、椎间隙狭窄，引起颈神经根及其窦椎神经、交感神经、脊髓以及椎动脉受到压迫刺激，出现一系列临床表现，是为颈椎病。尽管如此，颈椎病发病机制尚未完全清晰，其发病机制大略如下。

（1）椎间盘宏观结构退行性改变：椎间盘与相邻椎体在横剖面上大致相同，为前后径略短的椭圆形，这种形状对屈曲活动时后部椎间盘纤维化有保护作用。同一颈椎间盘呈前厚后薄之楔形，厚度比为2～3∶1。但随年龄增长及各种病理变化，椎间盘退变，髓核脱出，椎间盘厚度变薄，直接影响颈脊柱生物力学性能。

（2）椎间盘微观结构退行性改变：椎间盘中的生物大分子，如胶原蛋白、蛋白多糖、弹性蛋白、生长因子和细胞激酶等，其类型和相互连接方式直接决定其组织力学特性和生理功能。蛋白丢失是退行性变椎间盘最主要的生化改变，研究表明退变椎间盘比正常椎间盘核心蛋白质含量高，尤其是二聚糖的含量，但椎间盘中小蛋白质含量大幅下降。

3.临床表现

颈椎病临床表现错综复杂，极易误诊。依据受累组织和结构与临床表现的不同，一般分为软组织、神经根、脊髓、椎动脉、交感及混合等类型。

（1）软组织型颈椎病：临床最常见类型，以项背僵硬、酸胀疼痛，后头或耳后疼痛，可闻颈响等为主要症状；体征以颈椎活动受限、棘突和（或）椎旁压痛为主，也有T1～T7棘突和（或）椎旁压痛，椎间循按较宽且有压痛者常为病变部位，斜方肌压痛或可触及包块，胸锁乳突肌压痛，冈上肌压痛、常可触及包块，甚至有大如3cm*5cm者，冈下肌压痛等；检查可见X线正侧位片一般无异常或颈椎生理曲度变直或消失，过伸、过屈位等功能侧位片可见颈椎阶段性列线不齐等不稳定征象。

（2）神经根型颈椎病：早期以项部痛、僵为主，渐次出现上肢放射性疼痛或麻木，患侧上肢感觉沉重、握力减退，有时持物坠落，晚期可见肌肉萎缩，诸症出现和缓解与颈部位置和姿势有明显关系，甚至出现强迫体位，颈部活动、咳嗽、喷嚏，深呼吸及大小便用力时诸症加重为主要症状；体征以颈部僵硬、运动受限，患侧颈肌紧张，棘突、椎旁、肩胛骨内侧缘及受累神经根所支配的肌肉压痛，受累区域节段性感觉、运动障碍及反射异常为主。此外还有C5神经根受累、前臂外侧痛觉减退、三角肌肌力减退、肩关节外展不能，C6神经根受累、拇指痛觉疼痛或麻木、肱二头肌肌力减退、肱二头肌反射减弱或消失，C7神经根受累、示中指疼痛或麻木、肱三头肌肌力减退、肱三头肌反射减弱或消失，C8神经根受累、环小指疼痛或麻木、受累骨间肌肌力减退、握力差，臂丛牵拉试验及椎间孔挤压试验（压顶试验）常出现阳性；检查可见X线片颈椎生理曲度异常，上关节突增生，椎间孔变形、狭窄，钩椎关节增生等。

（3）脊髓型颈椎病：该型较为少见，主要由于颈部脊髓受到压迫或刺激而出现感觉、运动和反射障碍，特别是双下肢的肌力减弱是诊断本型的重要依据。该型的病因、病理、发病及其预后与其他类型有极大差异。症见有三：一是下肢无力，双腿发紧、步行沉重、走路不稳如踩棉花、渐见跛行、易于跌倒、足尖不能离地、步态笨拙等；二是肢体麻木，出现一侧或双侧上肢麻木、疼痛，双手无力、灵活不够，写字、系扣、持筷等精细动作难以完成，持物易落，躯干部感觉异常，常感胸部、腹部或双下肢如束带，下肢可见烧灼、冰凉感，主要由于脊髓丘脑束受累所致；三是膀胱和直肠功能障碍，早期可见憋尿无力或不能、排尿无力、尿频、尿急、尿不尽、尿失禁或尿潴留等排尿障碍，便秘，性功能减退等。体征特点，颈部多无阳性体征，上肢或躯干出现阶段性分布的浅感觉障碍区、深感觉多正常，出现肌力减退、双手握力下降；四肢肌张力增高、可有折刀感。存在神经反射障碍或疾病早期活跃、后期减弱或消失，包括肱二头肌反射、肱三头肌反射、桡反射、腹壁反射、提睾反射、膝反射和跟腱反射等。病理反射阳性，以霍夫曼征阳性率最高，其次是髌阵挛、踝阵挛及巴宾斯基征阳性。X线检查可见椎管有效矢状径减小、椎体后缘明显骨赘形成、后纵韧带骨化等，MRI可见颈脊髓受压、脊髓变性等。

（4）椎动脉型颈椎病：该型系由于各种机械性与动力性因素致使椎动脉遭受刺激或压迫，以致血管狭窄、折曲而造成椎基底动脉供血不全为主要临床表现，针对该型针灸治疗往往如汤泼雪、立竿见影。症见发作性眩晕、复视伴有眼震，或伴有恶心、极少呕吐、时有耳鸣或听力下降，下肢突然无力猝倒但意识清醒，一侧偏头痛、以颞区为剧，多呈跳痛或闪电样疼痛，偶有肢体麻木、感觉异常，诸症均与颈部位置改变有明确关系。体征为患者头部转向健侧时出现头晕或耳鸣加重，甚者可猝倒；X线检查可见钩椎关节增生、椎间孔变小或颈椎阶段性不稳，甚或可见寰齿关节不对称等。

（5）交感型颈椎病：该型由于颈椎间盘退变或外力作用导致颈椎节段性不稳，刺激颈部交感神经节或颈椎周围之交感神经末梢，产生交感神经等自主神经功能紊乱的表现。其症状繁杂，有头部症状：头晕眩晕、偏正头痛、头沉头昏、枕后头痛、失眠失忆、注意分散等；眼部症状：视物不清、眼胀干涩、眼冒金星等；耳咽症状：耳鸣耳闷、听力下降、咽有异物、口干鼻塞、声带疲劳等；心血管症状：心悸胸闷、心律失常、血压变化等；胃肠症状：恶心呕吐、腹胀泄泻、嗳气吞酸、消化不良等；面体症状：面部或肢体自汗盗汗、畏寒烘热、麻木疼痛等；诸症往往与颈劳有关，坐立加重，平卧减轻，低头过长如玩弄手机、电脑时明显，休息好转。体征多见颈椎棘突位移征、棘突间或椎旁小关节周围压痛，心率心律异常，血压变化，膝反射活跃等。

（6）其他类型：尚见食管型、肌萎缩型等。

4.诊断

【诊断标准】

当影像学检查表现为颈椎退行性改变而无临床表现时，尚不能诊断颈椎病。只有同时具备颈椎病的临床表现，影像学检查显示颈椎间盘或椎间关节有退行性改变，有相应的影像学依据，即影像学所见能够解释临床表现，方可诊断为颈椎病。颈椎病分型及诊断标准，2018年专家共识如下。

（1）软组织型颈椎病

①患者主诉枕部、颈部、肩部疼痛等异常感觉，可伴有相应的压痛点。

②影像学检查结果显示颈椎退行性改变。

③除外其他颈部疾患，或其他疾病引起的颈部症状。

（2）神经根型颈椎病

①具有较典型的神经根症状（手臂麻木、疼痛），其范围与颈脊神经所支配的区域一致，体格检查示压颈试验及臂丛牵拉试验阳性。

②影像学检查所见与临床表现相符合。

③除外颈椎病变（胸廓出口综合征、网球肘、腕管综合征、肩周炎、肱二头肌腱鞘炎、肺尖部肿瘤等）所致的以上肢疼痛为主的疾患。

（3）脊髓型颈椎病

①临床上出现典型的颈脊髓损害的表现，以四肢运动障碍、感觉及反射异常为主。

②影像学所见有明确的脊髓受压征象，并与临床症状相应。

③除外肌萎缩侧索硬化症、椎管内占位、急性脊髓损伤、脊髓亚急性联合变性、脊髓空洞症、慢性多发性神经病等。

（4）其他型颈椎病

①涵盖既往分型中的椎动脉型、交感型颈椎病。

②临床表现为视物模糊、眩晕、耳鸣、手部麻木、心动过速、心前区疼痛、听力障碍等一系列交感神经症状，体格检查时旋颈试验为阳性。

③影像学中X线片显示节段性不稳定，MRI显示颈椎间盘退行性改变。

④除外心源性、脑源性、眼源性、耳源性眩晕等其他系统疾病。

【鉴别诊断】

（1）落枕：本病临床上易与软组织型颈椎病相混淆。落枕系颈部肌肉扭伤所致，多由于睡眠时体位不当、枕头高低不适、颈部负重过度等导致颈部肌肉损伤，以颈项部突然发生疼痛、活动受限为主要表现，压痛多见于胸锁乳突肌处，急性期疼痛剧烈，可触及条索状肌束，牵引颈部疼痛加重。而软组织型颈椎病压痛多以棘突为中心，一般不伴有颈部肌肉痉挛，牵引颈部症状会缓解。

（2）桡神经受损：本病临床上易与神经根型颈椎病相混淆。桡神经由C5～7和T1脊神经组成，因局部卡压或纤维粘连导致桡神经受损，伸腕及伸指肌失去支配，出现垂腕征，除指尖部以外的手背侧（第1～3指）及前臂背侧感觉障碍。而颈椎病出现的手指麻木疼痛等随着压迫的脊神经不同而不同，C6脊神经根受到压迫，前臂桡侧和拇指、食指发麻；C7脊神经根受到压迫，食指、中指发麻；C8脊神经根受到压迫，小指、无名指发麻；如果同时受压，则会出现5个手指均发麻。

（3）肩周炎：本病临床上易与软组织型颈椎病、神经根型颈椎病相混淆。肩周炎压痛点多在肩关节，肩部活动范围明显受限，尤以外展受限更为明显。而颈椎病压痛点多以颈椎棘突为中心，肩部活动受限不明显，影像学X线片可视颈椎生理曲度异常及颈椎间盘退行性改变等。但临床上两者常同时出现，治疗颈椎病之后肩周炎症状也会随之减轻，此类颈椎病是主要病因，C5～7脊神经受压通过腋神经波及肩部，在诊断时要注意鉴别。

（4）周围神经炎：本病临床上易与脊髓型颈椎病相混淆。本病系中毒、感染后变态反应导致的周围神经病变，多表现为对称性的肢体运动、感觉及自主神经障碍。通常表现为四肢远端为主的对称性、弛缓性不全瘫痪，可出现上肢、下肢的双侧对称性似手套、袜子型感觉减退，对称性手足部血管舒张、出汗和营养性改变。而颈椎病大多是不对称性的病变。

（5）脊髓空洞症：本病临床上易与脊髓型颈椎病相混淆。本病以感觉分离为主要表现，会出现一侧的痛温觉感觉障碍，触觉及深感觉基本正常。会出现明显的肌萎缩，尤其是手部。MRI检查可见中央管明显扩大。而脊髓型颈椎病会出现一侧麻木、疼痛，感觉分离较少见。体格检查下肢锥体束征多明显，霍夫曼征多见阳性，X线片示椎管矢状径狭窄、骨刺形成等，MRI显示脊髓受压。

（6）内耳疾病：本病临床上易与椎动脉型颈椎病相鉴别。主要与梅尼埃病鉴别，是由于内耳淋巴回流受阻引起水肿导致，临床以发作性眩晕，波动性、进行性、感音性听力减退，耳鸣等。通过两耳前庭功能检查可鉴别。

5.针灸疾病谱

约90%颈椎病患者均可针灸治疗，且效果良好，以软组织型和椎动脉型为优势类型，约5%患者宜推荐手术。颈椎病见膀胱和直肠功能障碍者为绝对禁忌症。脊髓型颈椎病为相对禁忌症。

6.治疗

【基础治疗】

颈椎病的治疗以非手术疗法为主，不破坏颈椎正常生理、解剖，维持正常生理功能和生物力学平衡，非手术治疗至少半年无效时，再选择手术。

（1）颈椎牵引：短时间内减压使椎间隙变宽，恢复颈椎内、外力学平衡。20min/次，1～2次/d，10～15次为1个疗程。颈椎外伤、结核、肿瘤、化脓性炎症、骨刺过大、严重畸形、颈椎融合术后等禁止牵引。

（2）物理疗法：包括直流电离子导入、中频电或高频电治疗、光疗、磁疗，调整躯体神经、自主神经的兴奋性和内分泌系统功能，以消炎、消肿、止痛。

（3）非甾体消炎药：布洛芬（0.2～0.4g/次，tid）、消炎痛（50mg/次，tid）、双氯芬酸钠缓释片（75mg/次，qd）。

（4）扩血管药物：心痛定（10mg/次，tid）、脑益嗪（25mg/次，tid）、低分子右旋糖酐（500ml，ivgtt，qd）。

（5）营养神经类药物：维生素B_6（10mg/次，tid）、维生素B_{12}（0.25～1mg，im，qd）、维生素C（100～300mg/次，tid）。

（6）中药治疗：颈椎病属于中医"项痹"范畴，正气卫外不固是其发病的内在基础，感受外邪是其发病的外在条件，邪气痹阻筋脉，经脉气血不通是基本病机。病位初在经脉，后累及筋骨、肌肉、关节。以舒筋通络止痛为治则，用宣痹汤、独活寄生汤等，还可酌情添加葛根、伸筋草、桂枝等中药，中成药颈复康可用。

【针灸治疗】

（1）体针治疗

处方：风池、大椎、后溪、束骨。

软组织型配肩井、至阳，神经根型配云门、手三里，脊髓型配液门、绝骨，椎动脉型配天柱、昆仑，交感神经型配完骨、百会。

操作：云门，患者取仰卧位，双手以拇指向上用力叉腰，穴区常规消毒后，选用30号毫针，于锁骨下窝底稍向下约5°直刺云门，缓慢行提插手法，使患者产生麻电感放射至手指，随即出针，具体手法见第四章第一节云门穴臂丛神经刺激术；再嘱患者取侧卧位，患侧向上，穴区常规消毒后，选用28～30号毫针，取天柱穴，以左手循按哑门、右手持针于斜方肌附着部外侧凹陷中、指下深空感或常有所谓"痛苦而舒适感"直刺0.5～0.8寸，患者往往有瞬间脑内"清亮"感即是，头昏者尤宜。取完骨穴，于乳突后下方凹陷中直刺0.5～0.8寸，对表现为颞后头痛的枕小神经痛及颈性失眠者尤宜。风池针刺应达足够深度，一般向鼻尖斜刺1.0～1.5寸，但最好不超过35mm，视物模糊者尤宜。百会穴取头顶有凹陷处、大如酸枣仁者平刺0.5～1.0寸。肩井刺冈上肌触及之有包块处0.5～0.8寸。大椎向上斜刺0.5～0.8寸、有浅筋膜增厚者可见变薄。取至阳穴，左手循按至阳上下椎间，见有椎间变宽并压痛处向上斜刺0.5～1.0寸，不拘第7胸椎棘突下凹陷中。手三里直刺1.0～1.5寸，以左手循按肘横纹上下2寸压痛处刺之。后溪，循按手掌外侧赤白肉际、自第5掌指关节至掌横纹外侧凹陷压痛处直刺0.5～1.0寸。液门斜上刺0.3～0.5寸，绝骨当直刺腓骨前缘0.5～1.0寸，昆仑直刺0.5～0.8寸，束骨直刺0.3～0.5寸。

以上治疗1次/d，留针20min，期间行针2～3次，中等强度捻转手法，捻转幅度为2～3圈/次，频率2～4次/s，5～10s/次。

按：在针刺过程中发现，四肢部由于周围神经病变出现的色素沉着、皮肤干燥、毛细血管努张等，针刺后上述症状均得到不同程度的改善。

（2）电针疗法

处方：参照体针疗法。

操作：进针操作与体针疗法相同。诸穴针刺得气后，选择天柱和至阳、天柱和手三里两组穴位，连接电针治疗仪的两极导线，采用连续波，刺激量的大小以见明显的局部肌肉颤动或患者能够耐受为宜。20min/次，1次/d。未接电针治疗仪的穴位，按普通体针疗法进行操作。

（3）火针治疗

处方：天柱、风池、大椎、肩井、至阳、手三里。

操作：患者取仰卧位，穴区常规消毒后，选用28号1寸毫针，于酒精灯外焰烧至针体通红，速刺上述穴位，进针0.2寸，进针后迅速出针，不按针孔。火针结束后行常规体针治疗，1次/3d。

（4）拔罐治疗

体针治疗结束后，患者取俯卧位，暴露穴区，常规消毒后，于项背部、尤其是风池、风府、大椎、肩井、风门、秉风、天宗、至阳等穴，以见轴突反射异化现象者为主，用闪火法留罐10～15min，一般不可超过15min，时间过长易生成水疱，1次/3d，以风寒袭表者为宜。

7.临床验案

曹某，男，46岁，于2020年10月11日就诊。患者半月前无明显诱因出现走路踩棉花感，双下肢麻木无力，以右下肢为著，MRI示C6～C7椎间盘突出。1周前患者症状加重，伴随双上肢麻木，无法行走，以"颈椎病"收入院。体格检查：脊柱生理曲度存在，颈椎棘突及椎旁无明显压痛、叩击痛。双侧肩外展肌力5级，双侧屈肘肌力5级，左侧伸肘肌力4级，右侧5级，左手握力4级，右手5级。双侧肱二头肌肌腱、桡骨骨膜、肱三头肌肌腱反射（++），腹壁反射（+）。双侧膝反射（++），双侧踝反射（++）。双侧巴宾斯基征（+）。于2020年10月10日行"颈椎前路脊髓减压植骨内固定术"，术后患者下肢活动差。

治疗：体针治疗+电针治疗。

处方：①云门、天柱、风池、大椎、至阳、手三里、液门、昆仑、束骨；②髀关、血海、梁丘、条口、绝骨、三阴交、太冲（两组交替取穴）。

诸穴针刺得气后，第一组选择天柱和至阳、天柱和手三里两组穴位，第二组选择双侧髀关、太冲两组穴位，连接电针治疗仪的两极导线，采用连续波，刺激量的大小以见明显的局部肌肉颤动或患者能够耐受为宜。每次治疗20～30min，每日治疗1次。未接电针治疗仪的穴位，按普通体针疗法进行操作。针刺治疗1天后，下肢远端仍有麻木，继续针刺4天，患者自述麻木较前改善，可下床缓慢行动，出院后继续行针灸治疗。

九、腰椎间盘突出症及术后并发症

1.概述

腰椎间盘突出症（Lumbar disc herniation，LDH）是指腰椎间盘纤维环部分或全部破裂，单独或者连同髓核组织、软骨终板向后突出，刺激或压迫相应水平的一侧或双侧腰骶神经根而引起的一系列症状和体征，是引起腰腿痛的主要原因。

近年来，腰椎间盘突出的发病率越来越高，并逐渐趋于年轻化。有统计，腰椎间盘突出症占椎管疾病的首位，发病率约15.3%，男性发病率高于女性，但对于疾病的知晓率仅有32.7%。

2.病因病理

（1）椎间盘退行性改变：是腰椎间盘突出症的根本原因。随着年龄的增长，椎间盘逐渐发生退行性改变，纤维环和髓核的含水量逐渐下降，失去弹性，纤维环逐渐出现裂缝，在退变基础上再加以长期劳损，椎间盘发生破裂，髓核、纤维板甚至终板向后突出，压迫到腰骶脊神根，产生一侧或双侧腰腿痛、麻木等症状。

（2）损伤：长期积累损伤是腰椎间盘退行性改变的主要原因。久坐、久立、反复弯腰、错误的姿势拿重物、扭转等动作最易引起腰椎间盘损伤。急性的外伤可以作为腰椎间盘突出的诱发因素。

（3）其他因素：如妊娠、发育异常、家族遗传病史等均会增加腰椎间盘突出的风险。

腰椎间盘由髓核、纤维环和软骨终板构成，在日常生活中，腰椎间盘承受整个上肢及躯体的重量，且椎间盘仅有少量血液供应，因此极易发生退行性改变。关于椎间盘突出产生腰腿痛的机制仍存有争议，目前主要机制如下：①炎症反应：腰椎间盘的髓核突出作为生物化学和免疫学刺激物，引起周围组织及神经根的炎症反应；②机械性压迫：腰椎间盘的髓核突出到椎管，急性机械性压迫到神经根，产生腰腿痛，疼痛的程度与突出的位置、大小密切相关。腰椎间盘突出多根据其突出程度进行病理分型。

（1）膨出型：纤维环部分破裂，但表层完整，髓核因压力向椎管内局限性隆起。与正常椎间盘相比，其后正中的凹陷消失，出现膨隆型改变。此类型多是椎间盘早期退行性改变的表现。

（2）突出型：纤维环完全破裂，髓核突向椎管，但后纵韧带完整。突出的髓核对神经根造成机械性压迫，及产生的化学炎性因子也会刺激神经根，从而出现腰腿痛。

（3）脱出型：髓核穿破后纵韧带，形同菜花状，但其根部仍在椎间隙内。机械性压迫及炎性因子同时刺激神经根，出现严重的临床症状。

（4）游离型：大块髓核组织穿破纤维环和后纵韧带，完全突入椎管，与原椎间盘脱离。游离的椎间盘可上下移动，少数甚至会到达硬膜囊后面，压迫到硬膜囊，引起严重的腰腿痛及大小便障碍。

（5）许莫氏（Schmorl）结节及经骨突出型：前者指髓核经上下软骨板的发育性或后天性裂隙突入椎体松质骨内；后者是髓核沿椎体软骨终板和椎体之间的血管通道向前纵韧带方向突出，形成椎体前缘的游离骨块。此类型一般无神经症状。

3.临床表现

（1）腰腿痛：是腰椎间盘突出症的主要症状。可因咳嗽或喷嚏而加重，使腹压增高，下腔静脉回流和脑脊液循环受阻，椎管内压增高，或腰脊柱曲度瞬时变化，牵拉椎间盘，刺激或压迫腰骶神经根引发腰腿痛。其典型的强迫体位为腰椎前屈、屈髋位，甚者取胸膝位。高位腰椎间盘突出症，由于突出的椎间盘可压迫L1～3神经根，可见腹股沟区痛或大腿内侧疼痛。

（2）坐骨神经痛：95%的腰椎间盘突出发生在L4/5、L5/S1椎间盘，而L5与S1神经根是坐骨神经的主要组成部分，故坐骨神经痛多见，其典型疼痛是从下腰部向臀部、大腿后外侧、小腿外侧直至足跟部或足背的放射性疼痛，多数可因腹压增大而疼痛加重，活动加重、休息缓解，白天重、晚上轻。

（3）马尾综合征：中央型巨大腰椎间盘突出可压迫突出平面以下的马尾神经，出现大小便障碍，鞍区感觉异常，男性阳痿。甚者大小便失禁、双下肢不完全性瘫痪，是该病重症。

（4）麻木、发凉：麻木系突出椎间盘压迫感觉神经纤维所致，其范围与神经根相应皮肤支配区一致，可为定位指标，L4神经根受累时，小腿前内侧麻木；L5神经根受累时，小腿外侧及足背部麻木；S1神经根受累时，足底及小腿后部麻木。下肢发凉、无汗或出现下肢水肿，与腰部交感神经根受到刺激有关，患肢血管舒缩障碍，其特点是患肢怕冷发凉，由内及外，凉透至骨，由骨至肌肉、皮肤，添加衣物不能缓解，可伴有足部湿冷，肤色苍白或发深。

（5）肌肉麻痹：腰椎间盘突出较重，腰骶神经根受压严重者，常伴有患病下肢的肌麻痹，以姆趾背屈肌力减弱多见；L4/5椎间盘突出，多造成L5神经根受压，使胫骨前肌、腓骨长短肌、姆长伸肌和趾长伸肌麻痹，表现为足下垂；L5/S1椎间盘突出，造成S1神经根受压，腓肠肌和比目鱼肌麻痹。

（6）间歇性跛行：步行中，因下肢疼痛乏力，患者被迫停止行进，需稍事休息后方可继续行走，称为间歇性跛行。当行走时，椎管内受阻的椎静脉丛逐渐充血，加重了神经根的充血程度，影响血运和氧含量，触发或加重腰腿疼痛和肢体无力。

4.诊断

【诊断标准】

腰椎间盘突出症的诊断主要根据病史、症状、体征及辅助检查。但要注意，当CT、MRI等辅助检查显示腰椎间盘突出，但患者没有症状，则不可诊断为腰椎间盘突出症。

（1）脊柱外观：大部分患者见腰椎生理前凸变浅，甚者消失或后凸；尚有脊柱侧凸者，系为减轻疼痛的姿势代偿，具辅助诊断价值，若突出在神经根上部，向健侧凸出，若突出在神经根下部，则向患侧凸出，属于一种保护性姿势。

（2）压痛：病变椎间盘的棘突间有压痛，按压椎旁1cm处有沿坐骨神经的放射痛。除了腰部压痛点外，臀部、大腿后侧、腘窝处、小腿后侧也会有明显压痛。

（3）神经功能改变：包括感觉异常、肌力下降和反射异常。多见下肢感觉异常，主要表现为痛、触觉减退。若神经根受压严重或时间过长，可见下肢肌力下降。根据受累神经不同，会出现相应的神经反射。L4/5椎间盘突出，L5神经根受累，小腿或足背内侧、足趾感觉减退，足趾背伸无力；L5/S1椎间盘突出，S1神经根受累，大腿、足外侧及外侧3个足趾感觉减退，足趾跖屈无力，踝反射减弱或消失。S3～5马尾神经受压，则肛门括约肌张力下降及肛门反射减弱或消失。

（4）直腿抬高试验及加强试验（＋）、屈颈试验（＋）。

（5）影像学检查

X线片：腰椎间盘突出并不能直接从X线片上显示，但会出现腰椎间盘突出导致的间接表现：腰椎侧弯，生理曲度前凸减少或消失，病程久者还会出现椎间隙狭窄。还可看到钙化、增生等退行性改变。

CT：可更好地显示脊柱骨性结构，可清楚地显示椎间盘突出的大小、位置、形态、神经根受压和硬膜囊受压移位状况，还可显示黄韧带、椎间小关节、椎管、侧隐窝狭窄状况。

MRI：可清楚地显示人体解剖结构的图像，能全面的观察各椎间盘退化状况及髓核突出的位置、程度，并鉴别是否存在椎管内其他占位性病变。

【鉴别诊断】

引起腰腿痛之疾病种类繁多，病理变化复杂，临床表现多样，尤宜注意鉴别，依病因不同，常要与先天、损伤、炎症、退变、肿瘤和其他疾病鉴别。

（1）脊柱裂：隐性脊柱裂最为多见，X线片可作出诊断，80%的患者无临床症状及体征，多在查体时发现，局部皮肤毛发增多，皮肤向内凹陷，或见不规则毛细血管瘤或色素沉着，儿时常有遗尿，部分裂隙较大或伴有浮棘者，可导致肌肉附着和力的传导紊乱，出现慢性腰痛，神经损害者可见运动、感觉、括约肌障碍，但其程度并不平行，大多针灸治疗有效。有时可见显性脊柱裂，有脊膜或脊髓膨出，多需手术。

（2）腰椎管狭窄症：临床多见在椎管先天发育性狭小的基础上，又因退变、创伤或医源性因素，导致中央椎管和（或）腰椎侧隐窝狭窄。X线和CT检查可确诊，显示压迫相应部位的脊神经根、脊髓、马尾神经。主要症状是长期反复下腰痛、腿痛，神经源性间歇性跛行，多为双侧，可左右腿交替出现症状，站立行走时加重、坐位或侧卧屈髋时变轻，行走时下肢疼痛麻木、距离越远越重、休息后好转，自行车骑行无碍，甚者尿急或排尿困难。查体无明显感觉、存在运动及反射的异常，患者往往主诉重而阳性体征少。临床上椎管狭窄和腰椎间盘突出往往会同时出现，可通过CT和MRI进行鉴别，针灸治疗有效，经保守治疗无效者，宜手术处理。

（3）脊髓栓系综合征：临床罕见，常见于小儿脊膜膨出，也见于单纯脊膜膨出修补术后、脊髓纵裂、椎管内肿瘤、终丝病变等，MRI具有典型表现，一般认为脊髓圆锥低于L2椎体下缘和终丝直径>2mm为异常。临床常见大便功能障碍，主要为大便干结、数日一次，偶有稀便失禁而污染衣服，双下肢症状主要见于单侧或双侧足部畸形。该病已经确诊即应手术治疗，即使对无症状患者，亦是如此。

（4）慢性腰肌劳损：急性腰扭伤未获得适当治疗或治疗不彻底，长期姿势不良导致腰部软组织劳损，使腰肌易于疲劳而出现慢性疼痛，称为腰肌劳损。其疼痛特点为腰骶部酸胀疼痛，劳累加重、休息缓解，晨起时重、体位改变则轻松，难以弯腰，久站后见腰部下坠，无下肢放射痛。腰部压痛点广泛而固定，叩击反而痛减，与天气变化有关，阴雨潮湿加重，下肢无神经受累的症状。无肌力、感觉和反射改变，直腿抬高试验及加强试验（－）。

（5）坐骨神经盆腔出口狭窄及梨状肌综合征：坐骨神经盆腔出口狭窄症系指坐骨神经自骶丛分开到达臀部大粗隆后窝之间所行经的骨纤维管道，因管道周围组织病变造成坐骨神经嵌压，常见于臀部外伤、慢性劳损、湿冷环境等。梨状肌综合征系坐骨神经在肌纤维管道走行中受外来组织嵌压所致，主要是梨状肌劳损、受凉后出现痉挛、增生、变性、纤维粘连等。二者症状相似，均系坐骨神经干性受累症状，表现为坐骨神经出口处压痛并沿坐骨神经走行出现放射痛及其支配区的运动、感觉和反射障碍。病程较长者尚可出现小腿肌萎缩甚至足下垂等，下肢内旋试验可诱发坐骨神经痛，直腿抬高试验及加强试验（＋）。

（6）腰椎间盘吸收综合征：又称孤立性腰椎间盘吸收综合征，是腰椎间盘退变性疾病的一种特殊类型，其主要特点是因椎间盘退变，髓核被吸收致使椎间隙极度狭窄，腰椎阶段性失稳，引起神经卡压，X线片和CT扫描可确诊。病程较长，可达数十年之久，腰骶臀区疼痛，或伴有下肢放射痛，间歇性跛行伴有弯腰行走，牵拉痛不太明显，膝反射一般无明显变化。

（7）强直性脊柱炎：该病是以骶髂关节和脊柱关节的慢性进行性炎症为主，并侵犯四肢关节和其他脏器的全身性疾病。好发于青年男性，有些患者全身症状不太明显，仅仅表现为腰椎间盘突出的临床表现。若临床以腰椎间盘突出症针灸处理不效的青年患者，尤其是男性青年、出现晨僵者，要高度重视及时进行实验室检查、骶髂关节X线片检查以明确诊断。

（8）腰椎结核：有结核史或接触史。其主要表现除了腰痛，更重要的是有午后低热、盗汗、消瘦、乏力等全身中毒现象。伴有血沉加快，影像学检查可见骨质不同程度的破坏、椎间隙狭窄、腰部寒性脓肿等改变。

（9）腰骶部肿瘤：腰骶部原发性肿瘤少见，60%以上属于转移瘤，尤以乳腺、肺、肾、甲状腺、前列腺、结肠部肿瘤居多；尚有腰椎管内肿瘤，系指生长于脊髓、脊膜、神经根及其他局部组织的肿瘤。若临床见有一般原因不可解释的腰腿痛或鞍区及下肢感觉异常和肢体无力，保守治疗无效，或无规律地进行性加重的排尿排便功能障碍，腰骶部膨出或皮肤异常改变，如局部多毛、色素沉着、小凹、皮毛窦、皮肤瘘管等，要考虑到椎管内肿瘤的可能，应行影像学检查，及时确诊。

（10）盆腔内脏疾病：盆腔内脏疾病如盆腔炎、子宫肌瘤、子宫脱垂、子宫后位、静脉淤血及附件炎等，均可刺激盆部神经丛而产生腰骶部疼痛，亦可引起下肢放射痛，但患者往往不能明确指明酸疼部位，定位模糊，且无阳性体征，超声、CT及MRI等常能确诊。

5.针灸疾病谱

腰椎间盘突出症，约90%患者均可针灸治疗，且效果良好，有5%患者须推荐手术。游离型或膀胱和直肠功能障碍者为绝对禁忌症，宜尽早推荐手术。脱出型或足背、脚掌见麻木、疼痛者，为相对禁忌症，尚可尝试针灸保守治疗。

6.治疗

【基础治疗】

（1）非甾体抗炎药：双氯芬酸钠缓释片、醋氯芬酸缓释片、洛索洛芬钠、塞来昔布等可减轻神经根周围炎症，缓解疼痛。

（2）牵引疗法：骨盆牵引最为常用，起到减轻椎间盘压力，解除肌肉痉挛的作用。

（3）卧床休息：一般严格卧床3周，平卧对腰椎间盘的压力最小，减轻对脊神经根的压迫，从而缓解疼痛。

初次发病，病程较短，休息之后症状即自行缓解，一般不影响日常工作生活；腰腿痛症状严重，半年以上非手术治疗无效，且病情渐重、有明显马尾神经综合征、影响日常工作生活者，建议手术。

【针灸治疗】

（1）体针治疗

处方：肾俞、环跳、委中、后溪。

配穴：属太阳经者痛在竖脊肌，配攒竹、膀胱俞、昆仑；属少阳经者痛在腰大肌等，配阳陵泉、太冲；属督脉者痛在腰脊，配百会、人中；高位者，配阴廉；腹肌紧张有包块者，配天枢。

操作：侧卧位，患侧向上，使髋关节呈110°角，穴区常规消毒后，选用30号毫针，直刺肾俞、膀胱俞，微斜向椎体深刺1.5～2.0寸，不可过深或针尖向外，以防伤及内脏、使腰部有酸胀感或有麻电感向臀部及下肢放散。在探压寻穴时，常有所谓"痛苦而舒适"感。环跳侧卧屈股110°体位下，于臀部探及肌肉间凹陷处、针尖微向前10°～20°直刺2.0～3.0寸，行提插捻转手法，使患者产生麻电感窜至腘窝甚或小腿、脚趾，注意不要多次刺激，一般以1~3次为宜。急性期宜小刺激、恢复期强度可稍大，干性坐骨神经痛刺激后疼痛往往加重、根性坐骨神经痛刺激后往往减轻。委中于腘窝中点"凹陷"中直刺1.0~1.5寸，可向下放射、若见股腘静脉等络脉怒张者点刺出血；后溪直刺0.5~1.0寸，仔细循经探查多能见一凹陷，或从后溪至尺骨茎突的"赤白肉际"处、即手掌与手背在尺侧交界线上搜寻一反应最敏感处进针，攒竹直刺眶上孔或切迹后向鼻梁斜刺0.3~0.5寸；昆仑直刺0.5~0.8寸；阳陵泉直刺1.0~1.5寸，在腓骨小头前下方凹陷中往往有明显压痛感；太冲直刺0.5~1.0寸，探穴时应注意从第1、2趾骨间向上推移至底部的凹陷中，常可见动脉搏动并有明显压痛感；百会取头顶有凹陷、大如酸枣仁处，沿帽状腱膜下平刺0.5~1.0寸；人中向上斜刺0.3~0.5寸，阴廉刺法见第四章第一节；天枢取穴时，探及肚脐外侧有一包块、左手深押固定之，芒针深刺3.0~4.0寸、有麻电感窜及下肢即是。

1次/d，留针20min，留针期间行针2~3次，均用中等强度捻转手法，捻转幅度为2~3圈/次，频率2~4次/s，每次行针5~10s。

（2）电针疗法

处方：参照体针疗法。

操作：进针操作与体针疗法相同。诸穴针刺得气后，选取肾俞和环跳、肾俞和阳陵泉两组穴位，连接电针治疗仪的两极导线，采用连续波，刺激量的大小以见明显的局部肌肉颤动或患者能够耐受为宜。20min/次，1次/d，余穴常规针刺。

（3）火针疗法

处方：参照体针疗法，尤其适用于下肢发凉，深透至骨者。

操作：患者取侧卧位，穴区常规消毒后，选用28号1寸毫针，于酒精灯外焰烧至针体通红，速刺上述穴位，进针0.2~0.5寸，进针后迅速出针，按压针孔。火针结束后行常规体针治疗。1次/3d。

（4）拔罐法

体针治疗结束后，腰部、臀部及下肢用闪火法留罐3~5分钟，起罐后嘱患者避风寒湿，1次/d。

7.临床验案

李某，女，68岁，于2021年1月29日就诊。患者于2021年1月24日不慎外伤，伤后腰背部疼痛，下肢活动障碍，左小腿疼痛流血。当时神志清，无头晕头痛，无胸闷、憋喘，行X线及CT检查示：L2椎体骨折；T11椎体骨折；T10、L1、L2左侧横突骨折；肺挫伤。诊断为"多处外伤、多发肋骨骨折"。于2021年1月28日行"腰椎减压植骨融合内固定术"，查体：胸腰部压痛，棘突叩击痛。左小腿肿胀，内侧见一长约3cm的伤口，已缝合。左下肢肌力3级，左小腿外侧皮肤痛觉过敏，左足背皮肤感觉减退。右下肢肌力、感觉正常，下肢肌张力正常。跟腱反射及膝腱反射未引出。

治疗：体针治疗+电针。

处方：肾俞、膀胱俞、腰阳关、环跳、委中、阳陵泉、昆仑、后溪。

诸穴针刺得气后，选取肾俞和环跳、肾俞和阳陵泉两组穴位，连接电针治疗仪的两级导线，采用连续波，刺激量的大小以见明显的局部肌肉颤动或患者能够耐受为宜。20min/次，1次/d。未接电针治疗仪的穴位，按普通体针疗法进行操作。针刺时注意避开手术伤口部位。

针刺治疗5日后，患者腰痛症状较前缓解，左下肢肌力3级，继续针刺11天，患者腰痛减轻大半，左下肢肌力恢复至4级，患者出院。

十、膝骨性关节炎及膝关节术后并发症

1.概述

膝骨性关节炎（Knee osteoarthritis，KOA）又称退行性骨关节炎，增生性骨关节炎，是一种慢性、非炎症性关节疾病，指关节软骨出现原发性或继发性退行性改变，并伴有软骨下骨质增生，并产生疼痛症状的一种膝关节退行性疾病。该病多见于中老年人，女性多于男性，且以绝经后女性多见，有研究显示体重与膝关节骨性关节炎发病率呈正相关，且发病率呈逐年上升趋势。

2.病因病理

KOA的发病机制不明，大多与年老体弱、慢性劳损、骨质疏松、外伤手术等因素有关。此外，长期不良行走姿势、长时间下蹲、负重，膝关节外感风寒湿邪等都会导致膝关节软组织损伤，从而导致膝骨性关节炎。

膝关节是人体最重要的负重关节之一，易于受损，随着年龄增长，胶原蛋白流失，膝关节囊萎缩、变性和纤维化，关节僵硬失灵，滑液分泌异常，

软骨细胞失养，软骨水分下降，黏多糖分泌减少，关节软骨缺乏弹性则易受磨损而破碎，遂致关节软骨边缘骨质增生，即发生膝关节退行性改变。

3.临床表现

（1）疼痛：膝关节持续性钝痛，或活动时突然剧痛，是其主要症状，特点是活动后加重，甚或有膝骨关节摩擦音，休息后缓解。

（2）胶着：若膝关节在某一体位保持长时间静止不动，活动开始则困难胶着，并伴疼痛，活动一段时间则逐渐灵活、疼痛缓解，即膝关节胶着现象。

（3）辅助检查：X线片早期症状不明显，中期可见关节间隙狭窄，软骨下骨板致密，关节边缘及关节内结构尖锐，边缘骨刺形成，软骨下骨质内可见囊性改变，晚期可见关节畸形及半脱位；B超常见膝关节积液。

4.诊断

【诊断标准】

采用1995年美国风湿病学会膝骨性关节炎的临床诊断标准：①1个月以来大多数时间膝关节疼痛；②关节活动时有弹响；③膝关节僵硬<30分钟；④年龄大于38岁；⑤膝关节骨肥大伴弹响；⑥X线片提示膝关节边缘骨赘形成。

当患者存在第①条，同时伴有第②、③、④条或伴有第②、③、⑤或伴有第⑥条均可诊断为膝骨性关节炎。

【鉴别诊断】

（1）类风湿性关节炎：类风湿性关节炎系自身免疫性疾病，多见于35～50岁人群，以对称性关节炎为主要症状，临床表现为多关节受累，最常出现者为腕、掌指关节、近端指间关节，晨僵超过1h；辅助检查血象中C反应蛋白、炎性标记物、血沉偏高，类风湿因子阳性；X检查可发现内侧及外侧胫股间隙以及髌骨间隙变窄，关节面下骨塌陷，软骨下骨侵蚀及与关节相通的囊肿，晚期可合并膝内翻、膝外翻、屈曲畸形或半脱位。与骨性关节炎相比，其软骨破坏速度更快，软组织破坏严重，引起骨质增生。

（2）化脓性关节炎：化脓性关节炎系化脓性感染，儿童多见，临床以红、肿、热、痛为主要表现。起病急，体温高，可达39°以上，甚或谵语、惊厥、昏迷等危象。辅助检查血象中白细胞升高，以中性粒细胞为主，镜检可见到大量脓细胞，X线表现出现较迟，早期只可见关节周围软组织肿胀影，后期出现关节挛缩畸形，关节间隙狭窄。

（3）膝关节内骨折：多有外伤史，关节软骨受损和关节面不平整；骨折畸形愈合。

（4）关节韧带和关节囊损伤：外伤后由于关节囊和膝关节周围韧带损伤导致膝关节稳定性变差，关节出现异常活动，关节面负重区出现异常磨损。

（5）神经性关节病：糖尿病、脊髓空洞症等会导致本体感觉和关节感觉丧失，关节由于缺乏神经保护机制，造成关节软骨过度磨损，最终导致关节不稳定，功能部分或完全丧失。

5.治疗

【基础治疗】

（1）非甾体抗炎镇痛药：对乙酰氨基酚是临床最常用药物，成人0.6~1.0g/次，2~3次/d，最大量不宜超过4g/日，疗程不宜超过10d；布洛芬、双氯芬酸钠等可用，以外感风寒湿者为宜；吲哚美辛，成人25~50mg/次，2~3次/d，最大量不应超过150mg/d，以阴虚潮热者为宜，均可有效抑制炎性反应，消除关节疼痛和僵硬。

（2）透明质酸钠：膝关节常规消毒后，膝关节腔内注射，20mg/次，1次/周，5周1个疗程，效果可维持6~8月。

（3）日常生活中避免久坐、久站、长时间不活动，进行适当的体育锻炼；体重超标者，要注意控制体重，减轻膝关节负荷；严重的还可进行理疗、功能康复训练等。

（4）中药治疗：膝骨性关节炎，属中医痹证之"膝痹"范畴，病位在筋骨，属本虚标实，其病机是痰湿阻络、筋骨失养。《素问·痹论》篇："风寒湿三气杂至，合而为痹也。"因此，中医以祛痰除湿、舒筋活络、活血止痛为治则，方选独活寄生汤、芍药甘草汤加减；有膝关节积液者，方用四妙散加减，大效。

【针灸治疗】

（1）体针疗法

处方：髀关、犊鼻、足三里、太冲。

操作：患者取仰卧位，用特制"犊鼻托"将双膝关节托起。穴区常规消毒后，选用30号毫针，髀关于股直肌近端、缝匠肌与阔筋膜张肌之间凹陷中直刺1.0~1.5寸，犊鼻于髌韧带外侧凹陷中直刺入关节腔0.8~1.5寸、针尖不宜触及硬组织，否则针后症状加重，或直刺髌韧带入关节腔，足三里直刺胫骨前肌1.0~2.0寸，太冲于第1、2跖骨底结合部前方凹陷中动脉搏动处直刺0.5~0.8寸。

诸穴得气后，取单侧髀关、足三里接电针仪，连续波，刺激量大小以股四头肌和胫骨前肌均见明显舒缩运动为宜，20min/次，1次/d，2周1个疗程。

（2）火针疗法

处方：髀关、血海、足三里、太冲。

操作：穴区常规消毒后，选取28号毫针，于酒精灯外焰灼烧针体至通红，速刺上述穴位0.3~0.5寸，进针后迅速出针，按压针孔。以膝关节局部有"钻风"感或经久难治者为宜，火针结束后行常规体针治疗，1次/3d。

（3）拔罐法

处方：膝关节部阿是穴。

操作：针刺结束后，膝关节局部用闪火法留罐3~5min，起罐后嘱患者避风寒湿，1次/d。

（4）其他疗法：可配膝关节局部隔药灸或中药熏洗，以增舒筋活络、除湿止痛之效。

第廿五讲
常见放化疗并发症针灸诊疗

一、放疗性食管炎

1.概述

放射性食管炎（Radioactive Esophagitis，RE）系指因放射线引起的食管损伤。在胸腔纵隔恶性肿瘤行放射治疗时尤易发生，放射线对正常组织亦产生电离作用，特别是食管鳞状上皮对放射性物质又较敏感，因此放疗过程中时常发生放射性食管损伤，尤其当放疗与化疗同时进行时，这种食管损伤会更加严重。放射性食管炎一可影响放疗的完成率，二可导致患者生活质量下降，甚至导致食管瘘及大出血。文献报道，同期化疗加超分割放疗的严重食管炎发生率为4%～16%。其高危因素与放疗方案、放疗的分割方式及剂量等因素密切相关，若采取加速超分割放疗加化疗，则发生率更高。

2.病因病理

放射治疗可使生物机体产生电离，并引起一系列病理生理反应，破坏和损伤组织细胞。放射性食管炎常发生于肺癌及纵隔等胸部恶性肿瘤的放疗过程中或结束后，亦见于口咽部恶性肿瘤。一是放射线本身的电离作用可使食管上皮细胞损伤坏死；二是30Gy放疗剂量即可引起食管神经肌肉损伤，导致其蠕动减弱，甚至消失；随着放射线剂量增大，食管损伤愈重，由于食管蠕动减弱，有害物质通过食管的时间延长，更加重其损伤；三是放疗引起之白细胞减少，免疫力降低，从而引起食管感染，出现食管炎。

有研究报告，鼠的胸部经单次大剂量照射后，第3天食管的基底层有空泡形成并缺乏有丝分裂，同时角化的鳞状细胞层变薄。7～14天增生的基底细胞和再生上皮的区域与完全剥脱的区域同时出现，再增生的速率决定着动物的存亡。21天后食管黏膜完全再生，出现基底细胞层增生加速和临床细胞层增厚。一些学者对人体食管急性反应的病理变化进行研究，证实其变化类似于动物模型中的表现，同时发现并非所有出现食管炎症状的患者均有病理学改变。

3.临床表现

放疗患者中，50%～70%者在接受放疗数分钟之内，即出现恶心、呕吐、胸痛、发热、疲倦等症状，称之为前驱综合征；1周或数周内，出现食管炎典型症状，即咽下疼痛或胸骨后疼痛，一般症状较轻，严重者可出现胸部剧痛、发热、呛咳、呼吸困难、呕吐、呕血等，应警惕食管穿孔或食管气管瘘的发生。

4.诊断

【诊断标准】

目前，放射性食管炎主要按照吞咽困难的程度、吞咽疼痛的轻重、是否有食管狭窄等进行诊断，依据美国肿瘤放射治疗协作组制定的放射损伤分级标准评估。

（1）急性期食管炎的分级标准

0级：无食管炎临床症状。

Ⅰ级：轻度吞咽困难或吞咽疼痛，需要表面麻醉药、非麻醉药镇痛或半流饮食。

Ⅱ级：中度吞咽困难或吞咽疼痛，需麻醉药镇痛或进流质饮食。

Ⅲ级：重度吞咽困难或吞咽疼痛，伴脱水或体质量下降大于15%，需鼻胃饲或静脉输液补充营养。

Ⅳ级：为完全梗阻，溃疡、穿孔或瘘管形成。

（2）晚期食管炎的分级标准

0级：无症状。

Ⅰ级：轻度纤维化，在进食固体食物出现轻微的吞咽困难，无吞咽痛。

Ⅱ级：中度纤维化，但可显示扩张，不能正常进食固体食物，能吞咽半固体食物。

Ⅲ级：严重纤维化，只能进食流质，可有吞咽痛，需扩张食管。

Ⅳ级：坏死、穿孔、瘘管形成。

（3）内窥镜检查分级标准

Ⅰ级：出现红斑或浅表溃疡。

Ⅱ级：深环状或浅环状溃疡。

Ⅲ级：深环状溃疡或出血。

Ⅳ级：出现放射性溃疡、穿孔或瘘管。

（4）辅助检查

①实验室检查：有诊断意义的常规化验检查为血白细胞计数降低。

②食管吞钡检查：早期有症状者，可见全蠕动波减弱、食管溃疡等，晚期则可见食管狭窄。

③食管镜检查：可窥见不同时期的食管炎表现。可见消化道不同程度的红斑、糜烂、黏膜脱落、溃疡和出血等，慢性症状的患者还可见狭窄。但是，放疗导致人体处于免疫抑制状态和保护性鳞状上皮脱落，患者发生感染的可能性增加，使内窥镜检查结果与临床表现并不完全相符。

【鉴别诊断】

（1）化脓性食管炎：以异物所致机械损伤最为常见，细菌在食管壁繁殖，引起局部炎性渗出、不同程度的组织坏死及脓液形成，也可呈较为广泛的蜂窝织炎。

（2）食管结核：患者一般多有其他器官结核的先驱症状，特别是肺结核。食管本身症状往往被其他器官症状混淆或掩盖，以致不能及时发现。按照结核的病理过程，早期浸润进展阶段，可有乏力、低热、血沉增快等中毒症状，但也有症状不明显者；继之出现吞咽不适和进行性吞咽困难，常伴有持续性咽喉部及胸骨后疼痛，吞咽时加重；溃疡性病变多以咽下时疼痛为特征；食物溢入气管应考虑气管食管瘘形成，吞咽困难提示病变纤维化引起瘢痕狭窄。

（3）真菌性食管炎：临床症状多不典型，部分患者可无任何临床症状，常见吞咽疼痛、吞咽困难、上腹不适、胸骨后疼痛和灼烧感，严重者胸骨后呈刀割样绞痛，可放射至背部，酷似心绞痛。念珠菌性食管炎可发生严重出血，但不常见；未经治疗的患者可有上皮脱落、穿孔甚至播散性念珠菌病；食管穿孔可引起纵隔炎、食管气管瘘和食管狭窄；持续高热者粒细胞减少，应检查患者有无皮肤、肝、脾、肺等播散性急性念珠菌病。

（4）病毒性食管炎：食管HBV感染常同时有鼻唇部疱疹，主要症状为吞咽疼痛，咽下食物时加剧，吞咽后食物在食管内下行缓慢，少数患者以吞咽困难为主要症状。巨细胞病毒感染后可出现与放射性食管炎相似的消化内镜下改变和组织学改变，但巨细胞病毒感染引起的食管炎症通常不累及鳞状上皮细胞，诊断困难时可用免疫染色法，巨细胞病毒会呈现阴性，有助诊断。

5.治疗

【基础治疗】

（1）解除食管平滑肌痉挛和保护食道黏膜：硝苯地平，10mg/次，3次/d，饭前半小时服，连用3~4周；硝酸异山梨酯，10mg/次，3次/d，饭前半小时服；硫酸铝，0.5g/次，3次/d，饭前半小时服。

（2）抑制胃酸并防止胃酸反流入食管：H_2受体阻滞剂如雷尼替丁，150mg/次，2次/d，饭前半小时服；质子泵抑制剂如奥美拉唑，20mg/次，1次/d，饭前半小时服。

（3）对症治疗：止吐、止血、镇静、预防感染，应予以高热量、高蛋白质、高维生素与易消化的饮食，疑有穿孔，需禁食、输液、抗感染。

（4）皮质激素：因大量照射治疗可引起肾上腺皮质功能衰竭。其应用可减轻放射损伤，改善病程。但需同时并用抗生素预防感染。使用泼尼松，20~30mg/次，1次/d，口服为宜。

（5）中药治疗：放射性食管炎属中医"噎膈"范畴，放射线为火毒之邪，伤津耗气，其病机为外感火毒，气阴两伤；初期为实证，中期热毒炽盛，津伤血燥，晚期气阴两虚，久之化为瘀血证；毒、虚、瘀三者相互作用，导致放射性食管炎。中医治疗多为清热解毒、滋阴降火、活血化瘀等，沙参麦冬汤、启膈散加减，水煎服，1次/d。

（6）其他：除以上处理外，必要时暂停照射或延长疗程间歇期。

【针灸治疗】

治则：开胸启膈、调胃理气。

（1）体针疗法

处方：天突、人迎、内关、足三里。

操作：天突，患者取仰卧位，上背下垫以合适枕头，头尽力后仰以暴露颈部，穴区常规消毒后，嘱患者吞咽一口唾液，不再吞咽和发音，若有呛咳或疼痛，眨眼示意，选用30号毫针，于胸骨上窝顶点直刺0.5寸，沿胸骨后气管前平刺1.0~1.5寸，无针感，即出针；人迎，左手循按喉结旁颈总动脉搏动处并拨开胸锁乳突肌，紧贴该肌内侧，与颈总动脉之间直刺1.0~1.5

寸，针感向下向胸部放射为佳，得气即出针；内关，直刺0.5～1.0寸，足三里，于胫骨前肌外缘凹陷中直刺1.0～2.0寸，以触及骨膜为佳。1次/d，留针20min。

（2）电针疗法

处方：参照体针疗法。

操作：进针操作同体针疗法。内关、足三里，分别连接电针治疗仪的两极导线，采用疏密波，刺激量以可见局部肌肉舒缩运动为宜。1次/d，每次20min。

二、化疗相关性呕吐

1.概述

化疗相关性呕吐（Chemotherapy-induced nausea and vomiting，CINV）系指患者在应用化疗药物后出现的药物毒性反应，是化疗中常见的并发症。呕吐使患者化疗依从性差，以及显著影响代谢，出现营养物质不足，甚或厌食症，致其生活质量下降、行为精神状况逐渐恶化，伤口难以愈合，食管撕裂，甚至治疗终止。因此，有效防治化疗后呕吐极端重要。

化疗相关性呕吐的发生率约70%～80%，其预期性呕吐为10%～44%。影响因素，包括化疗药种类、剂量、给药方案和途径，患者的个体差异，周围环境，年龄以及性别等；一般来说，65岁以下者较65岁以上者易于呕吐，30岁者更易呕吐，女性较男性易于呕吐。

2.病因病理

呕吐是由受大脑控制的多级反射途径刺激所引起，当化学感受器触发区（Chemoreceptor trigger zone，CTZ）将咽部、胃肠道（通过迷走神经传入纤维）以及大脑皮层的传入冲动传至呕吐中枢（位于延髓）时，呕吐就被激发；当传出冲动从呕吐中枢传至唾液腺、腹肌、呼吸中枢及颅神经时，呕吐发生。CTZ、呕吐中枢和胃肠道内有着大量神经递质受体，化疗药或其代谢产物激活这些受体可能产生呕吐。与呕吐反应有关的主要神经受体包括：多巴胺和5-羟色胺受体（即5-HT$_3$受体）。其他的有乙酰胆碱、皮质类固醇、组胺、大麻素、阿片和神经激肽-1受体（NK-1受体，位于大脑的呕吐和前庭中枢）。止吐药物能阻断不同的神经通路，在呕吐的不同作用点发挥作用，或者对其他止吐药起到协同作用，从而加强止吐效果。每一种止吐药，当给予某一浓度时，主要阻断一类受体。目前呕吐的最后通路还未被证实，因此尚没有一种单药能够在不同的化疗阶段提供完全的保护。

3.临床表现

化疗引起的呕吐一般分为急性、延迟性、预期性、爆发性及难治性。

（1）急性呕吐：一般发生在给药数分钟至数小时，并在给药后5~6小时达高峰；但多在第1个24小时内缓解。

（2）延迟性呕吐：多在化疗24小时之后发生，常见于使用顺铂、卡铂、环磷酰胺和阿霉素后，如顺铂，在给药后48~72小时呕吐达高峰，持续6~7天。

（3）预期性呕吐：是指在接受下一周期的化疗之前发生呕吐。是由既往呕吐所产生的条件反射引起，发生率为18%~57%，恶心较呕吐常见，年轻者更易发生。

（4）暴发性呕吐：是指尽管及时进行了预防性止吐处理，但仍出现呕吐，并需要进行"解救性治疗"。

（5）难治性呕吐：是指在上一化疗周期中预防性和/或解救性的止吐治疗失败，在接下来的化疗周期中再次出现呕吐。

4.诊断

【诊断标准】

化疗引起的呕吐，一般都有明确化疗病史，并与之相关，不难诊断。但肿瘤患者往往尚有其他致吐病因，注意鉴别。

【鉴别诊断】

（1）部分或完全性肠梗阻：腹部恶性肿瘤阻塞或压迫消化道也可致吐，若发生在化疗中，预示化疗效果不好。

（2）脑转移：化疗时已有脑转移，但未有临床表现。常见于序贯化疗者，由于疗程较长和间断给药，误诊为CINV，直至出现神经系统症状。

（3）电解质紊乱：如高钙血症、低钠血症均可致吐，查电解质鉴别。

（4）胃瘫：肿瘤或化疗药物如长春新碱等引起。

（5）药物：如洋地黄制剂及部分抗生素。

（6）精神生理因素：包括焦虑和预期性呕吐。

5.治疗

一般认为，止吐治疗应在化疗前给予。止吐治疗的持续时间与化疗一致，止吐药可经口、直肠、静脉以及肌肉给予，首选口服给药，次选静脉，药物选择个体化。止吐原则：目的是预防恶心呕吐；化疗引起的中高度催吐反应之恶心呕吐，至少持续治疗4天，需要采取措施度过整个危险期；口服和静脉给予止吐药效果相同；化疗或放疗前用最低有效剂量的止吐药；考虑止痛方法的毒性；止吐方法的选择，取决于抗肿瘤治疗措施的催吐潜能及患者本身因素。

【基础治疗】

（1）5-HT$_3$受体拮抗剂：如恩丹西酮、格雷司琼、多拉司琼和帕洛诺司琼。

（2）NK-1受体拮抗剂：阿瑞匹坦。

（3）非5-HT$_3$受体拮抗剂：如吩噻嗪类、苯酚胺类、抗组织胺类、丁肽苯、皮质激素、地西泮和大麻素类。

（4）中药：属中医"呕吐"范畴，治宜和胃降逆，方以柴胡桂枝汤、小半夏汤、旋覆代赭汤、半夏泻心汤、丁香柿蒂汤、橘皮竹茹汤等辨证论治。

（5）推拿疗法：一侧内关，用力按压，缓慢按压到深处时，停留1~3s再缓慢松开，3~5min/次，3~5次/d。

【针灸治疗】

针灸疗法可有效减轻化疗后呕吐症状，其接受度高、副作用小、价格低廉。

（1）体针疗法

处方：内关、中脘、天枢、公孙。

操作：穴区常规消毒后，选用30号毫针，内关直刺0.5~1.0寸，中脘、天枢直刺0.8~1.2寸，公孙直刺0.5~0.8寸，得气为度，留针30min，期间行针2~3次，中等强度捻转手法，5~10s/次，1次/d。

（2）电针疗法

处方：耳中、攒竹、中脘、内关、天枢、太冲、公孙。

操作：穴区常规消毒后，选用30号毫针，耳中向对耳轮平刺0.2~0.4寸，攒竹直刺眶上孔或切迹后向鼻梁斜刺0.3~0.5寸，中脘、内关、天枢、公孙同体针疗法，太冲于第1、2跖骨底结合部前方凹陷中动脉搏动处直刺

0.5～0.8寸，得气为度。选耳中与对侧攒竹、中脘与内关两组穴位，分别连接电针治疗仪的两极导线，采用连续波，刺激量的大小以见明显的局部肌肉颤动或患者能够耐受为宜，20～30min/次，1次/d。

（3）耳穴贴压疗法

处方：耳中、神门、交感、脾、胃、口。

操作：选一侧耳局部清洁并常规消毒后，用胶布将王不留行籽贴在上述耳穴上，或直接用揿针贴在上述耳穴，用手指轻轻按压，有酸麻、沉胀感为度，每日按压3～5次，每天更换1次，每次贴压一侧，左右耳交替使用。

（4）其他辅助疗法

生姜：生姜根茎中含有多种生物活性元素，如姜醇、姜酚、姜黄烯、姜黄酮等，可促进口腔和胃分泌，改善胃肠运动。

葡萄汁：葡萄含有酚类黄酮，能缓解化疗后呕吐。通过清理自由基和抑制重金属加速自由基的过程，抑制呕吐。

音乐及肌肉放松疗法：属心理干预方法，可降低交感神经的活动水平、提高副交感神经的兴奋性、降低骨骼肌的紧张程度及减轻焦虑与紧张的状态。

芳香疗法：香薰分子进入鼻腔后，通过鼻上皮作用于大脑嗅觉区，产生镇定、放松、愉悦的主观感受。

6.临床验案

彭某，男，66岁，就诊于2020年10月26日。患者于1年前无明显诱因出现进食阻挡感，以进食硬质食物时明显，无腹痛、腹胀，无恶心呕吐，无黑便，当时未予任何治疗，后症状逐渐加重，经检查诊断为"食管癌"。于2020年4月行食管癌根治术，术后继续予"奥沙利铂+卡培他滨"方案化疗。刻下症：患者化疗后1月余，仍有消化道症状，恶心呕吐，无腹胀腹痛，纳差，眠一般，自发病以来体重减轻5kg。

治疗：普通针刺+电针。

处方：耳中、攒竹、内关、中脘、天枢、太冲、公孙。

诸穴得气后，选择耳中与对侧攒竹、中脘与内关两组穴位，分别连接电针治疗仪的两极导线，采用连续波，刺激量的大小以见明显的局部肌肉颤动或患者能够耐受为宜，每次电针治疗20～30min，1次/d。后予耳穴神门、脾揿针贴压，双侧耳穴交替取穴。

针刺治疗第4日，患者自诉呕吐次数减少，每日3~4次，仍有恶心，继续按上述方法治疗，9日后，患者临床治愈出院。

7.预后

本病针灸治疗效果明显，在化疗药物应用前使用针灸预防效果尤为明显，伴随着化疗药物的使用结束及药物在体内浓度的下降，呕吐便会自愈。

第廿六讲
杂病针灸

一、低钾血症

血清钾浓度低于3.5mmol/L称为低钾血症（Hypokalemia）。正常血钾的浓度为3.5～5.5mmol/L，3.1～3.5mmol/L为轻度低钾血症，2.5～3.0mmol/L为中度低钾血症，低于2.5mmol/L为重度低钾血症。

1.临床表现

轻度的低钾血症，患者可无临床表现。当血钾低于3.0mmol/L时，患者出现疲乏、无力、反应迟钝、嗜睡、厌食、恶心呕吐、胃肠蠕动减慢等，更严重的会出现肢体软瘫、麻木、疼痛等感觉障碍，还可出现肾功能衰竭，出现蛋白尿、管型尿等，长期低钾还可能出现代谢性碱中毒，严重危害患者生命。

2.治疗方法

（1）基础治疗：积极治疗原发病，对症处理，同时补钾，还要防止高钾血症。首选口服10% KCL溶液，10ml/次，3次/d。嘱患者平日多食用含钾丰富的食物，如香蕉、桂圆、海带、紫菜、菠菜等。

（2）针灸治疗

取穴：肾俞、膀胱俞、章门、环跳、委阳、昆仑、太冲。

操作：诸穴常规针刺，得气后，选择2～3组穴位连接电针，强度以局部肌肉微微颤动或患者耐受为度，留针20min，1次/d。

3.按语

针灸治疗低钾血症，未见于文献，现以案例说明。某中年女患者，因腰椎间盘突出症求诊，既往伴有糖尿病及胃轻瘫、低钾血症，其胃轻瘫有核素试验确诊，血清钾浓度常年偏低已2年，平常予20ml 10% KCL/次，3次/d。

以腰椎间盘突出症就诊后，以上方针灸，腰腿部症状缓解。期间偶查血清钾浓度提升，逐渐减补钾量，5月间从6g/d减至1g/d，又减至0.5g/d，2周后患者自述血清钾浓度正常，已完全停止补钾而无不良表现，其后每月复查1次，未见反复，随访9年未发。

二、眼肌麻痹

眼肌麻痹，是以斜视、复视及眼睑下垂为主症的眼球运动障碍性疾病，主要由支配眼肌运动的眼运动神经受损引起。常见于脑血管疾病、炎症、外伤、肿瘤及糖尿病并发症等，常与重症肌无力眼肌型和先天性眼肌麻痹相鉴别。是病常急性起病，发病前1~5天有前额及患侧眼眶疼痛，继则出现斜视、复视及眼睑下垂，以动眼神经麻痹多见，单纯或合并滑车神经、外展神经麻痹少见，有时也合并三叉神经损害。近10年门诊观察20余例患者，临床治以电针睛明、风池，配以眼周阳白、攒竹、瞳子髎、太阳、四白及远道合谷、光明等穴，1次/d，留针20min，14次/疗程，疗程结束3~5日后继治之，一般3个疗程后约半数治愈，余则改善，罕有无效者。

其刺法，仰卧位，取患侧睛明，术者在患眼侧，嘱患者闭目、固定眼球、放松精神，押手轻推眼球向外侧固定，刺手将30号1寸毫针沿眼球与眼眶之间缓慢刺入约0.8~1.0寸，针下有落空感时立即停针，不宜捻转，留针2min无异常反应后，接SDZ-ⅡB型电针治疗仪（苏州医疗用品厂有限公司），小心固定电极，引线缠绕于耳郭，以连续波、频率2Hz、强度1~6留针20min，无行针。另一电极接患侧风池，出针后用消毒干棉球按压1min以上，以防眶内出血，余穴常规刺法。是方诸穴，宜睛明先刺、最后出针，针刺之中，若遇疼痛或较大阻力，立即出针，并以冷棉球按压2min以上，尽管如此，眶内出血者仍十有其三。